临床护理技能精要

主编 张育兰 姚礼萍 陈芳群 羊秀妍 陈 珍 曾维斌

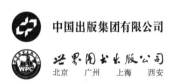

中国出版集团有限公司

世界图书出版公司
北京 广州 上海 西安

图书在版编目（CIP）数据

临床护理技能精要 / 张育兰等主编. -- 北京 ： 世界图书出版有限公司北京分公司，2024. 12. -- ISBN 978-7-5232-2041-2

Ⅰ．R47

中国国家版本馆CIP数据核字第2025PU3978号

书　　名	临床护理技能精要
	LINCHUANG HULI JINENG JINGYAO
主　　编	张育兰　姚礼萍　陈芳群　羊秀妍　陈　珍　曾维斌
责任编辑	刘梦娜
特约编辑	李辉芳　郑家麟
封面设计	石家庄健康之路文化传播有限公司
出版发行	世界图书出版有限公司北京分公司
地　　址	北京市东城区朝内大街 137 号
邮　　编	100010
电　　话	010-64038355（发行）　64033507（总编室）
网　　址	http://www.wpcbj.com.cn
邮　　箱	wpcbjst@vip.163.com
印　　刷	中煤（北京）印务有限公司
开　　本	787 mm × 1092 mm　1/16
印　　张	16
字　　数	360 千字
版　　次	2024 年 12 月第 1 版
印　　次	2024 年 12 月第 1 次印刷
书　　号	ISBN 978-7-5232-2041-2
定　　价	80.00 元

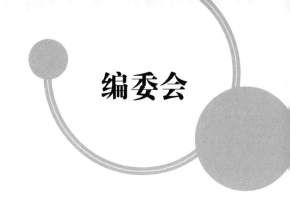

编委会

主　编：张育兰　屯昌县人民医院

姚礼萍　海南省第五人民医院

陈芳群　海南省第五人民医院

羊秀妍　海南西部中心医院

陈　珍　海口市人民医院（中南大学湘雅医学院附属海口医院）

曾维斌　海南省人民医院（海南医科大学附属海南医院）

副主编：李海波　澄迈县人民医院

胡飞燕　定安县人民医院

张春燕　海口市第三人民医院

符艳星　儋州市人民医院（儋州市人民医院医疗集团总院）

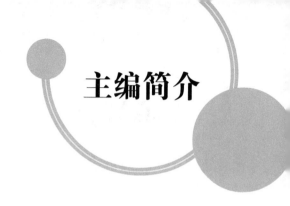

主编简介

张育兰，主管护师，2012年毕业于海南医学院，护理学专业，学士学位。现就职于屯昌县人民医院。从事护理临床工作至今，取得海南骨干培训优秀护士证书、主管护理师资格证，具备良好的临床护理应用知识，能熟练进行各项重症护理操作，掌握急救技能及危重症患者的护理、病情监测。擅长感染性休克、急性呼吸衰竭、肾衰竭、脑出血等术后护理。发表专科护理论文1篇。

姚礼萍，主管护师，毕业于海南医学院，护理学专业，学士学位。2007～2010年工作于海南省妇幼保健院，2010年调入海南省第五人民医院工作至今。担任龙华门诊护理质控、三甲秘书，参与科室PDCA活动，多次获得省级及院级优秀护士、先进工作者等荣誉称号。2014年、2016年先后到海南医学院第一附属医院重症ICU、中南大学湘雅二医院儿科门诊进修。擅长皮肤病领域护理，特别是儿童特应性皮炎、泛发性湿疹、银屑病、重症药疹等疾病护理。

陈芳群，主管护师，2015年7月毕业于广西中医药大学赛恩斯新医药学院，护理学专业，学士学位。2015年7月工作于海口市人民医院普外科。2016年3月至2022年7月就职于海南省第五人民医院，担任皮肤病房临床护理工作。2022年7月至今担任门诊部临床护理工作。担任科室质控组组长，带教组长，参与完成PDCA活动。2019年曾进修于海南省人民医院，取得静脉治疗专科培训证书。皮肤科疾病护理经验丰富，擅长带状疱疹、特应性皮炎、天疱疮、银屑病、系统性红斑狼疮等临床疾病护理。

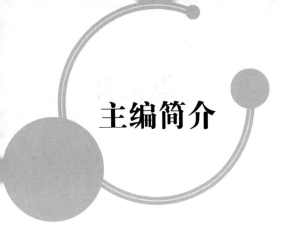

主编简介

羊秀妍，主管护师，2012 年毕业于海南医学院，护理学专业，学士学位。现就职于海南西部中心医院肾内科。从事临床护理工作 12 年，擅长急危重症患者、肾衰竭患者、中毒患者护理。熟练掌握血液净化、腹膜透析、有创呼吸机管路及管理，以及静脉穿刺技术。对肾内科常见疾病的护理有丰富的经验，包括急（慢）性肾衰竭的护理、肾病综合征、心力衰竭、休克、急性中毒、心搏骤停、尿毒症、系统性红斑狼疮、酮症酸中毒等。

陈珍，主管护师，毕业于海南医科大学，护理学专业，学士学位。现就职于海口市人民医院心血管内科。多次获得护士技能比赛奖项。荣获海南省优秀护士称号。2015 年参加海南省卫生系统举办的重症专科护士理论和技能培训考核并获得重症专科护士证书。擅长心血管内科急性心肌梗死、心力衰竭等急危重症患者的抢救及护理。2017 年及 2024 年荣获优秀党员称号。

曾维斌，主管护师，大学讲师，2012 年毕业于遵义医科大学，介入手术护理专业，医学学士学位。现就职于海南省人民医院（海南医科大学附属海南医院）。担任放射介入室护理质控员、海南省医学会临床介入学分会第二届委员会护理学组组员。从事临床护理、护理教学和护理科研工作 12 年，对外周介入手术护理具有丰富的经验，年均参与急诊介入手术和四级介入手术 200 余台。擅长颅脑介入手术护理、肿瘤介入手术护理、肢体介入手术护理和急诊多器官出血介入手术护理等。第一作者发表北大核心期刊论文 1 篇，统计源科技核心期刊论文 2 篇，参与发表 SCI 及核心期刊论文 3 篇。主持省卫生厅课题 1 项，参与省级和厅级课题 3 项；参编著作 3 部。获国家专利 3 项。于省主流报社等媒体发表介入手术科普作品若干。

前　言

护理学是现代医学中不可缺少的一部分，是以自然科学和社会科学理论为基础，研究护理理论知识、技能及其发展规律的综合性应用科学。随着社会经济的发展、医学技术的进步，以及人民群众对健康和卫生保健需求的日益增长，护理的工作内容已由过去的简单操作发展为涉及生活护理、治疗护理、心理护理、社会支持等多个层面。护理学专业内涵的加深，使护理学科面临着多元化的变更，从而加快了护理模式的转变，推动了护理学新理论、新技术的发展。

本书围绕临床护理展开详述，介绍了多种常见疾病的临床护理技能。第一章为呼吸内科疾病患者的护理，主要介绍了上呼吸道感染、支气管哮喘、支气管扩张及胸腔积液的护理手段。第二章为心血管内科疾病患者的护理，围绕急性心肌梗死、心力衰竭、心房颤动、心室颤动、室性期前收缩、室性心动过速、窦性心动过缓、病态窦房结综合征、高血压展开了论述。第三章为重症医学科疾病患者的护理，针对热射病、慢性阻塞性肺疾病、胰腺炎、脓毒血症、感染性休克、急性呼吸衰竭、肾衰竭，以及脑出血术后护理进行了阐述。第四章为感染科疾病患者的护理，详细介绍了流行性感冒、肺结核、乙型肝炎及登革热的相关护理知识。第五章为肾内科疾病患者的护理，围绕肾积水、肾结石、肾囊肿、肾病综合征、尿毒症及肾小球肾炎的护理进行了详细的阐述。第六章为皮肤科疾病患者的护理，分别介绍了水痘、带状疱疹、湿疹、特应性皮炎、荨麻疹、重症药疹、日光性皮肤病、银屑病、玫瑰糠疹、多形红斑、扁平苔藓、系统性红斑狼疮、皮肌炎、寻常型天疱疮、过敏性紫癜及结节性红斑的护理知识。第七章为神经外科疾病患者的护理，介绍了脑卒中康复、脑血管造影治疗（取栓治疗）、脑肿瘤及危重患者护理管理。第八章为介入手术室护理，详细论述了胸主动脉B型夹层覆膜支架腔内隔绝术、腹主动脉夹层覆膜支架腔内隔绝术、肝硬化门静脉腔静脉分流术、肺栓塞介入治疗、肝癌肝动脉灌注化疗术、肝癌肝动脉栓塞术、肝癌合并门静脉高压的介入护理、下肢静脉曲张射频消融术，以及下肢深静脉血栓置管溶栓术。第九章为介入导管室护理，详细阐述了冠状动脉造影术、经皮冠状动脉内支架置入术、经皮冠状动脉内形成术及肝恶性肿瘤栓塞术。

本书中，屯昌县人民医院张育兰编写5.8万字（第三章）；海南省第五人民医院姚礼萍编写4.2万字（第六章第一节至第八节）；海南省第五人民医院陈芳群编写 4.2 万字（第六章第九节至第十六节）；海南西部中心医院羊秀妍编写 3.8 万字（第五章）；海口市人民医院（中南大学湘雅医学院附属海口医院）陈珍编写 3.8 万字（第二章）；海南省人民医院（海南医科大学附属海南医院）曾维斌编写 3.8 万字（第八章）；澄迈县人民医院李海波编写 2.7 万字（第一章）；定安县人民医院胡飞燕编写 2.7 万字（第四章）；海口市第三人民医院张春燕编写 2.5 万字（第九章）；儋州市人民医院（儋州市人民医院医疗集团总院）符艳星编写 2.5 万字（第七章）。

　　本书的编写受到时间、编写人员能力及水平的限制，对书中的不足之处，恳请广大读者、同行专家给予批评指正。

目　　录

第一章　呼吸内科疾病患者的护理

第一节　上呼吸道感染

上呼吸道感染（URTI）是指发生在鼻腔、咽部、喉部等上呼吸道部位的感染，通常由病毒引起，但也可能由细菌感染引起。常见的上呼吸道感染包括普通感冒、咽炎、鼻窦炎、喉炎等。它是最常见的感染性疾病之一，特别是在秋冬季节多发。

一、病因

上呼吸道感染的病因多种多样，主要由病原体感染引起，最常见的病因是病毒，其次是细菌和其他因素。

（一）病毒感染

80%～90% 的上呼吸道感染由病毒引起，以下是常见的致病病毒。

（1）鼻病毒：是最常见的引起普通感冒的病毒，特别是在秋冬季节。鼻病毒通过空气飞沫和直接接触传播，具有高度传染性。

（2）冠状病毒：也可以引起普通感冒，某些特定类型（如 SARS-CoV-2）则可能导致严重的下呼吸道感染。

（3）副流感病毒：通常引起儿童喉炎和支气管炎，但也可导致成人的上呼吸道感染。

（4）呼吸道合胞病毒：常见于婴幼儿，可导致严重的呼吸道感染，如毛细支气管炎，但也可导致较微的上呼吸道感染。

（5）腺病毒：不仅引起上呼吸道感染，还可引发结膜炎、胃肠炎等。

（6）流感病毒：通常引起全身症状更为严重的感染，除了上呼吸道症状外，伴有发热、肌肉酸痛等。

（7）疱疹病毒：可导致咽喉炎，如单纯疱疹病毒 1 型（HSV-1）。

（二）细菌感染

细菌性上呼吸道感染相对少见，通常伴随着更严重的症状或是由病毒感染继发而来。以下是常见的致病细菌。

（1）A 组 β 溶血性链球菌：是最常见的细菌性咽炎病因，通常导致链球菌性咽炎，症状包括严重喉咙痛、发热和扁桃体肿大。

（2）流感嗜血杆菌：可引起急性鼻窦炎、中耳炎及喉炎等上呼吸道感染，特别是在儿童和老年人中。

（3）肺炎链球菌：常引起中耳炎、鼻窦炎和偶尔的咽炎，感染可能会蔓延到下呼吸道。

（4）金黄色葡萄球菌：在某些情况下可引起上呼吸道感染，通常与免疫功能受损的人群相关。

（5）百日咳杆菌：引起百日咳，表现为严重的阵发性咳嗽，尤其是在儿童中。

（三）真菌感染

虽然上呼吸道感染以病毒和细菌感染为主，但在免疫功能低下的人群（如艾滋病患者、糖尿病患者、长期使用免疫抑制剂的患者）中，真菌感染也可能引发上呼吸道感染。常见的致病真菌如下。

（1）白假丝酵母菌：多见于免疫功能低下患者，常引起口腔、咽部等部位的白假丝酵母菌感染，表现为口腔白斑、咽喉痛等。

（2）曲霉菌：可引发鼻窦炎，特别是在慢性鼻窦炎或鼻部结构异常的患者中更为常见。

（四）其他病因和诱发因素

除病毒和细菌外，某些非感染性因素也可引发上呼吸道的炎症或感染。

（1）变态反应：花粉、尘螨、动物皮屑等变应原可刺激上呼吸道，引发类似感冒的症状，如流鼻涕、鼻塞和咽喉痒。

（2）环境因素：空气污染、吸烟、灰尘等刺激性物质可导致上呼吸道黏膜的损伤，增加感染的风险。

（3）免疫力低下：免疫系统功能不全的人群更容易受到病原体的感染，如老年人、婴幼儿、慢性病患者或接受免疫抑制治疗的患者。

（4）气候变化：突然的气温变化，特别是从温暖到寒冷的转变，可能导致呼吸道的防御功能减弱，增加感染的风险。

二、临床表现

上呼吸道感染（URTI）的临床表现因感染的部位、病原体类型及患者个体差异而有所不同。通常情况下，上呼吸道感染的症状相对轻微，主要影响鼻腔、咽部、喉部等部位。以下是上呼吸道感染的常见临床表现。

（一）鼻部症状

（1）流鼻涕：初期常为清水样分泌物，随后可能转变为黏稠或脓性分泌物（尤其在细菌继发感染时）。

（2）鼻塞：由于鼻腔黏膜充血和水肿，患者可能感觉鼻腔堵塞，呼吸困难。

（3）打喷嚏：鼻腔受到刺激时，常伴随打喷嚏，这是上呼吸道感染的早期症状之一。

（二）咽喉症状

（1）咽喉痛：患者常感到喉咙干燥、疼痛或灼热感，尤其是吞咽时疼痛加剧。咽炎、扁桃体炎患者尤为明显。

（2）咽部不适：包括咽部异物感、喉咙痒或咽部刺激感，可能引发干咳。

（3）声音嘶哑：当感染波及喉部时，声带可能受到影响，导致声音沙哑甚至短暂失声。

（三）耳部症状

上呼吸道感染可能影响耳咽管，尤其是儿童，易导致中耳炎等问题。

（1）耳痛：由于耳咽管阻塞或感染扩散到中耳，可能引起耳部疼痛。

（2）听力下降：耳内积液或感染可能导致暂时性听力减弱。

（四）全身症状

（1）发热：轻度至中度发热（通常38℃以下），多见于病毒感染。若发热较高，且持续时间较长，可能提示细菌感染。

（2）乏力：患者常感到疲倦无力，这种症状通常伴随其他全身症状，如肌肉酸痛。

（3）全身酸痛：某些病毒感染（如流感）会引发全身肌肉和关节疼痛。

（4）头痛：常见于鼻塞或鼻窦炎的患者，头痛通常表现为前额或面部的胀痛。

（五）咳嗽

（1）干咳：咳嗽通常在感染早期较为干燥，可能由于咽喉的炎症和刺激引发。

（2）湿咳：若感染波及气管，可能会出现带痰的咳嗽，痰液通常为清黏性，但继发细菌感染时可能转为黄绿色。

（六）鼻窦症状

当感染累及鼻窦时，可能引起以下两种症状。

（1）面部胀痛：特别是鼻窦附近的疼痛或压痛感，通常会随着头部的运动而加剧（如弯腰）。

（2）鼻窦炎：可能伴有头痛、持续性鼻塞、脓性分泌物及面部压痛感。

（七）扁桃体症状

若感染累及扁桃体（如链球菌性咽炎），临床表现可能包括以下两种。

（1）扁桃体肿大：扁桃体明显肿胀，有时伴有白色或黄色的渗出物。

（2）吞咽困难：由于扁桃体的肿胀，患者在吞咽时感到疼痛或不适。

（八）其他可能的症状

（1）恶心或呕吐：某些患者，尤其是儿童，可能伴有轻度的胃肠道症状，如恶心或呕吐。

（2）眼部症状：病毒感染（如腺病毒）有时会伴随结膜炎，导致眼部发红、流泪或眼部分泌物增多。

三、护理

（一）护理评估

1. 健康史

主要评估有无受凉、淋雨、过度疲劳等使机体抵抗力降低的情况，应注意询问患者本次起病情况、既往健康情况及有无呼吸道慢性疾病史等。

2. 身体状况

个体的主要症状和体征差异大，根据病因不同可有不同类型，各型症状、体征之间无明显界限，也可互相转化。主要评估患者的症状和体征，并密切注意进展程度。如是否有咽部不适感、发热、咳嗽、疼痛、水及电解质紊乱等。尤其要注意，对发热患者的体温、持续时间、伴随症状及用药情况应进行详细的评估。

3. 辅助检查

（1）血常规检查：了解患者的白细胞计数、淋巴细胞和中性粒细胞比例等，帮助区分病毒感染和细菌感染。病毒感染时白细胞计数正常或偏低，而细菌感染时白细胞计数和中性粒细胞比例升高。

（2）C 反应蛋白（CRP）或红细胞沉降率（ESR）：升高提示炎症反应增强，帮助判断感染的严重程度。

（3）咽拭子或鼻腔拭子检测：在怀疑细菌感染时，可以采集咽拭子进行细菌培养或快速抗原检测，判断是否存在链球菌感染等。

（4）影像学检查：如患者有鼻窦压痛或头痛，可能需要进行鼻窦 X 线检查或 CT 扫描，以排除鼻窦炎。合并下呼吸道症状时，可能需要胸部 X 线检查以排除支气管炎或肺炎。

4. 心理 - 社会状况

患者常因发热、全身酸痛而不能很好地休息，表现为疲惫不堪，情绪低落。青年人对疾病轻视，不能及时就诊，易致病情延误而使感染向下蔓延，病情加重。上呼吸道感染的患者虽然症状明显，但经休息和（或）治疗很快痊愈，一般不影响生活和工作，患者心理上比较轻松。

（二）护理措施

1. 休息与营养

（1）休息：适当休息，不要过度活动，发热患者应卧床休息，保持室内空气流通，调节适宜的温度、湿度。

（2）营养：患者常有食欲下降、消化不良的症状，故应给予清淡、易消化的高热量、高维生素、低脂肪的流质或半流质饮食，摄入足够的水分，以补充出汗等消耗，维持体液平衡。

2. 降温

当患者体温超过 39℃时可进行物理降温，如头部冷敷、温水或乙醇擦浴、4℃冷盐水灌肠等。必要时遵医嘱应用药物降温，并观察记录降温效果。患者寒战时可用热水袋保暖。退热时患者常大汗淋漓，应及时擦干汗液，更换衣服及被褥。

3. 病情观察

每 4 小时测体温、脉搏、呼吸 1 次并记录，观察患者发热程度和热型。

4. 用药护理

发热伴头痛、全身酸痛者，可遵医嘱服用阿司匹林、索米痛片、感冒清热冲剂等解热止痛药；鼻塞、流涕用 1% 麻黄素滴鼻；咳嗽时给予溴己新；咽痛、声嘶用淡盐水含漱或消炎喉片含服，局部雾化治疗。遵医嘱给予抗生素或抗病毒药物治疗，防治感染并注意观察药物疗效。

（三）健康教育

（1）加强体育锻炼，坚持耐寒训练，有助于增强体质。通过规律的运动，可提升身体的免疫力和适应能力，为抵御疾病构筑坚实防线。

（2）避免受凉、淋雨及过度疲劳等诱发因素。对于吸烟者而言，戒烟势在必行，因为吸烟会削弱呼吸道的防御功能。

（3）流行季节，应尽量减少前往公共场所的次数，注重隔离患者以防交叉感染。室内可采用食醋加热熏蒸的方法，每日 1 次，连续 3 日，能起到一定的消毒作用。此外，流感疫苗行鼻腔喷雾及饮用贯众、板蓝根、野菊花、桑叶等中草药熬制的汤剂也可作为预防措施。

（4）恢复期若出现眼睑水肿、心悸、关节痛等症状，应及时诊治，以免延误病情，引发更严重的后果。

第二节　支气管哮喘

支气管哮喘，简称哮喘，是一种慢性炎症性呼吸道疾病，主要特征为气道的可逆性阻塞、气道高反应性和慢性气道炎症。支气管哮喘的发作往往表现为喘息、气促、胸闷和咳嗽，尤其在夜间或清晨症状更为明显。哮喘的发作通常由多种因素引发，包括变应原、感染、运动、情绪变化和环境刺激。

一、病因

支气管哮喘的病因复杂，通常是多种遗传因素和环境因素共同作用的结果。虽然哮喘的确切病因尚未完全明确，但研究表明，遗传易感性与环境暴露在哮喘的发病机制中起到重要作用。以下是支气管哮喘的主要病因和相关机制。

（一）遗传因素

遗传因素在哮喘的发生中起着重要作用。具有家族哮喘史或变态反应史的人患哮喘的风险显著增加。哮喘患者往往具有以下遗传特征。

（1）家族史：如果父母或兄弟姐妹中有哮喘患者，个体患哮喘的风险更高。

（2）基因易感性：部分基因与哮喘易感性密切相关，如编码免疫系统中的 IgE 抗体、炎症因子或气道反应性的基因。这些基因的变异可能导致机体对环境中的某些变应原或刺激物过度反应。

（3）共患过敏性疾病：哮喘与其他变应性疾病（如变应性鼻炎、湿疹、食物过敏）常共存，这些变应性疾病的遗传易感性增加了哮喘的风险。

（二）变应原

变应原是哮喘的重要触发因素，尤其是变应性哮喘。以下是常见的变应原。

（1）室内变应原：如尘螨、霉菌、动物皮屑、蟑螂等。

（2）室外变应原：如花粉、草粉、树木和其他植物的花粉颗粒。

（3）食物变应原：如坚果、贝类、乳制品等也可能诱发哮喘发作，特别是在食物过敏患者中。

当这些变应原接触到哮喘患者的气道时，机体的免疫系统会产生异常反应，导致炎症、气道收缩和哮喘症状。

（三）环境因素

环境中的多种因素可促进哮喘的发病或加重症状。以下是常见的环境因素。

（1）空气污染：工业污染、汽车尾气和烟雾中的有害物质（如二氧化硫、氮氧化物、臭氧和悬浮颗粒物）会加重哮喘症状，特别是在空气质量差的城市或地区。

（2）二手烟：暴露于香烟烟雾中的有害化学物质可引发或加重哮喘，尤其是儿童和青少年。

（3）职业暴露：如建筑工地、化学品工厂、农场中的刺激物、粉尘、化学烟雾和气体可能引发职业性哮喘。

（四）感染

（1）呼吸道感染，尤其是病毒性感染，是哮喘的重要触发因素之一，特别是在儿童中。

（2）呼吸道病毒：如鼻病毒、呼吸道合胞病毒（RSV）、腺病毒和流感病毒等，这些病毒可诱发哮喘急性发作或导致气道反应性增加。

（3）细菌感染：虽然细菌感染在哮喘中不如病毒感染常见，但某些细菌性呼吸道感染可引发哮喘的加重。

（五）气候和季节变化

气候条件的变化，特别是冷空气和季节性变动时，可对哮喘患者的气道产生刺激作用。

（1）寒冷空气：寒冷干燥的空气可能引发或加重哮喘症状，特别是在冬季或寒冷地区，冷空气进入气道后可导致气道收缩。

（2）湿度变化：高湿度环境有利于霉菌和尘螨的生长，这些变应原的增多可能加重哮喘。

（3）季节性变应原：如春秋季的花粉和草粉，随着季节变化，大量花粉颗粒进入空气中，诱发哮喘发作。

二、临床表现

支气管哮喘的临床表现多样化，症状通常呈阵发性出现，并具有可逆性。哮喘的症状常与特定的触发因素相关，如变应原、运动、感染、情绪波动等。尽管症状轻重不一，发作频率也不同，但典型的临床表现主要包括以下七个方面。

（一）喘息

（1）特征：哮喘患者常在呼气时听到哮鸣音，这是一种由气流通过狭窄气道产生的高音调呼吸附加音。严重时，吸气和呼气时都可能出现哮鸣音。

（2）出现情况：通常在哮喘发作期间出现，伴随呼吸急促，症状可能在夜间加重。

（二）气促

（1）特征：患者感到呼吸困难或窘迫，尤其是呼气时。哮喘患者的气道阻塞导致呼气不完全，从而引起气体滞留。

（2）出现情况：运动、寒冷空气、变应原或感染等诱发因素下，患者常会出现气促，尤其是在剧烈活动后或夜间明显。

（三）胸闷

（1）特征：患者描述胸部有压迫感或紧缩感，类似于胸部受压或不能深呼吸。

（2）出现情况：胸闷通常与气道阻塞和气道痉挛相关，可能在夜间、运动后或接触变应原时加重。

（四）咳嗽

（1）特征：干咳或伴有少量痰液的咳嗽，是支气管哮喘的常见症状，尤其是夜间或清晨咳嗽加重。

（2）出现情况：咳嗽通常是由于气道炎症和刺激引发，可能是哮喘的唯一表现（称为咳嗽变异性哮喘），这类患者可能没有明显的喘息症状。

（五）痰液排出困难

（1）特征：部分患者在发作时伴有较少量的痰液，痰液通常为白色或泡沫状。

（2）出现情况：气道分泌物增多，但由于气道狭窄和痉挛，痰液不易排出。

（六）发作模式

（1）阵发性：哮喘的症状多为阵发性，表现为急性发作和缓解期交替，症状在发作后可逐渐缓解或消失。

（2）夜间或清晨加重：哮喘症状常在夜间或清晨加重，这是由于夜间气道反应性增强，气道炎症加剧，导致气道阻塞加重。

（3）可逆性：哮喘的气道阻塞通常具有可逆性，发作时呼吸困难，但经过适当治疗后气道可恢复正常通畅。

（七）严重发作表现

在严重的哮喘急性发作中，患者可能表现出更加危急的症状，这些症状需要紧急处理,包括以下四个方面。

(1) 呼吸极度困难:患者表现为严重的呼吸窘迫,呼吸急促,甚至无法说出完整的句子。

(2) 明显的呼吸辅助肌使用:患者可能出现肩部抬高、胸部凹陷等呼吸困难的体征,表明呼吸困难加剧。

(3) 发绀:由于严重缺氧,唇部或甲床出现青紫色,提示氧气供应不足。

(4) 困倦或神志不清:在极端情况下,患者可能由于缺氧导致精神错乱或意识不清。

三、护理

(一) 护理评估

1. 健康史

主要评估哮喘发作是否与下列因素有关。

(1) 吸入变应原:如花粉、尘螨、真菌孢子、动物毛屑、工业粉尘、刺激性气体等。

(2) 食物:引起哮喘发作的常见食物有鱼类、虾蟹、蛋类和牛奶等。过咸或过甜等刺激性强的食物也可诱发哮喘的发作。

(3) 感染:哮喘的发作与上呼吸道的反复感染有关,如病毒、细菌、真菌、原虫、寄生虫等感染。

(4) 接触某些药物:常见的药物有阿司匹林、普萘洛尔、青霉素、磺胺类等。

(5) 其他:如吸烟、气候的变化、剧烈运动、精神紧张等也可诱发哮喘的发作,还应注意询问家族史。

2. 身体状况

(1) 典型发作:发病前多有干咳、打喷嚏、流泪等先兆,随即胸部紧闷,继而出现发作性呼气性呼吸困难,伴有哮鸣音,痰黏稠、不易咳出,患者常被迫坐起。发作严重时,表现为张口抬肩、大汗、喘气费力、烦躁不安,甚至发绀。在夜间或清晨发作和加重是哮喘的特征之一。

(2) 评估要点:临床上根据哮喘发作期病情轻重可分为四度。

①轻度:行走、上楼时感到气促,尚能平卧,说话连续成句,无三凹征,血气分析各项指标在正常范围,两次发作间无症状。

②中度:稍事活动时感到明显气短,喜坐位,说话常有中断,可有三凹征,PaO_2 下降,日常生活受限。

③重度:休息时亦会感到明显气促,呈端坐呼吸,说话单字,常有三凹征,焦虑或烦躁不安,日常生活明显受限,大汗淋漓,心率和呼吸明显增快,有奇脉、发绀,PaO_2 下降的同时有 CO_2 潴留。

④危重:患者出现意识改变(如嗜睡或意识障碍),不能讲话,胸腹部矛盾运动,

呼吸音、哮鸣音减弱或消失，心动过缓，血压下降，严重脱水，哮喘严重发作时可持续1～2日，称为"重症哮喘"。

3. 辅助检查

（1）血常规检查：发作时可有嗜酸性粒细胞比例升高；并发感染者白细胞计数和中性粒细胞比例升高。

（2）X线检查：哮喘发作时两肺透亮度增加。

（3）痰液检查：涂片可见较多的嗜酸性粒细胞及黏液栓；并发细菌感染时，痰培养、药物敏感试验有助于病原菌的诊断和治疗。

4. 心理 - 社会状况

因哮喘发作时出现呼吸困难、濒死感而导致患者出现焦虑、恐惧的情绪。哮喘发作严重的患者，甚至丧失生活信心，易对家属、医务人员或支气管舒张药产生依赖心理。

（二）护理措施

1. 改善通气，缓解呼吸困难

（1）环境：患者对气温和气味很敏感，应保持室内空气流通、清新，维持室温在18～22℃、湿度在50%～70%。应避免环境中的变应原，不宜在室内放置花草及使用羽毛枕头，应注意避免房间内尘埃飞扬，或避免吸入刺激性物质而导致哮喘发作。

（2）体位：发作时，协助患者采取半卧位或坐位并较舒适地伏在床旁小桌上休息，以减轻体力消耗。

（3）病情观察：密切观察患者哮喘发作时的神志、面容、出汗等情况，注意观察咳嗽的性状、呼吸状况及痰的量和颜色。观察患者是否有脱水症状，监测生命体征。重症哮喘患者应有专人护理，严密观察病情变化，监测动脉血气分析结果，肺功能指标等，及时发现危重症状或并发症。

（4）给氧：哮喘发作时，PaO_2 可有不同程度的下降，按医嘱给予吸氧2～4L/min，伴有高碳酸血症时应低流量（1～2L/min）、低浓度吸氧。吸氧时应注意呼吸道的湿化和通畅，避免气道干燥和寒冷气流的刺激而导致的气道痉挛。

（5）促进排痰：清除呼吸道分泌物是改善通气的重要环节。

（6）按医嘱使用支气管舒张药和抗生素。

2. 补充液体

哮喘发作的患者，应注意补充液体，使痰液稀释，以利于咳出，改善通气功能。若无心功能、肾功能不全，鼓励患者每日饮水2～3L。重症哮喘应静脉补液，以纠正失水，一般补液量为每日2～3L，滴速以30～50滴／分为宜，避免单位时间内因输注过多而诱发心力衰竭。

3. 消除恐惧心理，促进身心休息

哮喘发作时患者精神紧张、烦躁、恐惧，而不良情绪常会诱发或加重哮喘发作。应提供良好的心理支持，尽量守护在患者床旁，多安慰患者，使其产生信任和安全感。哮喘发作时多伴有背部发胀、发凉的感觉，可采用背部按摩的方法使患者感觉通气轻松，并通过暗示、诱导、现身说法等方式或适当允许患者家属陪伴，使患者身心放松，情绪渐趋稳定，以缓解症状。

（三）健康教育

（1）向患者解释哮喘的诱因及避免诱因的方法，使患者了解长期、适当、充分的治疗，可以有效控制哮喘的发作。

（2）熟悉哮喘发作的先兆及相应的处理方法。

（3）了解支气管舒张剂的作用、用法和不良反应，掌握正确的吸入技术。

（4）指导患者摄入营养丰富的清淡饮食，避免易诱发哮喘发作的食物，如牛奶、鱼虾等，避免刺激性食物和饮酒，鼓励多饮水。

（5）适当锻炼，保证充足睡眠，增强体质。保持有规律的生活和乐观情绪，避免身心过劳。进行皮肤敏感测试验检查变应原，进行特异脱敏治疗。还可用哮喘疫苗预防注射以增强非特异性体液因子，提高白细胞的吞噬功能。

第三节　支气管扩张

支气管扩张是一种慢性呼吸系统疾病，主要特征是支气管的异常、永久性扩张，伴有慢性气道感染和炎症。支气管壁因反复感染或损伤而被破坏，导致黏液清除功能受损，进而形成气道阻塞和感染的恶性循环。支气管扩张可以发生在任何年龄，表现为反复的咳嗽、咳痰和呼吸道感染。

一、病因

支气管扩张是一种慢性呼吸道疾病，主要由于多种病因引起支气管的永久性扩张和结构性损伤。支气管扩张的发生通常与反复的感染、气道阻塞和遗传因素等有关。以下是支气管扩张的主要病因分类及相关机制。

（一）感染性病因

支气管扩张最常见的病因是反复的或严重的下呼吸道感染。这些感染导致支气管壁的破坏、炎症和纤维化，进而引发气道扩张。常见的感染包括以下 4 种。

（1）细菌性肺炎：严重或未完全治愈的细菌性肺炎，如由肺炎链球菌或金黄色葡萄球菌引起的感染，常导致支气管的永久性损伤。

（2）结核：肺结核可引发局部或广泛的支气管扩张。结核感染后，气道组织可能被破坏，导致纤维化和扩张。

（3）非结核分枝杆菌感染：也与支气管扩张密切相关，尤其是在免疫功能受损的人群中。

（4）麻疹和百日咳：这些儿童期的传染病，如果没有得到及时和有效的治疗，可能导致气道的严重损伤，从而引发支气管扩张。

（二）遗传性疾病

某些遗传性疾病会导致气道的功能异常或免疫缺陷，从而增加支气管扩张的发生风险。常见的遗传性病因包括以下4种。

（1）囊性纤维化：是最常见的与支气管扩张相关的遗传性疾病。囊性纤维化患者由于黏液黏稠且不易排出，导致气道阻塞和反复感染，进而引发支气管扩张。

（2）原发性纤毛不动综合征（PCD）：是一种影响气道纤毛功能的罕见遗传疾病。正常情况下，纤毛负责将气道中的黏液和细菌清除出呼吸道，而在PCD患者中，纤毛运动功能受损，导致黏液潴留和反复感染，从而导致支气管扩张。

（3）卡塔格纳综合征：是原发性纤毛不动综合征的一种特殊类型，表现为支气管扩张、鼻窦炎和内脏逆位（器官的位置与正常相反）。

（4）免疫缺陷疾病：如常见的可变免疫缺陷病（CVID）和获得性免疫缺陷综合征（AIDS），免疫系统的功能缺陷导致机体无法有效抵抗呼吸道感染，从而增加支气管扩张的风险。

（三）阻塞性病因

气道的机械性阻塞会导致远端支气管的扩张，常见的阻塞性病因包括以下三种。

（1）支气管肿瘤：肿瘤对气道的压迫或阻塞会引发远端气道的扩张。

（2）异物吸入：吸入异物（如食物颗粒或小物件）会造成局部气道的阻塞，进而引发支气管扩张，特别是在异物未能及时清除的情况下。

（3）淋巴结压迫：如在肺结核患者中，感染后淋巴结肿大可能压迫支气管，导致远端支气管的扩张。

（四）免疫介导性疾病

某些免疫相关疾病或系统性炎症也可导致支气管扩张，常见的免疫介导性病因包括以下四种。

（1）类风湿关节炎：这种自身免疫性疾病常与支气管扩张相关，推测是由于全身性炎症导致气道损伤和扩张。

（2）系统性红斑狼疮：这种自身免疫性疾病中的慢性炎症可累及肺部，导致支气管扩张。

（3）干燥综合征：患者可能由于黏膜干燥和慢性炎症导致支气管扩张。

（4）炎症性肠病：如溃疡性结肠炎和克罗恩病患者，有时也会出现支气管扩张，虽然机制尚不完全明确，但推测与全身炎症反应有关。

（五）其他相关因素

（1）烟草吸烟和空气污染：吸烟者和长期暴露于空气污染中的人群更容易出现慢性支气管炎，进一步增加支气管扩张的风险。长期的气道炎症和感染可能导致支气管结构的永久性损伤。

（2）职业暴露：长期暴露于有害化学品、粉尘或气体（如化工厂工人、矿工等）的职业环境中，可能会增加支气管扩张的风险。

二、临床表现

支气管扩张的临床表现取决于病变的范围、严重程度及感染的频率。患者的症状可能持续存在，表现为慢性、反复发作，特别是呼吸道感染加剧时症状明显。典型的临床表现包括以下六种。

（一）慢性咳嗽

（1）特征：慢性持续性咳嗽是支气管扩张的主要症状，常伴有大量黏液或脓性痰。咳嗽症状通常加重于晨间，因夜间黏液积聚，患者早晨醒来时往往会有剧烈咳嗽，以排出堆积的痰液。

（2）咳痰：痰液量较大，通常为脓性或黏性，呈黄色或绿色。部分患者的痰液有恶臭，提示可能合并细菌感染。

（二）反复的呼吸道感染

（1）特征：由于气道的结构性损伤和黏液清除功能障碍，支气管扩张患者容易发生反复的下呼吸道感染，表现为痰量增多、痰液颜色加深、发热、咳嗽加剧等。

（2）常见病原体：包括流感嗜血杆菌、肺炎链球菌、铜绿假单胞菌等。慢性感染者可能长期带有某些特定菌群，如铜绿假单胞菌的慢性定植，导致反复感染。

（三）咯血

（1）特征：部分患者可能表现为咯血，即咳出的痰液中带有血液。轻微的咯血比较常见，但在支气管血管显著扩张和破裂时，可能发生大量咯血（称为大咯血），这是支气管扩张的一项严重并发症。

（2）发生情况：咯血通常发生在感染急性加重期，由于支气管壁的炎症和血管的扩张、脆弱。

（四）呼吸困难

（1）特征：随着病情进展，患者可能出现气促或呼吸困难，尤其是在感染期间或病变范围较大时。这种气促通常是慢性的，并随着病情加重逐渐恶化。

（2）严重性：支气管扩张广泛的患者可能出现进行性呼吸衰竭，尤其是伴有肺功能下降的患者。

（五）体重减轻和乏力

（1）特征：部分患者，尤其是反复感染或长期慢性感染者，可能出现体重减轻、疲乏和虚弱等全身症状。这些症状通常是由于慢性炎症和感染消耗能量及营养不良所致。

（2）并发症：长期的慢性感染和呼吸道问题可能导致营养不良，特别是合并囊性纤维化等全身性疾病时更加明显。

（六）慢性呼吸衰竭

在疾病晚期，广泛的支气管扩张可能导致肺功能下降，进而发展为慢性呼吸衰竭。

（1）持续的呼吸困难：即使在休息时也感到气短。

（2）发绀：皮肤或唇部出现青紫色，提示低氧血症。

（3）杵状指（趾）：长期慢性缺氧可能导致甲床变形（增生、膨大）。

三、护理

(一) 护理评估

1. 健康史

主要评估以下两个方面内容。

（1）既往病史，婴幼儿期曾患麻疹、百日咳或有支气管肺炎迁延不愈的病史和呼吸道感染反复发作可造成支气管扩张。

（2）了解患者吸烟史及生活，工作环境是否有尘埃或废气污染等。

2. 身体状况

多数患者在 12 岁前，多于幼年或青年时期发病，病程呈慢性过程。常在童年有麻疹、百日咳或支气管肺炎迁延不愈病史，以后伴有反复发作的下呼吸道感染。

（1）典型表现：包括慢性咳嗽、咳大量浓痰，以及咯血。

①慢性咳嗽、咳大量脓痰：与体位有关，多为阵发性，常在晨起和夜间卧床时加重，痰液静置后可分三层。

②咯血：50% ～ 70% 的患者有不同程度的反复咯血，部分患者以反复咯血为唯一症状，临床上称为干性支气管扩张。

（2）护理体检：继发感染时可在病变部位听到局限性、固定性湿啰音，长期反复感染多伴有营养不良和肺功能障碍，并可伴有杵状指（趾）。

3. 辅助检查：（1）胸部 X 线检查：早期轻症患者一侧或双侧有肺纹理增多、增粗现象；典型的 X 线表现为粗乱肺纹理中有多个不规则的蜂窝状透亮阴影，或沿支气管的卷发状阴影，感染时阴影内出现液平面。

（2）胸部 CT 扫描：显示管壁增厚的柱状扩张，或成串成簇的囊样改变。

（3）支气管造影：可确定病变部位、性质、范围、严重程度，为治疗或手术切除提供重要参考依据。

（4）纤维支气管镜检查：可明确出血，扩张或阻塞部位，还可进行局部灌洗、局部止血，取冲洗液做微生物学检查。

（5）实验室检查：白细胞计数一般正常，如继发肺部感染时白细胞计数和中性粒细胞计数可升高。痰涂片或痰培养可发现致病菌。

4. 心理－社会状况

支气管扩张是长期反复感染的慢性疾病。病程长，发病年龄较轻，会给患者的学习、工作甚至婚姻带来影响，特别是痰多、有口臭的患者，在心理上产生极大压力，往往害怕到人群中去，将自己孤立，远离集体。

(二) 护理措施

（1）观察患者体温、脉搏、呼吸的变化，痰液的量、性质及咯血的情况等。

（2）清除痰液：超声雾化吸入和蒸汽吸入，指导有效咳嗽，遵医嘱给予祛痰剂。

（3）卧床休息，高热者给予物理降温，鼓励患者多饮水，保证摄入足够的水分，每日饮水量应在 1.5 ～ 2.0L，以利于痰液稀释，易于咳出。

（4）根据病情进行体位引流。引流后患者应休息，漱口，保持口腔清洁，减少呼吸道感染机会。

（三）健康教育

（1）向患者及其家属解释预防呼吸道感染的重要性，指导患者正确认识，对待疾病，积极配合治疗。

（2）积极治疗口腔及上呼吸道的慢性病灶（如扁桃体炎、鼻窦炎等），避免受凉。减少刺激性气体吸入，吸烟者应戒烟。注意口腔卫生，既可防止呼吸道感染，又能去除呼吸时的臭味。可用复方硼酸溶液漱口，一日数次。

（3）培养患者自我保健的意识和能力，学会自我监测病情，掌握体位引流的方法。对并发肺气肿者，应鼓励和指导其进行适当的呼吸运动锻炼，促进呼吸功能的改善，保存和恢复肺功能。

（4）生活起居要有规律，保证适当休息，注意劳逸结合，防止情绪激动和过度活动而导致咯血的发生和加重。

第四节　胸腔积液

胸腔积液是指在胸膜腔内（位于肺和胸壁之间的腔隙）积聚了过多的液体。正常情况下，胸膜腔内有少量液体，用于润滑肺部和胸壁之间的运动。然而，当液体的产生和吸收失衡时，液体积聚在胸膜腔内，形成胸腔积液。这种状态可能是多种基础疾病的表现，严重时会影响呼吸功能。

一、病因

胸腔积液的病因多种多样，通常涉及胸腔内外的多种病理过程。胸腔积液的发生主要与液体生成和吸收的平衡失调有关，这种失衡可以由心、肺、肾、肝及其他全身性或局部性疾病引起。根据积液的性质，胸腔积液可分为漏出性积液和渗出性积液，它们的病因有所不同。胸腔积液的常见病因分类包括以下三种。

（一）漏出性胸腔积液

漏出性积液通常是由于系统性疾病导致的液体生成过多或吸收受限，液体成分较为稀薄，蛋白含量低。常见病因包括以下三种。

1. 心力衰竭

（1）机制：心力衰竭是最常见的漏出性胸腔积液病因，尤其是左心衰竭。由于心脏泵血功能减弱，血液回流受阻，导致肺循环静脉压力升高，液体渗透到胸膜腔内。

（2）特征：通常是双侧积液，但也可能是单侧，积液量较大时呼吸困难明显。

2. 肝硬化

（1）机制：肝硬化导致的门静脉高压和低蛋白血症，使液体从血管渗出，形成腹水和胸腔积液，称为肝性胸腔积液。

（2）特征：通常积液伴有腹水，常见于右侧胸腔。

3. 肾病综合征

（1）机制：肾病综合征导致血液中的白蛋白水平降低，血浆渗透压下降，液体从血管内渗出至胸膜腔。

（2）特征：伴有全身性水肿、尿蛋白和低蛋白血症。

（二）渗出性胸腔积液

渗出性积液通常由局部病理过程引起，如炎症、感染、恶性肿瘤等。积液成分浓缩，蛋白质含量高。常见病因包括以下五种。

1. 感染

（1）机制：感染性疾病（如肺炎、结核、肺脓肿）导致胸膜发炎，渗透性增加，液体和炎性物质渗出到胸膜腔内。

（2）细菌性胸膜炎：细菌性肺炎常伴有胸腔积液，严重时可能发展为脓胸（胸膜腔内脓性液体积聚）。

（3）结核性胸膜炎：肺结核常伴有胸腔积液，表现为单侧或双侧胸腔积液，常伴有发热、盗汗和体重减轻。

2. 恶性肿瘤

（1）机制：恶性肿瘤（如肺癌、乳腺癌、淋巴瘤）可通过直接侵犯或转移至胸膜，引起胸膜发炎并增加通透性，导致胸腔积液。恶性胸腔积液是肿瘤进展的表现之一。

（2）特征：通常积液较多，可能反复出现，并伴有全身消瘦、乏力等症状。胸腔穿刺可能检出癌细胞。

3. 肺栓塞

（1）机制：急性肺栓塞阻塞肺动脉后，局部肺组织缺氧，可能引发肺梗死和胸膜炎症，导致渗出性胸腔积液。

（2）特征：患者常伴有突发性胸痛、呼吸困难和血氧水平下降。

4. 自身免疫性疾病

（1）机制：如系统性红斑狼疮、类风湿关节炎等自身免疫性疾病可引发胸膜炎症，导致胸膜液体渗出。

（2）特征：通常伴有原发病的全身表现，如关节痛、皮疹等。

5. 胰腺炎

（1）机制：急性或慢性胰腺炎时，胰腺酶溢出并进入胸膜腔，导致胸膜炎和渗出性胸腔积液。

（2）特征：常伴有腹痛和消化道症状，积液中可能有胰酶升高。

（三）其他病因

1. 脓胸

（1）机制：脓胸是指胸腔内出现脓性液体，通常由感染性病原体引起，如细菌性肺炎或胸腔感染。脓胸可通过细菌感染、手术后并发症或创伤引起。

（2）特征：患者通常表现为高热、寒战、剧烈胸痛、咳脓痰等症状。积液呈脓性，常伴随全身感染征象。

2. 乳糜胸

（1）机制：乳糜胸是由于胸导管破裂或阻塞引起的乳糜液（含大量脂肪的淋巴液）漏入胸膜腔，常见于外伤、手术、淋巴瘤或其他导致胸导管损伤的疾病。

（2）特征：积液呈乳白色，富含脂肪，患者可能伴有淋巴系统的疾病表现。

3. 放射性胸膜炎

（1）机制：某些癌症患者接受放射治疗后，胸膜可能受到放射线损伤，引发胸膜炎和渗出性胸腔积液。

（2）特征：通常伴有癌症的其他并发症，积液可伴有炎性标志物升高。

二、临床表现

胸腔积液的临床表现取决于积液的量、积液形成的速度、患者的基础健康状况及病因。胸腔积液的症状通常是由于液体积聚在胸膜腔内，压迫肺组织，导致呼吸功能受限。胸腔积液的典型临床表现有以下九个方面。

（一）呼吸困难（气促）

（1）特征：呼吸困难是胸腔积液最常见的症状。随着胸腔积液的增多，肺受到压迫，肺泡无法充分扩张，导致通气量减少，患者感觉到呼吸困难。积液越多，气促越严重。

（2）出现情况：呼吸困难通常在体力活动时加重，积液量较大时，即使在静息状态下也会有明显的气促感。

（二）胸痛

（1）特征：胸痛通常是由于胸膜炎引起的。胸膜受到刺激，产生炎性反应，尤其是渗出性胸腔积液时更为明显。疼痛一般为锐痛或刺痛，随着呼吸、咳嗽或深呼吸而加重。

（2）出现情况：胸痛多为胸膜炎性疼痛，表现为随呼吸运动加重，尤其是深吸气时疼痛明显。

（三）咳嗽

（1）特征：胸腔积液引起的咳嗽通常是干咳，没有痰液，或痰量很少。当胸腔积液伴有感染（如肺炎、肺结核）时，咳嗽可能伴有痰液，甚至是脓性痰。

（2）出现情况：随着积液增多，肺受压，可能会引发持续性咳嗽。积液量较大时，咳嗽频率和强度可能加重。

（四）发热

（1）特征：如果胸腔积液是由感染性病因引起的（如细菌性肺炎或脓胸），患者常会出现发热、寒战、乏力等全身症状。

（2）出现情况：发热通常提示胸膜腔有炎症或感染，尤其是当积液为脓性或伴有细菌感染时。

（五）乏力和消瘦

（1）特征：慢性胸腔积液，特别是由于恶性肿瘤或结核引起的渗出性积液，患者可能会表现为长期的乏力、体重减轻和消瘦。

（2）出现情况：这种全身性表现常见于恶性病变，如肺癌、乳腺癌等，积液伴随全身营养不良和体能下降。

（六）咯血

（1）特征：某些情况下，特别是恶性胸腔积液或伴有结核、肺脓肿等感染时，患者可能会出现轻微的咯血，表现为咳出的痰中带有血丝或小量鲜血。

（2）出现情况：咯血是比较少见的表现，但如果发生，通常提示基础疾病较为严重。

（七）呼吸音减弱

（1）特征：在积液部位，由于液体阻隔了肺的正常扩张，听诊时该区域的呼吸音会显著减弱或消失。

（2）体征：医生通过体检时的听诊，可以发现积液侧的肺呼吸音减弱或消失，尤其是在大面积积液时。

（八）叩诊浊音

（1）特征：在积液部位，胸部叩诊时，会产生浊音，而正常的肺组织通常会有清音。浊音提示该区域有液体积聚。

（2）出现情况：浊音在积液较大的情况下尤为明显，叩诊是体检中初步诊断胸腔积液的重要方法。

（九）胸廓运动受限

（1）特征：由于胸腔积液压迫肺，导致受影响一侧的胸廓运动减少，表现为该侧的呼吸运动减弱或不对称。

（2）出现情况：患者深呼吸时，胸部运动不对称或胸廓运动受限较为明显，这是积液压迫肺部的表现。

三、护理

（一）护理评估

1. 健康史

（1）既往病史：有无肺结核、肿瘤、心脏病、肾病或其他系统性疾病。

（2）药物使用史：包括可能引发胸腔积液的药物，如甲氨蝶呤等抗肿瘤药物或其他免疫抑制剂。

（3）生活史：特别是职业暴露史（如接触石棉）、吸烟史和饮酒史。

2. 身体状况

通过对患者的外表观察、胸部体格检查，护理人员可以评估积液的严重程度。

（1）呼吸情况：观察患者的呼吸频率、深度和节律。胸腔积液常导致呼吸急促、浅表和不规则。严重积液患者可能表现为端坐呼吸，提示呼吸困难严重。

（2）胸部视诊：观察胸部有无隆起或不对称，尤其是积液较多时，患侧胸廓可能膨胀，且呼吸运动受限。

（3）触诊：评估触觉语颤是否减弱或消失，提示液体在胸膜腔内积聚。

（4）叩诊：在胸腔积液的区域，叩诊音通常为实音，提示液体占据了胸腔。

（5）听诊：胸腔积液患者积液部位的呼吸音减弱或消失，且可能伴有胸膜摩擦音。

3. 辅助检查

（1）胸部 X 线检查、CT 扫描或超声检查：可以帮助确定积液的部位、大小及性质（如漏出液或渗出液）。护理人员应记录胸腔积液的积聚范围，并观察患者是否进行过胸腔穿刺引流等操作。

（2）血常规、血生化检查：评估患者是否有感染、贫血或电解质紊乱等。

（3）胸腔穿刺液分析：了解积液的性质，包括外观、蛋白质含量、细胞计数、葡萄糖浓度、乳酸脱氢酶（LDH）等参数，以判断积液的病因（漏出性积液与渗出性积液的鉴别）。

（4）血气分析：对于呼吸困难明显的患者，可通过血气分析评估血氧饱和度、二氧化碳分压等指标，判断呼吸功能是否受损。

4. 心理 - 社会评估

（1）焦虑与恐惧：胸腔积液患者，特别是呼吸困难明显的患者，可能会伴有焦虑、恐惧情绪。护理人员应评估患者的心理状态，并给予适当的心理支持。

（2）生活能力评估：评估患者是否能够自理，是否需要帮助进行日常生活活动，尤其是呼吸困难较重的患者可能需要更多的护理支持。

（二）护理措施

1. 常规护理

（1）休息与运动：大量胸腔积液致呼吸困难或发热者，应卧床休息。待体温恢复正常或胸液抽吸或吸收后，鼓励患者逐渐下床运动，增加活动量以防肺失去功能。

（2）胸痛的护理：可嘱患者患侧卧位，必要时用宽胶布固定胸壁，以减少胸部活动幅度，减轻疼痛。或遵医嘱给予止痛药。

2. 病情观察

注意观察患者胸痛及呼吸困难的程度、体温的变化。对胸腔穿刺抽液后的患者，应密切观察其呼吸、脉搏、血压的变化，注意穿刺处有无渗血或液体渗出。

3. 用药及注意事项

（1）结核性胸膜炎：多采用抗结核药物治疗；应用糖皮质激素。

（2）脓胸：多为细菌性胸膜炎未能有效控制所致。治疗原则是控制感染引流胸腔积液，促进肺复张，恢复肺功能。可全身或局部应用抗菌药物。

（3）恶性胸腔积液：积极治疗原发肿瘤，进行全身化学治疗。亦可胸腔内注入多柔比星、顺铂、氟尿嘧啶等抗肿瘤药物，亦可注入生物免疫调节剂。

（三）健康教育

（1）向患者及其家属解释病情，介绍治疗方法、药物剂量、用法和不良反应。对结核性胸膜炎的患者要特别强调坚持用药的重要性。

（2）合理安排休息，逐渐增加活动量，避免过度劳累。

（3）嘱患者加强营养，进食高能量、富含蛋白质和维生素的食物，增强机体抵抗力。

第二章 心血管内科疾病患者的护理

第一节 急性心肌梗死

急性心肌梗死（AMI）是由于冠状动脉突然闭塞或严重狭窄，导致心肌供血中断，心肌发生急性缺血性坏死的临床综合征。

一、病因

（一）动脉粥样硬化

（1）斑块形成：冠状动脉壁上的动脉粥样硬化斑块的形成是急性心肌梗死的主要病因。随着年龄的增加、血脂异常等因素的作用，动脉粥样硬化斑块逐渐累积在冠状动脉壁内，导致血管腔逐渐狭窄，心肌供血减少。

（2）斑块破裂或糜烂：在某些情况下，动脉粥样硬化斑块的纤维帽破裂或糜烂，暴露出脂质核心或内皮下物质。这种破裂或糜烂刺激血小板聚集并启动凝血过程，形成血栓，进一步阻塞血管。

（二）动脉栓塞

冠状动脉栓塞是由来自心脏或其他部位的血栓、脂肪、空气或细菌等栓子进入冠状动脉，导致血管阻塞和心肌供血中断。栓子来源包括以下三种。

（1）心房颤动时形成的心腔内血栓。

（2）感染性心内膜炎引起的赘生物脱落。

（3）创伤或手术后的脂肪栓子。

（三）非动脉粥样硬化性冠状动脉疾病

虽然动脉粥样硬化是急性心肌梗死的主要原因，但某些患者（尤其是年轻人）可能由于其他病因发生心肌梗死。

（1）先天性冠状动脉异常：某些先天性心脏畸形可能影响冠状动脉血供。

（2）冠状动脉炎症：某些疾病，如川崎病、系统性红斑狼疮等，可导致冠状动脉的炎症和狭窄，增加 AMI 发生风险。

（3）高凝状态：某些遗传性或获得性的高凝血状态（如抗磷脂综合征）可能导致血栓形成，引发急性心肌梗死。

二、临床表现

（一）胸痛

（1）典型表现：急性心肌梗死的典型症状是剧烈、压迫性或压榨性胸痛，位于胸骨后或心前区。疼痛可持续超过 20 分钟，不缓解，且伴随出汗、恶心等不适。疼痛常向左肩、左上臂、颈部、下颌、背部或上腹部放射。疼痛的性质常被患者描述为"压迫""重压"或"紧缩感"，有时也会被形容为"刀割样"或"烧灼样"疼痛。

（2）诱因：胸痛通常无明显诱因，或在安静状态下发作，部分患者在情绪激动或体力活动后诱发，但与稳定型心绞痛不同，疼痛不会因休息或含服硝酸甘油而缓解。

（二）出汗、乏力和濒死感

（1）出汗：患者常伴有大汗淋漓，即便是在不热的环境中也会明显出汗，这是由于疼痛引起交感神经系统激活所致。

（2）乏力和虚脱感：常伴随胸痛，尤其是心肌大面积坏死时，患者可感到极度虚弱。

（3）濒死感：部分患者还会出现强烈的濒死感，表现为极度的焦虑、恐惧。

（三）呼吸困难

呼吸困难是急性心肌梗死的常见症状，尤其在病变面积较大或心功能不全时。患者可能因心功能不全导致肺淤血和急性心力衰竭，表现为急性左心衰竭的症状，如不能平卧（端坐呼吸）、呼吸急促、咳粉红色泡沫样痰等。

（四）心律失常

急性心肌梗死时常见的并发症是心律失常，尤其是室性心律失常和心房颤动。某些患者甚至以心源性猝死为首发表现，急性心肌梗死可导致恶性心律失常（如心室颤动），导致猝死。

（五）心源性休克

当急性心肌梗死面积较大，尤其是前壁梗死时，心功能严重受损，患者可能出现心源性休克。表现为极度低血压（收缩压＜90mmHg）、脉搏细弱、皮肤湿冷、意识模糊，甚至意识丧失。这种状态通常预示着预后较差。

三、护理

（一）护理评估

1. 健康史病

（1）既往史：了解患者是否有冠心病、高血压、糖尿病、吸烟史、肥胖、家族史等心血管危险因素。

（2）药物史：询问患者是否服用过心血管药物，如阿司匹林、β受体阻滞剂、降压药、降脂药等。特别是急性心肌梗死发作前是否使用了硝酸甘油、是否有效。

2. 身体状况

（1）意识状态：观察患者的神志是否清楚，有无意识模糊或昏迷，尤其在心源性休克或严重心律失常时可能出现意识丧失。

（2）生命体征：重点评估患者的血压、心率和呼吸频率。

①血压：评估患者是否有血压异常。心肌梗死早期血压可能升高，但随着心功能受损可能出现低血压或休克。

②心率：可能加快或减慢，需要评估有无心律失常（如心房颤动、室性期前收缩或心室颤动）。

③呼吸频率：可能增加，特别是在并发左心衰竭时，患者可出现呼吸急促、端坐呼吸等表现。

3. 辅助检查

（1）心电图（ECG）：护理人员应了解并记录心电图检查结果，重点观察 ST 段的抬高或降低、Q 波的形成、T 波的变化等，以便判断心肌梗死的类型和部位。

（2）心肌酶学和标志物：检查血清肌钙蛋白、肌酸激酶等心肌损伤标志物的变化，评估心肌损伤的严重程度。

4. 心理－社会状况

（1）情绪状态：急性心肌梗死患者往往会感到焦虑、恐惧甚至抑郁，护理人员应评估患者的心理状态，观察有无情绪波动或应激反应，并提供适当的心理支持。

（2）社会支持系统：评估患者的家庭支持情况，了解患者是否有足够的社会支持网络来协助其恢复和康复。家属教育也是护理中的重要一环。

（3）生活质量和功能状态：评估患者的日常活动能力，特别是在发病后，患者的自我照顾能力可能会显著下降，需要评估其生活能力的变化。

（二）护理措施

1. 常规护理

（1）保持病室安静，使患者安静、舒适地休息。

（2）持续吸氧 3 ～ 7 日。

（3）低盐、低脂肪、易消化饮食，少量多餐，忌烟酒。

（4）建立静脉通路。

2. 专科护理

（1）疼痛的护理：积极采取止痛措施，遵医嘱给予哌替啶 50 ～ 100mg，肌内注射。若患者心情紧张、恐惧等，应给予及时安慰，做好心理疏导。

（2）活动指导：可根据病情分为三个阶段。第一阶段为绝对卧床休息，由护理人员协助洗漱、饮食、大小便，并对其进行被动肢体活动。第二阶段为床上活动阶段，抬高床头，使患者容易起身，在床上进行四肢活动或轻微动作。第三阶段为离床活动，可由床边站立至室内缓步走动，教患者使用病房中的辅助设备，如床栏杆、椅背、走廊的扶手等。活动量渐增，要询问患者有无心悸、胸闷等不适，若有异常应立即停止活动。

（3）防止便秘：嘱患者不要用力排便，严禁在急性期内下床排便。若 2 ～ 3 日无排便，可给缓泻剂或开塞露通便，必要时可行温盐水低压灌肠。

（三）健康教育

（1）环境适宜：保持环境安静，空气清新，温度 20 ～ 22℃，湿度 50% ～ 70%。

（2）饮食选择：选择低胆固醇、低动物脂肪、低热量、低糖类饮食，多食蔬菜、水果，保持大便通畅。

（3）合理安排日常活动：调整生活方式，保证充足睡眠，逐步增加活动量，6 周后可进行步行锻炼，打太极拳等。如出现胸痛、呼吸困难、心悸、头晕应暂时中断或减轻活动量。

第二节　心力衰竭

心力衰竭（HF）是指由于心脏结构或功能异常，导致心脏无法有效泵血，不能满足全身组织代谢对血液和氧气的需求。

一、病因

（一）冠心病

（1）心肌梗死：冠状动脉粥样硬化导致的心肌梗死是心力衰竭的最常见原因之一。当心肌因缺血性坏死后，心脏的泵血能力下降，心肌收缩功能受损，最终发展为心力衰竭。

（2）慢性缺血性心脏病：长期的心肌缺血会导致心脏逐渐失去代偿能力，最终导致心力衰竭。

（二）心脏瓣膜病

（1）瓣膜狭窄：如主动脉瓣狭窄、二尖瓣狭窄等，导致心脏需要更大力量才能推动血液通过狭窄的瓣膜口，增加心脏负担。

（2）瓣膜关闭不全：如主动脉瓣关闭不全、二尖瓣关闭不全等，导致血液反流，心脏需要承担额外的血液负担，最终导致心力衰竭。

（三）心肌病

（1）扩张型心肌病：心脏腔室扩张、心肌收缩力下降，心脏无法有效泵出血液，导致心力衰竭。病因包括基因突变、病毒感染、毒性反应（如酒精、中毒性物质）、自身免疫性疾病等。

（2）肥厚型心肌病：心肌异常肥厚，导致心室腔缩小和充盈障碍，血液难以充分进入心脏，造成心力衰竭。

（四）心律失常

（1）快速型心律失常：如心房颤动、心室颤动等，导致心泵血效率降低，血液无法有效输出，长时间的心动过速会使心脏负担增加，最终导致心力衰竭。

（2）缓慢型心律失常：如病态窦房结综合征、房室传导阻滞等，导致心输出量减少，引发心力衰竭。

二、临床表现

（一）呼吸困难

（1）劳力性呼吸困难：患者在体力活动时感到呼吸急促，随着心力衰竭的进展，轻微活动甚至静息状态下也会感到呼吸困难。

（2）夜间阵发性呼吸困难：患者在夜间睡眠时突然出现严重的呼吸困难，需要坐起或站立才能缓解。这是由于卧位时静脉回流增加，导致肺淤血加重所致。

（3）端坐呼吸：患者因无法平卧而需要采取坐位或半卧位，以缓解呼吸困难。这是左心衰竭的典型表现。

（二）疲乏和乏力

心力衰竭患者常感到全身疲乏无力，这是因为心泵血功能下降，导致肌肉和其他组织的血液供应不足。早期患者在体力活动后感到乏力，随着病情进展，可能在静息时也会出现疲乏感。

（三）液体潴留和水肿

（1）下肢水肿：右心衰竭常见症状，尤其是双侧下肢非凹陷性水肿。患者通常在站立时下肢水肿较为明显，卧床时可表现为腰骶部水肿。

（2）腹水：在严重的右心衰竭时，患者可能出现腹水，表现为腹部膨胀、腹胀感。

（3）肺水肿：左心衰竭时，肺部的液体积聚可能引发肺水肿，导致呼吸急促、咳嗽，严重时咳出粉红色泡沫样痰。

三、护理

（一）护理评估

1. 健康史

（1）疾病史：详细了解患者的心力衰竭类型（急性或慢性）、起病时间、症状发作情况、是否存在加重因素（如感染、液体潴留、心律失常等）。记录既往有无冠心病、高血压、糖尿病、心肌病等基础病史。

（2）既往治疗史：评估患者是否曾接受药物治疗［如利尿剂、β受体阻滞剂、血管紧张素转化酶抑制剂（ACEI）、血管紧张素Ⅱ受体拮抗剂（ARB）等］，有无心脏介入治疗或手术史，及是否有心脏起搏器或植入型心律转复除颤器植入。

2. 身体状况

（1）呼吸困难：评估呼吸困难的严重程度，包括是否在活动、休息或夜间出现呼吸急促。使用呼吸频率、脉搏血氧饱和度等指标判断患者的呼吸功能。

（2）水肿：评估患者是否出现下肢、腰骶部、腹部水肿，监测水肿的范围和程度。观察是否伴有体重增加，特别是短期内的显著变化，提示液体潴留。

（3）其他症状：询问是否有胸痛、咳嗽、咳粉红色泡沫样痰、夜间尿频、食欲下降、腹胀、恶心等症状，特别是在心力衰竭加重时。

3. 辅助检查

（1）心电图（ECG）：评估有无心律失常、心肌缺血或心肌梗死的表现，结合心电图结果进一步判断病情。

（2）血液检查：①B型利钠肽（BNP）或N末端B型利钠肽前体（NT-proBNP）：作为心力衰竭的标志物，血浆BNP或NT-proBNP升高提示心力衰竭加重。②血电解质、肝肾功能：评估是否有电解质紊乱（如低钾、低钠），判断肝肾功能是否受损。③血气分析：评估有无低氧血症、代谢性酸中毒等，特别是在呼吸功能不全的患者中。

（3）胸部 X 线检查或 CT 扫描：评估有无心脏扩大、肺淤血、肺水肿等表现。

（4）心脏超声：是评估心功能最重要的检查之一，能够准确测量左心室射血分数（LVEF），评估心脏收缩和舒张功能，并判断有无心脏结构异常（如心室肥厚、心脏腔室扩大、瓣膜功能障碍）。

4. 心理 - 社会状况

（1）由于心力衰竭患者长期面临疾病负担，常伴有焦虑、抑郁等情绪，护理人员应评估其心理状况，提供情绪支持。

（2）评估患者是否存在意识模糊、记忆力减退或注意力不集中等情况，特别是在严重低氧或低血压时。

（3）评估患者的日常生活自理能力，如进食、穿衣、洗漱、如厕等，判断其是否需要帮助。

（4）了解患者的家庭支持情况、照护能力及是否有定期随访，评估患者能否在家庭环境中获得充分的照护。

（二）护理措施

1. 一般护理

（1）休息与活动：休息是减轻心脏负荷的重要措施，包括身体和心理两个方面。休息与活动的方式、时间需要根据心功能情况决定，坚持动静结合，循序渐进增加活动量。

（2）饮食：给予低盐、易消化、富含维素、高蛋白、高纤维食物，限制总热量的摄入，少量多餐，避免过饱，水肿者限水，水的入量遵循"量出为入"的原则。

2. 症状体征的护理

（1）水肿：保持床褥柔软、平整、干燥，可加用海绵垫，严重水肿者可使用气垫床。保持皮肤清洁，嘱患者穿柔软、宽松的衣服和鞋袜。定时协助或指导患者更换体位。遵医嘱使用利尿剂，观察用药后尿量、体重变化及水肿消退情况，监测有无电解质紊乱，用药后注意观察血压及心率的变化。

（2）呼吸困难：有明显呼吸困难者应卧床休息，以减轻心脏负担，有利于心功能恢复。劳力性呼吸困难者应减少活动量，活动量以不引起加重呼吸困难为度。夜间阵发性呼吸困难者，加强夜间巡视，协助患者坐起。端坐呼吸者，加强生活护理，注意口腔清洁，协助大小便。观察呼吸困难有无改善，皮肤发绀是否减轻，血气分析结果是否正常等。

（三）健康教育

（1）与患者及其家属一起制定活动目标和计划。根据患者身体情况确定活动的持续时间和频度，循序渐进增加活动量，制定活动计划。

（2）指导患者及其家属饮食宜清淡、易消化、富营养，每餐不宜过饱，多食蔬菜、水果，防止便秘，戒烟酒。

（3）严格遵医嘱服药，不随意增减或撤换药物。教会患者服地高辛前自测脉搏，当脉搏在 60 次 / 分以下时暂停服药，及时就诊。

第三节　心房颤动

心房颤动（AF），简称房颤，是一种常见的心律失常，其特征是心房电活动快速而无序，导致心房失去有效的收缩功能。

一、病因

（一）心脏相关病因

（1）高血压：是房颤最常见的病因之一。长期的高血压会导致左心室肥厚、左心房扩大，增加心房电活动的异常，从而诱发房颤。

（2）冠心病：患者常伴有心肌缺血或心肌梗死，导致心脏电活动紊乱，心房纤维化或结构改变，从而引发房颤。

（3）心力衰竭：可导致心房扩张和心脏结构改变，从而引发房颤。心力衰竭和房颤常相互影响，形成恶性循环。

（4）心脏瓣膜病：二尖瓣狭窄或关闭不全、主动脉瓣病变等瓣膜性心脏病都会导致心房压力增高、心房扩张，从而增加房颤发生的风险。尤其是二尖瓣狭窄的患者，房颤的发生率较高。

（二）全身性疾病

（1）甲状腺功能亢进（甲亢）：是导致房颤的常见全身性原因。甲状腺激素过多会增加心脏的代谢率和心肌兴奋性，导致心律失常，包括房颤。

（2）糖尿病：与房颤有显著的相关性，主要通过促发心肌纤维化、心脏自主神经系统紊乱和炎症反应等机制增加房颤的发生风险。

（3）慢性阻塞性肺疾病（COPD）：患者由于长期肺部压力增加、右心房负担加重，容易引发房颤。慢性肺病导致的低氧和酸碱平衡失调也会增加房颤的发生率。

（4）肥胖：通过多种机制增加房颤的风险，包括增加血容量、诱发代谢综合征、促进心房纤维化和炎症反应等。肥胖患者的房颤发生率明显高于正常体重人群。

（三）生活方式因素

（1）饮酒：大量饮酒或长期酗酒是房颤的重要诱发因素。尤其是"节日心脏综合征"，在节日期间大量饮酒后容易发生急性房颤。长期酗酒还会导致酒精性心肌病，从而诱发持续性房颤。

（2）吸烟：与房颤有显著相关性，长期吸烟会导致心血管系统的多重损伤，包括增加炎症反应、加速动脉粥样硬化，从而增加房颤的发生风险。

（3）咖啡因和兴奋剂使用：过量摄入咖啡因或使用兴奋剂可能引发心律失常，包括房颤。

（四）遗传因素

（1）家族史：家族中有房颤史的患者，患房颤的风险显著增加。遗传易感性可能与某些基因突变或多基因综合作用有关，这些基因调控着心房电活动和心肌结构。

（2）特发性房颤：部分患者没有明显的诱发因素或基础心脏病，但仍然发生房颤，这类房颤称为特发性房颤，通常与遗传背景有关。

二、临床表现

（一）心悸

心悸是房颤最常见的症状。由于心房失去规律性收缩，心室也随之快速且不规则地搏动，患者会感到心跳加快、心跳不规则或"扑动"。这种感觉通常是突发的，尤其是在情绪波动、劳累或饮酒后更为明显。

（二）疲乏和乏力

由于心房无法有效收缩，心脏的泵血效率降低，全身供血不足，患者常感到疲乏无力。轻度体力活动后也会感到乏力，严重时甚至静息状态下也会出现疲劳感。

（三）呼吸困难

房颤患者由于心脏泵血功能下降，导致身体各器官，尤其是肺部的血液循环不畅。患者可能在体力活动时或静息时感到呼吸困难，特别是伴随心力衰竭的患者。部分患者会出现夜间阵发性呼吸困难或端坐呼吸，提示左心功能不全。

（四）头晕或晕厥

由于心房无序收缩，导致心输出量减少，脑部供血不足，部分患者会感到头晕，严重时甚至发生晕厥。尤其是当心动过速或心动过缓时，晕厥的风险更高。

（五）胸痛或胸部不适

房颤患者，尤其是伴有冠心病或心肌缺血的患者，可能会出现胸痛。胸痛的原因是心跳加快，导致心肌耗氧量增加，而心泵血功能受限，无法满足心肌需求，进而诱发心绞痛或缺血性胸痛。

三、护理

（一）护理评估

1. 健康史

（1）房颤的病程：询问患者房颤的发作频率、持续时间、是否为阵发性、持续性或永久性房颤，了解既往是否有心律失常的病史。

（2）药物使用史：询问患者是否使用抗心律失常药物、抗凝药物、心率控制药物（如β受体阻滞剂、钙通道阻滞剂等），并评估药物的效果与不良反应。

2. 身体状况

（1）心悸：评估患者是否有心悸的主诉，了解心悸的发作频率、强度和持续时间，是否伴有其他不适症状。

（2）呼吸困难：评估患者是否有呼吸困难，特别是在活动时或夜间。注意呼吸困难的严重程度，患者是否有夜间阵发性呼吸困难或端坐呼吸等提示心力衰竭的症状。

（3）胸痛：评估患者是否有胸痛，尤其是在心动过速或房颤发作时。了解胸痛的性质、持续时间及是否伴有其他症状（如呼吸困难、晕厥等）。

3. 辅助检查

（1）心电图（ECG）：是诊断房颤的重要工具，护理人员应了解患者的心电图特点，记录 P 波消失、不规则心率、RR 间期不规律等房颤特征。动态心电图有助于监测 24 小时内的心律变化，特别是间歇性或阵发性房颤患者。

（2）凝血功能：对于使用抗凝药物的患者，监测凝血功能指标，如国际标准化比值（INR），以确保抗凝治疗的有效性和安全性。

（3）心肌标志物：如有胸痛或怀疑心肌缺血，检查心肌损伤标志物（如肌钙蛋白），评估有无心肌损伤。

4. 心理－社会状况

（1）房颤患者，尤其是长期房颤患者，可能伴有焦虑、抑郁或情绪波动，护理人员应评估患者的心理状况，关注是否有情绪低落、焦虑不安等表现，并给予心理支持。

（2）了解患者的家庭支持情况，评估其是否能依赖家属或护理人员管理房颤，特别是在需要长期抗凝治疗或频繁就医的情况下。

（3）评估患者对房颤疾病及其治疗的了解程度，特别是抗凝药物的使用、并发症的预防等方面，制定个性化健康教育计划。

（二）护理措施

（1）合理安排休息与活动，协助患者制定合理作息时间，不宜晚睡，睡前不宜过度兴奋。最好在上午、下午各有 1 次卧床休息或短暂睡眠的时间，以 30 分钟为宜。

（2）发作期静卧休息，缓解期适当锻炼，根据患者情况制定活动计划，活动量应按循序渐进的原则，以不引起胸闷、心悸等不适症状为度，活动中密切观察患者心率、呼吸、血压变化，如有头晕、气促、汗出、胸闷痛等症状要停止活动，休息缓解，严重不适应及时报告医生处理。

（3）指导患者养成每日定时排便习惯，排便时勿过于用力屏气，保持排便通畅。

（4）对心悸发作时自觉恐惧的患者专人守护，稳定情绪。

（5）遵医嘱及时给予降压药物，并应向患者及其家属介绍药物的性能、作用及用药方法和注意事宜。

（6）密切观察药物的疗效与不良反应，及时纠正不良反应。同时在用药期间应密切监测患者病情的变化，以评价药物的疗效。

（三）健康教育

（1）建议患者保持健康饮食，遵循低盐、低脂饮食以控制血压、血糖和体重。肥胖是心房颤动的重要危险因素，减重有助于降低发作风险。

（2）向患者强调戒烟的重要性。吸烟是心血管疾病的重要危险因素，也会增加心房颤动的发生风险。

（3）指导患者限制酒精摄入，过量饮酒会诱发心房颤动，尤其是短时间内大量饮酒，容易引发房颤发作。

第四节　心室颤动

心室颤动（VF），简称室颤，是一种严重的、危及生命的心律失常，表现为心室的快速、无序电活动，导致心室丧失有效的机械收缩，无法泵出血液。

一、病因

（一）冠心病和急性心肌梗死

（1）冠状动脉粥样硬化性心脏病（冠心病）：尤其是急性心肌梗死，是引发心室颤动的最常见原因。心肌梗死导致心肌供血中断，部分心肌发生缺血性坏死，产生电活动异常，引发心室颤动。尤其在心肌梗死的急性期（发病的最初数个小时内），发生心室颤动的风险极高。

（2）心肌缺血：即使在没有明显心肌梗死的情况下，心肌缺血也可能导致心肌电活动紊乱，引发心室颤动。

（二）心肌病

（1）扩张型心肌病：心肌扩张、功能衰退，导致心室电活动紊乱，是心室颤动的重要诱因。

（2）肥厚型心肌病：心肌肥厚会导致心脏结构异常，增加心律失常的发生风险，尤其是在剧烈运动或情绪应激时容易发生心室颤动。

（3）致心律失常性右室心肌病：是一种少见的遗传性疾病，主要影响右心室的电活动，导致心室颤动的高发。

（三）电解质紊乱

电解质紊乱，特别是以下异常，会显著增加心律失常和心室颤动的发生风险。

（1）低钾血症：血钾水平过低会使心肌细胞的复极延长，导致心室电活动异常。

（2）高钾血症：血钾水平过高可能导致严重的心律失常，包括心室颤动。

（3）低镁血症：镁在维持心肌细胞的电稳定性中起着重要作用，低镁会引发尖端扭转型室性心动过速和心室颤动。

（4）低钙血症：钙在心肌收缩和电活动中发挥关键作用，缺钙可加重电生理异常。

（四）急性心脏事件

（1）急性心肌炎：由于病毒感染或免疫介导的炎症反应，心肌发生炎症和坏死，可能引发心律失常，甚至心室颤动。

（2）急性肺栓塞：大面积肺动脉栓塞会导致右心室压力急剧升高，引发右心室电活动异常，可能诱发心室颤动。

二、临床表现

（一）意识丧失

心室颤动最早期且最显著的症状是意识丧失。由于心脏失去泵血功能，导致脑供血立即中断，患者会在数秒内失去意识。

（二）心搏骤停

心室颤动是心搏骤停的直接原因。由于心脏无法有效泵血，患者迅速出现心搏停止（无脉搏）。心搏骤停的特征包括以下两点。

（1）无脉搏：通过颈动脉、股动脉等部位检查不到脉搏。

（2）无心音：心脏听诊时无明显心音。

（三）呼吸困难或呼吸停止

患者在意识丧失前数秒至数分钟内，可能会出现喘息样呼吸（称为濒死喘息），但很快呼吸也会停止，导致呼吸衰竭。

呼吸停止通常发生在心室颤动的早期阶段。

（四）皮肤苍白或发绀

由于心脏泵血功能丧失，全身血流循环停止，导致患者皮肤苍白或发绀。这种现象主要表现于面部、口唇和指端等部位。

（五）瞳孔散大

心室颤动持续后，因大脑缺血、缺氧，患者的瞳孔迅速散大，且对光反射消失。

（六）无心输出量

心室颤动导致心脏电活动完全混乱，没有有效的心室收缩，因此无心输出量，体循环和肺循环停止。

三、护理

（一）护理评估

1. 健康史

（1）既往病史：了解患者是否有冠心病、心肌梗死、心力衰竭、心肌病、心脏瓣膜病等心脏病史。

（2）药物使用史：询问患者是否正在使用抗心律失常药物、降压药物或其他可能影响心功能的药物，如洋地黄类药物、β受体阻滞剂等。

（3）既往心律失常史：了解患者是否有既往心律失常史，如室性心动过速、心房颤动等心律失常，是否进行过心脏介入治疗或植入型心率转复除颤器（ICD）。

2. 身体状况

（1）心悸或胸痛：在心室颤动发生前，患者可能主诉心悸、胸痛或胸部不适。这些症状可能是心肌缺血或心律失常的预警信号。

（2）呼吸困难：心室颤动前，患者可能主诉呼吸困难或呼吸急促。

（3）头晕或晕厥：在心室颤动发生前，患者可能感到头晕或突然晕厥，这是由于心输出量下降导致脑供血不足引起的。

3. 辅助检查

（1）心电图（ECG）：是诊断心室颤动的关键工具。典型的心室颤动心电图表现为快速、不规则的波形，心室的电活动无序，波形幅度和频率都不一致，且无明显的P波、QRS波或T波。如无心电图设备，可以借助自动体外除颤器（AED）分析心律，若确认心室颤动，AED会提示电除颤。

（2）动脉血气分析：如有条件，动脉血气分析可帮助评估患者的氧合水平、二氧化碳分压及酸碱平衡，特别是在复苏过程中监测血氧和二氧化碳水平。

4. 心理－社会状况

（1）患者可能会产生恐惧、焦虑和精神创伤，护理人员应给予心理支持，解释病情和治疗过程，减轻患者的焦虑情绪。

（2）心室颤动发作后，家属可能处于高度紧张状态，护理人员应及时给予情感支持，并为家属提供有关病情、治疗及预后方面的详细解释。

（二）护理措施

（1）除颤和起搏：注意电极板与皮肤接触处用盐水纱布垫或导电糊，并用力贴紧，以免引起局部烧伤，在放电时任何人不得接触患者和病床，防止触电。

（2）心脏按压：方法要正确，护士用近患者腿部手的中指和示指触及剑突，另一只手的根部置于胸骨下半部，在剑突界上两横指，应把手的根部的长轴置于胸骨的长轴上，以保持主要的按压力量在胸骨上，减少肋骨骨折的机会。接着，护士把近患者腿部的手放在胸骨上面的手上，双手相互平行，手指不接触胸壁，使用足够的力量压低胸骨3～5cm，然后突然放松，速率每分钟80～100次。

（3）保持呼吸道通畅：抢救者位于患者左侧，左手置于患者颈后，向上托起，右手按压前额使头后仰，此时是通气的最佳位置。

（4）监测血气分析结果：密切观察用药效果及药物不良反应，积极配合医生进行抢救。

（5）患者神志清楚者，给予患者心理护理，给予患者最大的关照，安慰患者，消除其对死亡的恐惧心理。

（三）健康教育

（1）指导患者在医生的建议下进行适度运动，帮助改善心血管健康。鼓励有氧运动（如步行、游泳等），但避免剧烈运动，以免增加心脏负担。

（2）教育患者保持定期随访，监测心功能和治疗效果。提醒患者定期进行心电图检查、超声心电图、血液检查等，以评估心的状态和调整治疗计划。

（3）向家属或社区成员详细讲解心肺复苏的重要性，教会他们如何正确实施心肺复苏术（CPR），包括胸外按压的正确位置、按压深度和频率。CPR能在专业急救到来前维持患者的基本生命循环。

（4）指导患者及其家属自动体外除颤器（AED）的使用，AED 是最有效的心室颤动急救设备。

第五节　室性期前收缩

室性期前收缩（PVCs），又称室性早搏，是一种常见的心律失常。它是指心脏下部（心室）的提前搏动，通常由心室的异位激动点异常放电引起。

一、病因

（一）功能性或生理性因素

（1）压力和焦虑：精神压力、焦虑和紧张会通过激活交感神经系统，刺激心脏电传导系统，导致心室过早激动。

（2）过度疲劳：长期的身体或精神疲劳会影响心脏的电活动，增加期前收缩的发生率。

（3）咖啡因、尼古丁、酒精：是常见的心脏刺激物，摄入过多会增加心脏的兴奋性，导致期前收缩。特别是咖啡、浓茶、能量饮料等含有高水平的咖啡因。

（4）电解质紊乱：如低钾血症、低镁血症或钙水平异常，电解质的紊乱会影响心肌细胞的电传导功能，诱发期前收缩。

（5）药物作用：某些药物，如抗抑郁药、支气管扩张剂（如 β 受体激动剂）、拟交感神经药物和去甲肾上腺素等，会影响心脏的电活动，引起室性期前收缩。

（二）器质性心脏病

（1）冠心病：心肌供血不足（心肌缺血）是导致室性期前收缩的重要原因，尤其在急性冠脉综合征或心肌梗死的患者中，心肌的缺血区域容易形成异常的电活动。

（2）心肌梗死：部分心肌细胞死亡，坏死的组织和瘢痕区域可能成为室性期前收缩的起源点，导致异位激动。

（3）扩张型心肌病：心肌病导致心脏扩张，电传导系统异常，容易引发心律失常，包括室性期前收缩。

（4）肥厚型心肌病：心肌肥厚导致心室传导系统受损，增加了室性期前收缩的发生风险。

（5）心力衰竭：患者心功能减弱，电活动紊乱的可能性增加，心室容易发生期前收缩。

（三）遗传性心律失常综合征

（1）长 QT 综合征：一种遗传性疾病，导致心脏复极时间延长，容易诱发室性期前收缩，并有演变成室性心动过速或室颤的风险。

（2）Brugada 综合征：是一种遗传性疾病，患者容易发生致命的心律失常，包括室性期前收缩和心室颤动。

（3）致心律失常性右室心肌病：是一种遗传性疾病，主要影响右心室，导致心室肌肉的纤维化和电活动异常，增加了室性期前收缩的发生风险。

（四）急性因素

（1）急性心肌炎：可直接导致心肌细胞的电活动紊乱，诱发室性期前收缩。

（2）急性肺栓塞：可导致心脏右侧的负荷急剧增加，诱发室性期前收缩或其他心律失常。

（3）急性创伤或失血性休克：创伤或失血引起的心脏供血不足可能导致室性期前收缩，特别是在心脏代偿能力不足时。

二、临床表现

（一）心悸

心悸是室性期前收缩最常见的症状。患者可能感觉到心跳不规律、心脏漏跳或"停顿"一下，随后出现强烈的心跳。这种感觉源于心室期前收缩后的代偿性间歇和下一次心搏的增强收缩（由于期前收缩后的心室充盈时间延长，下一次心搏更强烈）。

（二）头晕或眩晕

头晕或眩晕在期前收缩频繁时可能发生。由于期前收缩时心脏泵血效率下降，可能导致短暂的脑供血不足，进而引起轻微的头晕，尤其在长时间站立或体位突然改变时更为明显。频发的室性期前收缩或期前收缩成对出现时，可能会导致更明显的供血不全症状，增加头晕的发生率。

（三）胸部不适或胸痛

部分患者在发生室性期前收缩时可能感到胸部不适，表现为压迫感、紧缩感或心前区的轻度疼痛。这种疼痛通常短暂，且与心肌缺血无关。

如果患者有基础的冠心病，室性期前收缩可能诱发心肌缺血，导致胸痛加重。这种情况下，患者应及时就医，以评估是否存在更严重的心血管问题。

（四）呼吸困难

在频繁发生室性期前收缩时，患者可能会感到呼吸困难，特别是在活动后。这是由于室性期前收缩导致心脏泵血功能受损，使全身供血和供氧能力下降，尤其在伴有基础心脏疾病的患者中更为常见。

三、护理

（一）护理评估

1. 健康史

（1）评估是否有功能性或生理性诱因，如咖啡因、酒精、尼古丁摄入过量，或是否伴有焦虑、压力、疲劳等可能引发期前收缩的因素。

（2）了解患者的药物使用情况，是否服用可能诱发期前收缩的药物，如抗抑郁药、支气管扩张剂或其他影响心脏电活动的药物。

（3）询问室性期前收缩的起病时间、频率和持续时间。评估期前收缩是否是阵发性还是持续性的，是否有明显的诱因。

2．身体状况

（1）生命体征监测：监测患者的心率和血压，评估期前收缩对血流动力学的影响，特别是当期前收缩频繁时。观察患者的呼吸频率和呼吸困难情况，评估是否有呼吸急促或缺氧表现。检查患者的皮肤颜色和湿冷感，判断是否有低灌注的迹象，尤其是在心输出量明显受影响时。

（2）心脏听诊：注意心跳是否有不规律的搏动，期前收缩通常会表现为"额外的跳动"或心律不齐。听诊时可能发现代偿性间歇（期前收缩后的一次心搏间期延长），这提示心脏泵血功能暂时性紊乱。

（3）颈静脉压和外周水肿：如果患者伴有心力衰竭或心功能不全，观察颈静脉是否怒张，评估有无下肢水肿等液体潴留的体征。

3．辅助检查

（1）心电图（ECG）：室性期前收缩的典型心电图表现为提前出现的宽大、畸形的 QRS 波群，通常无 P 波或 P 波与 QRS 波无关。护理人员需要解读心电图结果，关注期前收缩的频率、成对或三联律等复杂期前收缩的类型，提示心脏电活动的异常情况。

（2）动态心电图：可用于监测 24 小时内的心律情况，尤其是间歇性或夜间发生的期前收缩。通过这项检查可以评估期前收缩的频率、时间分布及与日常活动的关系。

（3）超声心动图：评估患者的心脏结构和功能是否正常，特别是有无心肌肥厚、心室扩张或瓣膜病变等，帮助排查期前收缩的器质性原因。

4．心理 - 社会状况

（1）焦虑与恐惧：许多患者由于感受到心悸、胸痛或头晕等症状，会担心这些症状可能预示更严重的心脏问题，如心脏病发作或猝死。尽管多数室性期前收缩是良性的，患者往往难以理解这一点，因此易产生焦虑。

（2）抑郁：对于症状频繁的患者，特别是心悸、疲乏感较明显的人群，反复的身体不适可能会影响日常生活质量，导致情绪低落，甚至出现抑郁症状。

（3）家庭、社会支持：患者如果缺乏家庭成员或朋友的情感支持，可能在应对疾病时感到孤立无助，增加心理压力。部分患者会因为疾病症状，减少工作和社交活动，导致职业角色功能受损，这不仅会影响心理健康，还可能对经济状况造成压力。

（二）护理措施

1．治疗护理

室性期前收缩治疗护理的主要目的是预防室性心动过速、心室颤动和心脏猝死。无心脏病的患者的室性期前收缩无须治疗。

有症状时，首先应向患者解释，减轻其焦虑。无效时用抗心律失常药物减少室性期前收缩以减轻症状。对伴发器质性心脏病的室性期前收缩，应对其原发病进行治疗，抑制室性期前收缩首选利多卡因静脉注射，如最大剂量的利多卡因无效，可静脉注射普鲁卡因胺、普罗帕酮等。

室性期前收缩伴随窦性心动过缓或房室传导阻滞时，可用阿托品或异丙肾上腺素增加基础心率，或用起搏器来治疗，而对于窦性心动过速的患者，减慢心率可消除室性期前收缩。

2. 日常护理

嘱患者生活起居要规律、戒酒烟、勿过度劳累、注意休息和睡眠、锻炼身体预防感冒，并给予患者心理护理，减轻其心理负担，减轻焦虑，使其保持心情舒畅。

（三）健康教育

（1）强调多数室性期前收缩不会导致严重后果，尤其是在健康个体中，但频繁发作或伴有心脏病的期前收缩应定期随访。

（2）强调按时服药的重要性，并告知患者不要擅自停药或改变剂量，除非在医生指导下进行调整。

（3）建议患者减少或避免摄入可能诱发期前收缩的刺激物，包括咖啡因（咖啡、茶、能量饮料）、酒精、尼古丁等。强调这些物质可能刺激心脏，引发期前收缩。

（4）强调良好的睡眠和休息对于控制期前收缩的重要性。过度疲劳和作息不规律容易诱发期前收缩发作。鼓励患者保持规律的作息，避免熬夜。

第六节　室性心动过速

室性心动过速（VT）是一种严重的心律失常，是指心室内快速、规则的异常搏动，通常心率超过 100 次 / 分。

一、病因

（一）器质性心脏病

（1）冠心病：冠状动脉供血不足导致心肌缺血，是引发室性心动过速的主要原因。特别是在心肌梗死后的患者，受损或瘢痕形成的心肌组织会干扰心脏的正常电传导，容易导致心律失常。

（2）心肌梗死：心肌纤维化或瘢痕组织成为异位起搏点，可能引发持续或阵发性的室性心动过速。这类室性心动过速常在心肌梗死后数天或数月内出现，具有较高的死亡风险。

（3）心力衰竭：晚期患者常伴有心脏电传导系统的异常，心室扩大或心肌纤维化也增加了室性心动过速的发生风险。心力衰竭患者的室性心动过速发作可能会导致心功能急剧恶化，甚至发展为心搏骤停。

（二）遗传性心律失常

（1）长 QT 综合征：是一种遗传性疾病，会导致心脏复极时间延长，增加了室性心动过速，尤其是尖端扭转型室性心动过速的发生风险，容易导致心搏骤停。

（2）短 QT 综合征：是一种罕见的遗传性心律失常，导致 QT 间期缩短，增加室性心动过速和心室颤动的发生风险。

（三）电解质紊乱

（1）低钾血症：钾是维持心肌细胞正常电活动的关键。低钾血症会延长心脏的复极时间，增加室性心动过速的发生风险，特别是在使用利尿剂的患者中常见。

（2）低镁血症：镁在维持心肌细胞内外电位平衡中起重要作用。低镁血症会增加室性心动过速的发生率，特别是在伴有低钾血症的情况下。

（3）高钾血症：通常会引起缓慢性心律失常，但在某些情况下，也可能导致心肌的电活动紊乱，诱发室性心动过速。

（四）急性或慢性疾病

（1）急性心肌炎：破坏了心肌细胞的电传导功能，可能导致严重的心律失常，包括室性心动过速。

（2）急性肺栓塞：导致右心室压力负荷增加，可能引发右心室电活动异常，进而诱发室性心动过速。

（3）电击伤：会直接损伤心脏的电传导系统，可能诱发室性心动过速或更严重的心律失常。

二、临床表现

（一）心悸

心悸是室性心动过速最典型的表现，患者常描述为心跳突然加快、强烈而不规律。心悸的出现通常是突然的，心跳频率通常超过 100 次／分，甚至更快。

患者可能会感觉心动过速和强烈、伴随不规律的搏动，尤其是在发作期间，心脏的快速跳动会引起明显的不适。

（二）胸痛

室性心动过速可能导致心肌缺血，尤其在患有冠心病的患者中，表现为胸痛或胸部压迫感。这种胸痛通常类似于心绞痛，可能提示心肌供血不足。

胸痛的发生常伴随着心脏的电活动异常和心肌负荷的加重，尤其是长时间的心动过速可引发更严重的心肌缺血甚至心肌梗死。

（三）呼吸困难

呼吸困难是室性心动过速常见的症状之一，尤其在心脏泵血功能受损、全身供血不足时，患者可能会感到气短或呼吸急促。

呼吸困难可能在休息时也存在，尤其是当心动过速影响到肺循环和心功能时，导致肺淤血，增加呼吸困难的发生风险。

（四）心搏骤停

室性心动过速是一种可能迅速恶化为心室颤动的严重心律失常。室性心动过速可能导致心脏停止有效泵血，进而引发心搏骤停。

典型表现包括意识丧失、呼吸停止、无脉搏，此时患者会迅速失去意识，进入危及生命的状态，应立即实施心肺复苏（CPR）和电除颤。

三、护理

（一）护理评估

1. 健康史

（1）既往病史：了解患者是否有心脏病史，如冠心病、心肌梗死、心力衰竭、心肌病等，这些疾病常是室性心动过速的诱因。

（2）既往心律失常史：评估患者是否有过心律失常史，包括室性期前收缩、阵发性室性心动过速或室性心动过速家族史。

（3）药物使用史：询问患者是否正在服用抗心律失常药物、抗高血压药物或可能延长 QT 间期的药物（如某些抗生素、抗抑郁药物）。这些药物可能诱发或加重室性心动过速。

2. 身体状况

（1）生命体征。

①心率和脉搏：室性心动过速时，心率通常在100次/分以上，甚至超过200次/分。脉搏快而弱，可能难以触及，提示心输出量下降。

②血压：室性心动过速可能导致血压下降（低血压），特别是在血流动力学不稳定的情况下。需要频繁检测血压，评估是否出现休克的迹象。

③呼吸频率和血氧饱和度：快速心动过速可能导致低氧血症，呼吸急促，需要监测呼吸频率及血氧饱和度，以判断是否需要氧疗。

（2）皮肤状态。

①观察皮肤是否苍白、湿冷，提示外周灌注不良。这通常见于血流动力学不稳定的患者，提示低灌注状态。

②注意是否有发绀（口唇、指尖发蓝），这提示全身缺氧。

3. 辅助检查

（1）心电图（ECG）：是诊断室性心动过速的主要工具。护理人员应密切监测心电图，尤其是 QRS 波群是否宽大（通常＞120ms），心率是否超过100次/分，是否有 P 波和 QRS 波的分离（即房室分离）。

（2）动态心电图（Holter 监测）：如患者室性心动过速不频繁或为短阵发作，可能需要24小时或更长时间的动态心电图监测，记录发作的频率和持续时间。

（3）血气分析：对于呼吸困难、低氧血症的患者，进行动脉血气分析，评估氧合水平及酸碱平衡状态。

4. 心理 – 社会状况

（1）焦虑与恐惧：室性心动过速的发作突然，常伴随强烈的心悸和晕厥感，患者容易感到恐惧和焦虑。护理人员需要及时提供心理支持，安抚患者，帮助他们缓解情绪波动。

（2）依从性评估：评估患者对疾病管理和治疗的依从性，了解其是否按时服药、定期随访。对于长期需要抗心律失常治疗的患者，了解其对疾病的认识和处理能力。

（二）护理措施

（1）给予患者心理护理，消除患者的紧张心情，使患者积极地配合治疗。

（2）嘱患者生活起居要规律，戒酒烟，勿急躁；勿食辛辣、刺激性食物，多食粗纤维食物，保持大便通畅；注意营养，少食多餐。

（3）心电监护：严重的室性心动过速有时可以引起猝死，因此应密切观察病情变化并协同医生采取急救措施，如心脏电复律、心肺复苏等。

（4）药物的护理：应用抗心律失常药物要经常检测血压、心电图等，观察患者的意识状态、呼吸情况等，如出现严重的不良反应，及时配合医生处理。

（5）如需要用静脉导管快速起搏法起搏心室，终止室性心动过速，应严格掌握其适应证，观察有无感染、血栓、栓塞等并发症，并做好相应的护理。

（6）应用心脏电复律时，应密切观察有无新的心律失常、心脏损害、低血压、充血性心力衰竭、肺水肿、栓塞、皮肤灼烧等并发症的发生，一旦发生，应根据情况协助医生进行必要的处理。

（三）健康教育

（1）教育患者如何识别室性心动过速的常见症状，如心悸、头晕、胸痛、呼吸困难，特别是当症状突然出现时要警惕潜在的危及生命的心律失常。

（2）告知患者抗心律失常药物可能引起的不良反应，如疲乏、头晕、低血压等。教导患者如何识别药物不良反应，并及时与医生沟通。

（3）特别强调需要定期检查 QT 间期（通过心电图监测），以免药物引发 QT 延长和其他心律失常。

（4）建议患者保持均衡的饮食，摄入富含钾、镁等微量元素的食物，如绿叶蔬菜、香蕉、坚果等，以维持电解质平衡。

第七节　窦性心动过缓

窦性心动过缓是指心脏的窦房结（即正常的心脏起搏点）发出的心脏电信号减慢，导致心率低于正常范围。一般来说，成人的正常心率在 60 ～ 100 次 / 分，而窦性心动过缓时心率通常低于 60 次 / 分。

一、病因

(一) 生理性病因

在某些情况下，窦性心动过缓是正常的生理反应，不伴随任何疾病，这类窦性心动过缓无须治疗。

（1）运动员心脏：长期从事耐力运动的运动员由于心功能增强，心肌收缩力更强，在静息状态下心率往往较低，心率低于 60 次 / 分的现象在他们身上是常见的，这属于生理性的窦性心动过缓。

（2）睡眠：副交感神经的兴奋性增加，窦房结的活动减弱，心率减慢。此时窦性心动过缓是一种生理状态，通常无症状。

（3）安静或放松状态：在放松或休息时，副交感神经占主导，导致心率减慢。放松训练、冥想或练瑜伽等情况下，心率自然减慢，是正常的生理反应。

(二) 病理性病因

（1）老年性窦房结功能退化：随着年龄的增长，窦房结细胞数量减少或功能减退，导致窦房结发出的电信号减弱，心率减慢。病态窦房结综合征（SSS）是老年人窦性心动过缓的常见病因，可能伴有心搏骤停、晕厥等症状。

（2）心肌缺血或心肌梗死：特别是下壁心肌梗死，由于迷走神经的刺激，可能导致窦性心动过缓。心肌缺血会影响窦房结的功能，减弱其发出的电信号。

（3）心脏传导系统病变：心脏的传导系统，如窦房结或其周围的电传导通路，受到损伤或病变时，可能导致心动过缓。这种情况在心脏纤维化、心肌病等结构性心脏病患者中常见。

（4）颅内高压：由于颅内压升高，刺激迷走神经，导致心率下降。常见于脑部肿瘤、脑出血或颅脑外伤后。

二、临床表现

(一) 头晕或晕厥

头晕是窦性心动过缓常见的症状之一，尤其当心动过缓时，心脏泵血减少，导致大脑供血不足。在严重情况下，患者可能会出现晕厥（突然失去意识），这是由于大脑短时间内供血不足所致。这种情况提示窦性心动过缓已影响血流动力学，应及时处理。

(二) 呼吸困难

当心脏泵血能力减弱时，身体的氧气供应可能不足，患者可能会感到呼吸困难，尤其是在活动时或体力消耗增多时。这是由于肺部和全身的血液循环减慢，导致组织氧合能力下降。在部分心功能不全或伴随心力衰竭的患者中，呼吸困难尤其明显。

(三) 意识模糊或认知障碍

在严重的窦性心动过缓中，尤其当心率过低时，脑部供血不足可能导致患者出现意识模糊、精神恍惚或认知功能障碍。长期低心率可能引发记忆力减退、反应迟钝或其他认知功能减退症状，尤其在老年患者中。

（四）低血压

窦性心动过缓可能导致低血压，特别是在心脏泵血量显著减少时。低血压会进一步加重供血不足的症状，如乏力、头晕和晕厥。血压下降通常提示血流动力学不稳定，应密切监测和治疗。

三、护理

（一）护理评估

1. 健康史

（1）既往病史：评估患者的既往心脏病史，特别是是否患有冠心病、心肌梗死、心力衰竭、心肌病等心脏疾病。这些疾病可能导致窦性心律过缓。了解是否有心肌梗死、心脏手术、心脏传导系统疾病等既往病史，判断病理性窦性心动过缓的可能性。

（2）药物使用史：询问患者是否正在使用可能导致心动过缓的药物，包括β受体阻滞剂、钙通道阻滞剂或抗心律失常药物。这些药物可能抑制窦房结功能，导致心律过缓。检查患者是否在服用其他影响心脏电活动的药物，如抗抑郁药、抗精神病药、利尿剂等。

2. 身体状况

（1）生命体征监测：重点监测患者心率、血压、呼吸频率及血氧饱和度。

①心率：测量并记录患者的心率，评估是否持续低于 60 次／分。注意心率的变化趋势，并与患者的临床症状进行关联。

②血压：评估血压，注意低血压的发生，尤其是在心率过慢时，血压降低可能提示心脏泵血功能下降。

③呼吸频率与血氧饱和度：监测患者的呼吸频率和血氧水平，评估是否出现低氧血症或呼吸困难。

（2）心脏听诊：听诊心脏是否有异常杂音、心跳节律是否规律。通过听诊，可以判断心动过缓的性质（规则或不规则心跳），并排除其他心脏异常。

（3）皮肤观察：观察患者的皮肤颜色，是否有苍白、发绀等缺氧表现，提示血液循环不良。低心率可能导致外周循环不良，皮肤湿冷或苍白。

3. 辅助检查

（1）心电图检测：心电图是诊断窦性心动过缓的重要工具。典型的心电图表现为心率低于 60 次／分，P 波形态正常且与 QRS 波群相关联，节律规则。评估心电图是否显示心率过慢及有无其他心律失常。

（2）动态心电图：对于间歇性或夜间发作的窦性心动过缓，动态心电图可以记录 24 小时或更长时间的心率变化。评估心动过缓的频率、时间分布及与症状的关系。

（3）电解质水平：检查血清钾离子、钙离子、镁离子等电解质水平，电解质紊乱（如高钾血症、低钾血症）可能是窦性心动过缓的诱因。

4. 心理 - 社会状况

（1）窦性心动过缓的症状（如心悸、头晕、晕厥）可能引发患者的焦虑和恐惧情绪，尤其是担心心搏骤停或突发事件。护理人员需要了解患者的心理状态，提供适当的情感支持和解释。

（2）评估患者对治疗的依从性，了解其对病情的认知和处理能力。特别是在长期药物治疗或需要生活方式调整的患者中，依从性评估有助于有效的护理干预。

（二）护理措施

（1）窦性心动过缓如心率每分钟不低于 50 次，一般不引起症状，无须治疗。

（2）窦性心动过缓如心率低于每分钟 40 次，可引起心绞痛、心功能不全或中枢神经系统功能障碍，可用阿托品（0.3 ～ 0.6mg，3 次 / 日）、麻黄碱（25mg，3 次 / 日）或含服异丙肾上腺素（10 ～ 15mg，每 3 ～ 4 小时 1 次）。

（3）指导患者起居生活要有规律，合理饮食、戒酒烟及刺激性食物。

（4）向患者介绍有关疾病知识和注意事项，如需要用药者，按医嘱服用，不得擅自减量或停用。

（5）向患者介绍有关药物的不良反应，使患者对此有充分的了解。

（三）健康教育

（1）建议患者根据医生的建议进行适度的有氧运动，如散步、游泳等，帮助增强心功能，避免剧烈运动，尤其是在症状不稳定时。

（2）建议患者定期检查血清电解质和甲状腺功能，尤其是在服用影响电解质平衡的药物或有甲状腺疾病的患者中。

（3）教育家属如何理解患者的病情，协助患者日常护理，尤其在患者有头晕、乏力或晕厥风险时提供支持。

第八节　病态窦房结综合征

病态窦房结综合征（SSS）是一组与窦房结功能障碍相关的心律失常综合征，其特点是窦房结不能正常发出或传导电信号，导致心脏节律异常。

一、病因

（一）原发性病因

（1）老年性退行性病变：年龄相关性窦房结退化是病态窦房结综合征最常见的原因。随着年龄增长，窦房结逐渐发生纤维化、硬化或脂肪浸润，影响其正常功能，导致心脏的电信号发放和传导不规律。

（2）窦房结纤维化：窦房结内及周围组织的纤维化导致电信号的传导异常。纤维化通常与年龄增长、心脏结构性改变相关，且这种病变在没有其他明显心脏疾病时也可以发生。

（3）遗传因素：在部分患者中，可能存在遗传倾向，某些家族可能表现出心律失常的遗传特征，这可能涉及与窦房结功能相关的基因突变。

（二）继发性病因

（1）缺血性心脏病：冠状动脉疾病或心肌梗死，尤其是影响右冠状动脉的病变，会导致窦房结缺血或损伤，导致窦房结功能障碍。这类缺血性病变可引发心脏的电传导系统受损，导致窦房结无法正常发出电信号。

（2）炎症性心脏疾病：心肌炎或心包炎等炎症性疾病可能损害窦房结及其周围组织，导致窦房结功能异常。这些疾病通过炎症反应、组织破坏等机制影响窦房结的正常工作，导致心律失常。

（3）电解质紊乱：高钾血症、低钾血症、高钙血症或其他电解质异常可能干扰窦房结的电活动。电解质紊乱会影响心肌细胞的电生理特性，导致窦房结的信号发放减弱或阻滞，从而引发心动过缓或心搏骤停。

二、临床表现

（1）晕厥或接近晕厥（阿－斯综合征）：窦性停搏导致心脏暂时停止跳动，脑供血中断，患者可能出现短暂的晕厥或意识丧失。晕厥通常是突然发生，患者可能感到极度疲乏或眩晕，随后晕倒。

（2）视物模糊或意识模糊：由于短暂的脑供血不足，患者可能感到视物模糊或短暂的意识改变。

（3）脑供血不足：由于心动过缓导致大脑暂时供血不足，患者可能表现出其他神经系统症状，如视物模糊、注意力不集中、记忆力减退、认知功能障碍等。

三、护理

（一）护理评估

1. 健康史

（1）既往病史：评估患者是否有心脏病史，特别是冠心病、心肌梗死、心肌病、心肌炎或心包炎等，这些疾病可能是病态窦房结综合征的诱发因素。了解是否有晕厥、头晕、疲乏等与心动过缓相关的症状，并询问症状发作的频率、严重程度及诱因。

（2）药物使用史：询问患者是否正在服用可能导致心动过缓的药物，如β受体阻滞剂、钙通道阻滞剂或抗心律失常药物，这些药物可能加重窦房结功能障碍。了解患者的药物依从性及是否存在停药或调整剂量的情况。

2. 身体状况

（1）心脏听诊：听诊心脏是否有杂音，心跳是否规则。窦房结功能障碍时，心跳可能不规则或出现长间歇。

（2）皮肤观察：观察皮肤颜色是否苍白或发绀，提示外周血液循环不良。低心率可能导致供血不足，出现皮肤湿冷或苍白等表现。

（3）神经系统检查：如果患者有头晕或晕厥，评估其神经系统状态，检查意识是否清醒、反应是否迟钝等。

3. 辅助检查

（1）心电图检测：通过心电图检查评估窦房结功能，典型表现包括窦性心动过缓、窦性停搏、窦房传导阻滞、心动过速 – 心动过缓综合征等。心电图可以帮助发现心动过缓的类型和严重程度。

（2）电解质水平：检查血清钾离子、钙离子、镁离子等电解质水平，电解质紊乱（如高钾血症、低钾血症等）可能是病态窦房结综合征的诱因。

（3）心肌标志物：如果患者有胸痛或心肌缺血的表现，应检测心肌标志物（如肌钙蛋白、肌酸激酶同工酶（CK-MB），以评估是否存在心肌损伤。

4. 心理 – 社会状况

（1）病态窦房结综合征的反复发作可能引起患者的焦虑和恐惧，特别是在出现晕厥或心搏骤停的情况下。评估患者的心理状态，提供情感支持和心理疏导。

（2）频繁的医疗检查和治疗让患者感觉生活质量受限，丧失对未来的掌控感，产生自我效能感下降的情况。

（3）病态窦房结综合征的症状可能导致患者在工作中出现困扰，如集中注意力困难、头晕、疲劳或突发晕厥，影响正常的工作能力。

（4）由于晕厥、疲劳、乏力等症状的反复发作，许多患者可能会减少或避免社交活动，导致社交孤立。

（二）护理措施

（1）全日心电监护、严密观察心电示波变化，熟知各种心律失常的心电图，必要时进行心电图记录。

（2）备好急救用物或药品，随时警惕出现并抢救阿 – 斯综合征。

（3）熟知对各种不同心律失常有效的药物和控制方法，观察药效、反应，静脉给药时严格按要求调节速度。

（4）加强心理护理，并协助做好生活护理。

（三）健康教育

（1）建议患者保持均衡的饮食，摄入足够的蔬菜、水果、全谷物和优质蛋白质。减少高脂、高糖、高盐食物的摄入，帮助控制血压、血脂和体重，从而减少心脏负担。

（2）强烈建议患者戒烟，减少饮酒，避免尼古丁和酒精对心脏的刺激。吸烟会加重心脏负担，酒精可能诱发或加重心律失常。

（3）教育家属如何识别患者的症状并给予适当的支持，特别是在患者发生晕厥或心律失常时，家属的应急反应非常重要。

第九节　高血压

高血压是一种以动脉血压持续升高为特征的慢性疾病，是全球范围内最常见的心血管疾病之一。长期高血压会增加心脏病、脑卒中、肾衰竭等并发症的发生风险，因此，管理和控制血压至关重要。

一、病因

（一）原发性高血压

（1）遗传：高血压有明显的遗传倾向。如果父母或直系亲属中有人患有高血压，个体患高血压的风险也会增加。

（2）年龄：随着年龄的增长，动脉逐渐失去弹性，血管壁变硬，导致动脉阻力增加，血压自然升高。通常 45 岁以上的人患高血压的风险更高。

（3）性别：在 50 岁之前，男性比女性更容易患高血压。然而，女性在绝经后由于雌激素水平下降，患高血压的风险会上升，且在绝经后女性的高血压发病率甚至可能超过男性。

（4）饮食习惯：不良饮食习惯会增加高血压的发生风险。

①高盐饮食：盐分（钠）摄入过多会导致体内水钠潴留，增加血容量，导致血压升高。长期高钠饮食与高血压的发生有密切关系。

②低钾饮食：钾有助于平衡体内的钠水平，降低血压。饮食中缺乏钾可能增加高血压的发生风险。

③高脂高糖饮食：长期摄入高脂肪、高糖的饮食，容易导致肥胖和血管功能受损，进而引发高血压。

（二）继发性高血压

1. 肾病

（1）肾实质性疾病：如慢性肾小球肾炎、肾小管间质性肾炎等，导致肾损害，水钠潴留，血容量增加，从而引发高血压。

（2）肾血管性高血压：如肾动脉狭窄，导致肾血流减少，促使肾素－血管紧张素－醛固酮系统过度激活，升高血压。

2. 内分泌疾病

（1）原发性醛固酮增多症：肾上腺皮质分泌过多的醛固酮，导致水钠潴留，引发高血压。

（2）库欣综合征：由于肾上腺分泌过多的皮质醇，导致高血压的发生。

（3）嗜铬细胞瘤：肾上腺髓质肿瘤分泌过多的肾上腺素和去甲肾上腺素，导致阵发性或持续性高血压。

二、临床表现

（1）头痛：是高血压患者最常见的症状之一，特别是在血压剧烈升高时。头痛多位于枕部或额部，通常呈钝痛或搏动性疼痛，常在清晨起床时最为明显，日间活动后症状减轻。

（2）头晕：由于血压升高影响脑部供血，患者可能会出现头晕、眩晕等症状，特别是在体位突然改变时，如从坐位或卧位突然站立。严重者可能出现晕厥。

（3）耳鸣：血压升高可能导致耳部感到持续的耳鸣或耳中有嗡嗡声，类似风声或流水声，尤其是在情绪激动或体力活动后更加明显。

（4）视物模糊：高血压可能引起视网膜病变，导致视物模糊、视野缺损，甚至出现短暂的失明。部分患者还可能有眼前黑影或飞蚊症的症状。

（5）呼吸困难：血压长期升高会导致心功能受损，出现心力衰竭的症状。患者可能感到气短或呼吸困难，特别是在体力活动或运动后症状更加明显。严重者可能出现夜间阵发性呼吸困难或端坐呼吸（即患者需要坐起来才能缓解呼吸困难）。

（6）鼻出血：部分高血压患者可能出现鼻出血，尤其是在血压突然升高时。高血压会导致毛细血管破裂，尤其是在鼻腔等血管丰富的部位。

三、护理

（一）护理评估

1. 健康史

（1）既往病史：了解患者的高血压史，包括确诊时间、血压控制情况及目前使用的降压药物。询问是否有心脏病、肾病、糖尿病、高脂血症等合并症或高血压相关的并发症。评估患者是否有高血压家族史，遗传因素可能会增加高血压的风险。了解患者是否曾发生脑卒中、心绞痛、心力衰竭或肾功能不全等高血压并发症。

（2）药物史：评估患者是否按医嘱服用降压药，了解药物的种类、剂量和服药依从性。询问患者是否在服用可能影响血压的药物，如非甾体类抗炎药（NSAIDs）、类固醇、避孕药等。

2. 身体状况

（1）生命体征监测：重点监测患者的血压、脉搏和呼吸频率。

①血压：测量患者的血压，评估其当前的血压水平。进行多次血压测量，分别记录安静状态下的血压。注意测量体位性血压变化，检查是否有体位性低血压的风险。

②脉搏：监测心率的快慢及节律是否规则。了解心率的变化趋势，尤其是伴随心悸或胸痛时。

③呼吸频率：记录呼吸频率，观察有无呼吸困难、喘息等表现。

（2）体重与体重指数（BMI）：测量患者的体重和身高，计算体重指数（BMI），评估其是否有超重或肥胖。肥胖是高血压的重要危险因素。

（3）腹部检查：检查腹部有无肿胀、压痛等异常，评估有无肾病变或其他与高血压相关的并发症。

（4）肢体水肿：观察下肢是否有浮肿，特别是足踝部的水肿，这可能提示心力衰竭或肾功能受损。

3. 辅助检查

（1）血液检查。

①肾功能检查：评估血清肌酐、尿素氮（BUN）等肾功能指标，了解肾是否受损。

②血脂检查：评估总胆固醇、低密度脂蛋白（LDL）、高密度脂蛋白（HDL）和甘油三酯水平，了解是否伴随高脂血症。

③血糖检查：空腹血糖和糖化血红蛋白检查，评估有无糖尿病或血糖异常，这些是高血压的常见合并症。

（2）尿液检查。

①尿蛋白：检查尿液中是否有蛋白尿，蛋白尿是肾受损的早期信号。

②尿糖和尿潜血：评估糖尿病、肾病变等情况。

4. 心理-社会状况

（1）评估患者的情绪状况，了解是否有焦虑、抑郁或长期压力。精神紧张可能加重高血压，应特别关注患者的心理健康。

（2）了解患者的家庭支持系统，是否有足够的家庭、朋友或社区的支持来帮助其管理高血压及相关的生活方式改变。

（二）护理措施

1. 常规护理

（1）心理护理：关心患者，了解患者的思想、生活及工作情况，消除患者对疾病的恐惧心理和悲观情绪。协助患者寻找引起高血压的可能因素，以便积极采取防治措施。

（2）活动指导：根据血压分期决定患者的活动量。但必须以循序渐进动静结合为原则。

第1期：不限制一般的体力活动，但必须避免重体力活动。

第2期：适当休息，避免比较强的活动。

第3期：卧床休息。

2. 头痛、头晕的护理

（1）保持环境安静，尽量减少探视。

（2）抬高床头，使患者体位舒适。

（3）遵医嘱给予适当的降压药和镇静剂。

（4）用药期间应指导患者起床不宜过快，动作不宜过猛，防止头晕加重。

3. 高血压急症的护理

（1）绝对卧床休息，抬高床头。

（2）避免一切不良刺激，安定患者情绪，协助生活护理。

（3）保持呼吸道通畅，氧气吸入。

（4）迅速建立静脉通路，及时准确遵医嘱用药，连接好心电、血压、呼吸监护等。

（三）健康教育

（1）告知患者及其家属引起高血压的生理、社会、心理因素和高血压对健康的危害，以引起患者的重视。

（2）指导患者改变不良生活方式，坚持低盐、低脂、低胆固醇饮食，补充适量蛋白质，多食新鲜蔬菜、水果，防止便秘，戒烟酒，劳逸结合，控制体重等。

（3）教育患者服药遵医嘱的重要性，不可随意增减药量或突然撤换药物。指导患者了解有关降压药的名称、剂量、用法及不良反应。教会患者或家属定时、准确测量血压，定期门诊复查。

第三章　重症医学科疾病患者的护理

第一节　热射病

热射病是一种严重的高温相关疾病，属于热应激疾病的最重形式。热射病是由于人体在高温环境中无法有效散热，导致核心体温迅速上升（通常超过40℃），伴随中枢神经系统功能障碍及多器官损伤，如不及时治疗，可能危及生命。

一、病因

（一）高温环境暴露

1. 环境温度和湿度过高

长时间暴露在高温、潮湿的环境中（如气温超过35℃，湿度超过60%），人体的散热机制（如出汗、皮肤蒸发散热）受到抑制，导致体内热量累积，核心体温持续升高。湿度高时，汗液无法充分蒸发，散热功能下降，容易引发热射病。

2. 阳光直射或封闭环境

长时间暴露在阳光直射下，尤其是在通风不良的环境中（如封闭的房间或车内），散热效率进一步降低，加剧体温升高。

3. 不透气的衣物

穿着厚重、不透气的衣物（如防护服、运动装备）会阻碍汗液的蒸发，导致身体散热困难，体温升高。

（二）剧烈体力活动

1. 劳力性热射病

剧烈运动或体力劳动会产生大量热量，尤其在高温、高湿度环境中，身体难以通过出汗和蒸发散热将热量及时排出体外，导致体温急剧升高。

2. 体能不适应

突然在高温环境中进行大量体力活动，而没有经过适应训练的人，容易出现体温调节功能失衡，增加热射病的发生风险。

（三）体温调节功能障碍

1. 体温调节中枢功能受损

体温调节主要由下丘脑控制，若受到损害（如脑部疾病、损伤、药物作用），体温调节功能可能失衡，导致热量难以排出，核心体温异常升高。

2. 年老或年幼

（1）老年人：由于体温调节功能减退，汗腺功能下降，老年人对高温环境的适应能力较差，更容易发生热射病。

（2）婴幼儿：体温调节功能尚未完全发育，出汗和散热机制不成熟，长时间暴露于高温环境中易诱发热射病。

3. 基础疾病

有心血管疾病、肾病、糖尿病、肥胖、甲状腺功能亢进症等基础疾病的患者，体温调节功能较差，容易在高温环境中发生体温升高的危险。

（四）脱水与电解质紊乱

1. 脱水

高温环境下，大量出汗导致体液和电解质丢失，若补水不足或补充不及时，容易导致脱水，进而影响汗液的分泌和体温调节，增加热射病的发生风险。

2. 电解质紊乱

长时间出汗可能导致钠离子、钾离子、镁离子等电解质的大量丢失，电解质紊乱可能进一步干扰身体的体温调节功能，尤其是钠离子丢失过多时，会影响中枢神经系统的功能。

二、临床表现

（一）高体温

（1）核心体温升高：是热射病的核心特征。患者的体温通常超过40℃。体温过高会引发广泛的细胞损伤和多器官功能衰竭。

（2）出汗变化：根据热射病的类型，患者的出汗情况可能有所不同。

①劳力性热射病：通常伴有大量出汗，皮肤潮湿。

②非劳力性热射病（经典热射病）：患者皮肤干燥无汗，特别是老年人或慢性病患者，汗腺功能减退，导致无法通过出汗散热。

（二）中枢神经系统症状

（1）意识障碍：热射病引起的高体温会影响大脑的功能，患者可能出现意识模糊、谵妄，表现为行为异常、精神错乱等。随着病情恶化，患者可能陷入嗜睡或昏迷。

（2）癫痫发作：高温会刺激神经系统，患者可能出现癫痫样抽搐或全身痉挛。

（3）昏迷：在严重的情况下，患者可能完全失去意识，进入昏迷状态，这是热射病危重症的表现。

（三）心血管系统症状

（1）心动过速：为了应对高体温，心脏需要加速工作，患者通常表现为，心动过速（超过100次/分）。

（2）低血压：体液丢失（脱水）和血管扩张可能导致血压下降，部分患者出现低血压，严重者可能导致休克。

（3）心律失常：由于电解质紊乱或心脏负荷增加，患者可能出现心律失常，甚至危及生命的心搏骤停。

（四）呼吸系统症状

（1）呼吸急促：高温会加快新陈代谢，患者可能表现为呼吸频率加快，通常伴有呼吸急促（超过 20 次 / 分）。

（2）呼吸困难：在严重情况下，可能出现呼吸困难，提示肺部或其他器官功能受损。

（3）肺水肿：部分热射病患者可能发展为急性肺水肿，表现为呼吸困难、咳粉红色泡沫样痰，这是由于心力衰竭或毛细血管通透性增加引起的。

三、护理

（一）护理评估

1. 健康史

（1）高温暴露史：了解患者是否有近期暴露于高温环境的历史，包括是否长时间暴露于阳光下、潮湿环境中或封闭、不通风的空间。

（2）运动或体力活动：询问患者是否在高温下进行剧烈运动或重体力劳动，了解劳力性热射病的发生风险。

（3）基础疾病史：评估患者是否有影响体温调节的基础疾病，如心血管疾病、糖尿病、肥胖、甲状腺功能异常等。

（4）药物使用史：了解患者是否正在使用可能影响体温调节的药物（如抗抑郁药、抗精神病药、抗组胺药、利尿剂等），这些药物可能干扰体温调节机制。

2. 身体状况

（1）体温测量：通过直肠测量来获取患者的核心体温，评估是否超过 40℃。直肠测温是最准确的体温评估方式，持续监测体温是护理评估的重要部分。

（2）意识状态：评估患者的意识水平，观察是否存在意识模糊、嗜睡、昏迷、定向力障碍等症状。中枢神经系统功能障碍是热射病的重要特征之一。

（3）心率和脉搏：测量患者的心率，评估是否有心动过速（＞100 次 / 分）或心律不齐的表现。热射病常伴心动过速，这是身体为散热而增强心功能的表现。

（4）末梢循环：评估四肢的末梢循环状态，如皮肤的色泽、温度、毛细血管再充盈时间等，检查是否有周围循环衰竭的表现。

3. 辅助检查

（1）血常规和生化检查。

①血常规：评估白细胞计数及血红蛋白水平，白细胞计数增高可能提示感染或应激反应。

②电解质水平：检测血清钠离子、钾离子、钙离子、镁离子等电解质水平，热射病患者常有电解质紊乱，如低钠血症、低钾血症。

③肾功能检查：检测血清肌酐和尿素氮水平，评估肾功能是否受损。

（2）凝血功能检查。

凝血酶原时间（PT）、活化部分凝血活酶时间（APTT）：检测凝血功能，评估是否有弥散性血管内凝血（DIC）的发生风险。

（3）血气分析。

评估动脉血气情况，观察是否有酸碱平衡失调，如代谢性酸中毒，这是高体温和代谢增加引起的常见表现。

4. 心理－社会状况

（1）焦虑和情绪状态：评估患者的情绪状况，是否存在焦虑、紧张、恐惧等心理问题。热射病患者可能因症状的突然发生和严重性而产生焦虑，护理人员应提供心理支持，安抚患者情绪。

（2）家属支持：了解患者是否有家属的陪伴和支持，评估家庭支持系统，以帮助患者获得更好的情感和心理支持。

（二）护理措施

1. 快速降温

（1）冰块物理降温：于颈部、腹股沟、腋下及头部血管较丰富处放置冰袋或冰块外敷，降低血液温度，从而降低核心温度。密切观察冰块的降温效果，定时更换冰块，同时注意观察局部皮肤的变化，以免局部冻伤。

（2）乙醇或冷水擦浴：于皮肤表面擦拭乙醇、冷水以达到降温的目的，同时应用风扇加速空气对流，可提高蒸发速度。

（3）静脉注射：通过向血管内快速输注大量的冷却液以达到降温的目的。静脉注射4℃生理盐水25mL/（kg·h），总量1000～1500mL。

（4）药物降温：必要时可辅助应用冬眠制剂降温，慎用退热药物降温，以免损伤凝血及肝肾功能。

2. 神经系统的护理

高热会直接损伤中枢神经系统，给予咪达唑仑联合丙泊酚及酒石酸布托啡诺镇静镇痛，以免因躁动及抽搐加重脑水肿。保证循环灌注下予以甘露醇降低颅内压，同时冰帽亚低温脑保护，观察瞳孔及意识变化。

3. 循环系统的护理

因高温、脱水导致心脏前负荷下降，心输出量降低，造成休克、低血压，应及时补充血容量，应用血管活性药物，维持循环稳定。

4. 呼吸系统的护理

气管插管，并做好镇静镇痛以防误吸，保护气道，吸痰时应动作轻柔，尽量选择低负压，按需吸痰，避免反复抽吸刺激损伤黏膜，加重出血，禁止经鼻腔吸引。

（三）健康教育

（1）向患者及其家属解释热射病的定义及严重性。热射病是由于体温调节功能失调，核心体温升高超过40℃，伴随中枢神经系统功能障碍（如意识模糊、昏迷）及多器官功能损伤的急性病症。

（2）向患者及其家属解释热射病的早期症状，包括头痛、头晕、恶心、呕吐、乏力、口渴、心悸、肌肉痉挛等。早期发现这些症状有助于防止病情恶化。

（3）鼓励家属在高温季节加强对老年人、儿童及慢性病患者的照护，定期关注其健康状况。家属的关心和照护可以减少热射病的发生。

第二节 慢性阻塞性肺疾病

慢性阻塞性肺疾病（COPD）是一种常见的、具有渐进性且不可逆的慢性肺疾病，主要特征是持续的气流受限。COPD 包含两种主要疾病类型：慢性支气管炎和肺气肿，两者常同时存在。COPD 的主要病因是吸烟，且其症状随着病程进展逐渐加重，严重影响患者的生活质量。

一、病因

（一）吸烟

吸烟是 COPD 最主要的病因，85% ～ 90% 的 COPD 患者与吸烟直接相关。香烟烟雾中的有毒化学物质会引发慢性气道炎症，破坏气道上皮细胞，并导致肺泡损伤。

长期吸入二手烟也会增加患 COPD 的风险，特别是家庭成员或工作场所中长期暴露于吸烟环境的人群。

（二）职业性粉尘和化学物质暴露

长期在含有粉尘、化学烟雾或刺激性气体的工作环境中（如矿业、建筑、制造业、农场、化工厂等），也可能导致 COPD 的发生。

常见的有害物质包括煤尘、石棉、硅粉、化工烟雾等，这些物质会刺激呼吸道，引发慢性炎症反应。

（三）空气污染

室内空气污染，在发展中国家，使用生物燃料（如木材、煤炭、干草、动物粪便等）进行取暖或烹饪时，产生的烟雾是 COPD 的重要原因。长期在不通风的室内暴露于这些烟雾中，会增加肺部炎症和气道阻塞的发生风险。

室外空气污染，长期暴露于高浓度的空气污染中（如机动车尾气、工业排放的有害气体和颗粒物）也会增加 COPD 的发病率。

二、临床表现

（一）COPD 的早期临床表现

1. 慢性咳嗽

（1）特征：慢性咳嗽是 COPD 的早期表现，通常为间歇性，早期可能只是偶发咳嗽，随着病情进展，逐渐演变为每日持续的咳嗽。

（2）时间特征：咳嗽多在清晨时最为明显，但随着疾病进展，整日均可出现。

（3）类型：咳嗽可能是干咳，也可能伴有痰液，尤其在气道炎症加重时。

2. 慢性咳痰

（1）痰液特点：患者常有黏稠的白色痰液，偶尔会出现黄绿色脓痰（提示细菌感染）。

（2）痰量：在早期，痰量通常较少，随着气道炎症的加重，痰液分泌增加。早晨痰液较多，患者经常在早起时排痰困难。

（3）痰液性质：长期的炎症刺激导致黏液腺增生，导致大量黏痰分泌，痰液排出困难。

3. 呼吸困难（气促）

（1）早期表现：COPD 患者在早期通常仅在剧烈运动或体力活动时感到呼吸急促、气短，随着病情进展，呼吸困难逐渐加重。

（2）病程进展：随着气道阻塞加重，呼吸困难在轻度活动或日常活动中也会发生，甚至在休息时也可能感到呼吸困难。

（3）典型症状：呼气困难更为显著，患者常有呼气时间延长的表现，典型的喘鸣音常在呼气末听到。

（4）晚期表现：严重患者在静息状态下也会感到呼吸困难，需要借助辅助呼吸肌来帮助呼吸，表现为端坐呼吸现象（患者坐立或前倾才能感觉好转）。

4. 喘息和胸闷

（1）喘息：COPD 患者常伴有喘息音，特别是在病情加重或急性加重期时更为明显，听诊时可闻及双肺的哮鸣音。

（2）胸闷：患者常感到胸部紧缩或不适，这种感觉常伴随呼吸困难一起发生。

（二）COPD 的急性加重表现

1. 咳嗽加重

咳嗽变得更加频繁、剧烈，可能伴随阵发性咳嗽，痰量明显增加。

2. 痰液改变

痰液的颜色变为黄绿色，提示可能合并细菌感染。痰液的黏稠度增加，导致咳痰更加困难。

3. 呼吸困难加重

呼吸急促、喘息加重，患者可能在安静状态下也感到呼吸困难，甚至需要住院治疗。在严重急性加重的情况下，患者可能出现呼吸衰竭，表现为极度呼吸困难、皮肤和口唇发绀。

4. 发热

急性加重通常由感染（如细菌、病毒）引起，患者可能出现发热、全身乏力、肌肉酸痛等感染的全身症状。

（三）COPD 的晚期临床表现

1. 肺源性心脏病

由于长期的低氧血症，肺动脉压力升高，心脏的右心室需要加大工作以将血液泵入肺动脉，逐渐导致右心室肥厚和右心衰竭（肺源性心脏病）。表现为下肢水肿、腹水、颈静脉怒张等右心衰竭的症状。

2. 呼吸衰竭

低氧血症加重，患者需要长期依赖吸氧维持血氧水平。由于呼气不畅和气体交换障碍，患者体内二氧化碳潴留，出现高碳酸血症。表现为头痛、意识模糊、嗜睡、昏迷等，严重时会导致呼吸性酸中毒。

三、护理

（一）护理评估

1. 健康史

（1）既往病史：了解患者是否有慢性支气管炎、肺气肿等呼吸道疾病病史。询问患者是否有长期吸烟史或暴露于职业性粉尘、化学物质或空气污染等有害环境中的历史。评估是否有其他合并疾病，如心血管疾病、高血压、糖尿病等，这些疾病可能加重COPD 的病程和症状。

（2）症状史：评估患者的主要症状，包括咳嗽、咳痰、呼吸困难、喘息等，记录症状出现的时间、频率及加重因素。询问患者的痰液性质（如颜色、黏稠度），是否有感染的迹象，如黄绿色脓痰、发热等。评估患者的呼吸困难程度，使用如 mMRC 呼吸困难评分或 CAT 评分来量化症状的严重程度。

2. 身体状况

（1）生命体征监测。

①呼吸频率：评估患者的呼吸频率是否加快（呼吸急促），是否有呼吸困难的表现。

②血氧饱和度：通过脉搏血氧仪监测患者的血氧饱和度，评估有无低氧血症（血氧饱和度低于 90% 提示需要吸氧）。

③心率和血压：监测心率、血压，评估有无心动过速或心脏并发症。

（2）呼吸系统检查。

①胸廓形态：观察胸廓是否呈"桶状胸"，提示可能存在肺气肿。

②呼吸音听诊：通过听诊检查是否有呼吸音减弱、哮鸣音（喘息）、湿啰音等，尤其是在急性加重期听诊时更为重要。

③呼吸节律和辅助呼吸肌使用：观察患者的呼吸是否浅快、呼气延长，以及是否有使用颈部、肩部的辅助呼吸肌的情况，提示呼吸困难加重。

3. 辅助检查

（1）肺功能检查。

第 1 秒用力呼气量／用力肺活量（FEV_1/FVC）比值：评估患者的气流受限程度，诊断 COPD 的严重程度。FEV_1 值下降反映了气流受限的加重。

肺功能检查是评估 COPD 病情和制定治疗方案的基础指标，可用于监测病程进展。

（2）血气分析。

在严重患者或疑似有呼吸衰竭的患者中，进行动脉血气分析，评估是否有低氧血症（PaO_2 下降）和高碳酸血症（$PaCO_2$ 升高），以及是否存在酸碱平衡失调（如代谢性酸中毒或呼吸性酸中毒）。

（3）胸部影像学检查。

胸部 X 线检查或 CT 扫描：评估肺部是否存在肺气肿、肺大疱，检查是否有合并肺部感染、肺部阴影或肺源性心脏病等并发症。

（4）血常规与痰培养。

①血常规：在急性加重期，评估血常规是否有白细胞计数升高，提示感染。

②痰培养：如果怀疑有细菌感染，进行痰培养，明确致病菌，指导抗生素的使用。

4. 心理 - 社会状况

（1）COPD 患者常伴随焦虑、抑郁等情绪问题，尤其是长期呼吸困难和对病情的担忧可能导致患者情绪低落。护理人员应评估患者的心理健康状况，了解是否存在焦虑、抑郁症状，并提供情感支持。

（2）了解 COPD 对患者日常活动的影响，特别是其社交、工作和家庭生活的能力。

（3）评估患者及其家属对 COPD 的认知水平，了解其对疾病管理的认识，尤其是吸氧、药物治疗、急性加重的识别与处理等方面的知识。

（4）了解患者及其家属是否掌握病情自我监测的技能，如如何使用吸入器，如何判断病情变化等。

（二）护理措施

1. 按医嘱正确使用药物

（1）β_2 肾上腺素受体激动剂：主要有沙丁胺醇气雾剂，每次 $100 \sim 200mg$，雾化吸入。

（2）抗胆碱药：主要有异丙托溴铵气雾剂，起效较沙丁胺醇慢。

（3）茶碱类：茶碱缓释或控释片，0.2g，早晚各 1 次。

（4）抗生素：当患者呼吸困难加重，咳嗽伴痰量增加、有脓性痰时，应根据致病菌和感染程度选用敏感的抗生素进行治疗。

2. 临床观察

（1）严密观察病情，注意生命体征变化，定期测量体温。

（2）注意观察呼吸频率、深度，动态监测血气分析，观察痰色、量及性质，并做好记录。

3. 药物的观察

（1）沙丁胺醇在静脉滴注时易引起心悸，因此在用药中要严密观察患者心率的变化。

（2）糖皮质激素吸入治疗，少数患者可引起口咽白假丝酵母菌感染、声音嘶哑等不良反应，治疗中应注意保持患者口腔清洁，防止感染。

4. 一般护理

（1）保持病室空气清新，卧床休息，注意保暖，防止受寒。

（2）心理护理，慢性阻塞性肺病常反复急性发作，患者情绪低落、焦虑，护士应根据患者的具体情况，向患者及其家属做好解释工作，解除患者焦虑和消极情绪。

（3）保持呼吸道通畅，做好胸部物理治疗。

（三）健康教育

（1）向患者解释 COPD 是一种以气流受限为特征的慢性、不可逆的肺疾病。其主要类型包括慢性支气管炎和肺气肿，主要表现为呼吸困难、咳嗽、咳痰等症状。

（2）强调戒烟是 COPD 最重要的干预措施，即使在疾病晚期，戒烟也可以延缓肺功能的进一步恶化。教导患者应避免二手烟和环境中的烟草暴露，这对肺部健康也有重要影响。

（3）教导患者进行呼吸训练，特别是缩唇呼吸和腹式呼吸，帮助改善呼吸困难。缩唇呼吸可延长呼气时间，减少呼吸肌疲劳。

第三节　胰腺炎

胰腺炎是一种胰腺的炎症，分为急性胰腺炎和慢性胰腺炎两种。急性胰腺炎通常是突然发作的严重炎症，可导致胰腺的自我消化和周围器官的损伤；而慢性胰腺炎则是一种长期持续的炎症，逐渐破坏胰腺组织，导致不可逆的功能损害。

一、病因

（一）急性胰腺炎的病因

1. 胆道疾病

（1）胆石症：是急性胰腺炎最常见的病因之一。胆结石阻塞胆总管或胰管时，会导致胰液无法正常排出，胰酶在胰腺内被激活，导致胰腺自我消化，引发急性炎症。

（2）胆管炎：胆管感染可能蔓延到胰腺，引起胰腺炎症。

2. 酗酒

长期大量饮酒可刺激胰腺，导致胰液分泌增加，并可能引发胰腺细胞损伤。酗酒是引起急性胰腺炎的第二大常见病因。

3. 高血脂

高甘油三酯血症（尤其是当血脂水平超过 1000mg/dL 时）会导致胰腺炎。高血脂可能通过释放脂肪酸破坏胰腺细胞，诱发炎症反应。

4. 药物

某些药物与急性胰腺炎的发作有关，如噻嗪类利尿剂、ACEI、抗生素（如甲硝唑、四环素）、免疫抑制剂（如硫唑嘌呤、激素类药物）等。药物可能通过直接损伤胰腺或引发变态反应而诱发胰腺炎。

（二）慢性胰腺炎的病因

1. 长期酗酒

慢性酗酒是慢性胰腺炎的最常见病因。长期饮酒导致胰腺反复发炎和纤维化，胰腺逐渐丧失功能，形成慢性胰腺炎。

2. 反复发作的急性胰腺炎

反复发生的急性胰腺炎发作可逐渐导致胰腺损伤和纤维化，最终发展为慢性胰腺炎。

3. 胆道疾病

长期胆结石或胆管狭窄可引发胆汁回流至胰管，导致慢性胰腺炎。

4. 遗传性因素

遗传性胰腺炎是慢性胰腺炎的重要原因之一，常见的遗传突变包括胰蛋白酶抑制基因（PRSS1）和囊性纤维化跨膜调节因子基因（CFTR）等的突变。患者通常在年轻时（甚至儿童期）发病，并反复发作。

二、临床表现

（一）急性胰腺炎的临床表现

1. 腹痛

腹痛是急性胰腺炎的主要症状，疼痛通常位于上腹部或左上腹，呈持续性、剧烈，常放射至背部。疼痛可能呈带状围绕腹部。进食后尤其是进食高脂肪食物，或者平卧时疼痛加重，患者常采取蜷曲体位或前倾坐位以减轻疼痛。

2. 恶心、呕吐

患者常伴有持续的恶心和呕吐，呕吐后疼痛通常不会缓解，症状持续存在。

3. 腹胀

由于肠道麻痹或胰腺肿胀，患者可能会出现腹胀，并伴有肠鸣音减弱或消失，提示肠麻痹的发生。

4. 发热

急性胰腺炎发作时常伴有发热，体温可轻度或中度升高。严重时体温可能升至39℃以上，提示合并感染或重症胰腺炎。

5. 黄疸

若胰腺炎引起胆管受压或并发胆石症，患者可能出现黄疸，表现为皮肤、巩膜黄染。

6. 休克症状

在重症急性胰腺炎中，患者可能由于血容量减少、感染或胰腺坏死导致低血压、脉搏微弱，甚至出现休克症状。严重时患者可能出现意识模糊、烦躁不安，甚至昏迷。

（二）慢性胰腺炎的临床表现

1. 反复发作的腹痛

腹痛是慢性胰腺炎的最常见症状，患者通常表现为上腹部或左上腹持续性钝痛或隐痛，也可能放射至背部。腹痛常在进食（特别是高脂肪饮食）或饮酒后加重，患者可能出现数小时或数日的持续腹痛，间歇期可能完全无症状。随着胰腺的进一步损伤，腹痛的频率和强度逐渐增加，最后可能出现持续性腹痛。

2. 胰腺外分泌功能不全

（1）消化不良：胰腺酶分泌不足导致脂肪、蛋白质和碳水化合物的消化吸收不良。

患者常有腹胀、腹泻的表现，特别是在进食油腻食物后症状加重。

（2）脂肪泻：由于脂肪消化不良，患者的大便常呈现大量油腻、浅色和浮油的特点，称为脂肪泻。

（3）体重减轻：长期消化不良和营养吸收障碍可导致体重减轻和营养不良。

3. 黄疸

慢性胰腺炎患者如果胰头纤维化或胆管受压，可能出现间歇性或持续性黄疸，伴随皮肤、巩膜黄染。

三、护理

（一）护理评估

1. 健康史

（1）疾病史：了解患者的胰腺炎类型（急性或慢性），并记录其发病时间、发作频率、发作时的症状和诱因（如饮酒、进食油腻食物、胆石症等）。询问患者是否有胆结石、酗酒史、高脂血症、药物使用史或创伤史，这些都是常见的胰腺炎诱因。

（2）症状史：评估患者的主要症状，腹痛的部位、性质、放射部位、持续时间及加重或缓解因素。询问患者是否有恶心、呕吐、发热、腹胀、消化不良、黄疸或体重减轻等表现。

2. 身体状况

（1）腹部检查：评估上腹部或左上腹的压痛、反跳痛，重症患者可出现明显的腹膜炎体征。检查是否有腹胀及肠鸣音消失，提示肠麻痹。

（2）皮肤和黏膜：检查是否有黄疸，提示胆道阻塞或胆管受压。检查是否有脱水症状，如皮肤弹性下降、口干、尿量减少。

（3）体重与营养状况：记录患者的体重变化，评估营养状况。慢性胰腺炎患者常因消化不良和营养吸收障碍出现体重减轻。

（4）生命体征监测：定期检测患者的血压、心率、呼吸频率和体温。重症胰腺炎患者可能出现休克、呼吸急促和低血压等表现。

3. 辅助检查

（1）肝功能检查：检查血清胆红素、丙氨酸转氨酶（ALT）、天冬氨酸转氨酶（AST）水平，评估是否有肝胆系统受损或胆管梗阻。

（2）血常规：白细胞计数升高可能提示感染；严重患者可能有血红蛋白下降或血小板计数降低。

（3）血糖：慢性胰腺炎患者因胰岛细胞受损常伴有血糖升高，应评估糖尿病的发生风险。

（4）腹部超声：用于评估胆结石、胆管扩张、胰腺肿胀或胰腺假性囊肿等情况。

（5）CT扫描或MRI：CT扫描是评估胰腺炎严重程度的重要手段，可以发现胰腺坏死、出血或感染灶，MRI有助于详细评估胰腺管道的情况。

4. 心理－社会状况

（1）心理状态评估：评估患者的情绪状态，是否有焦虑、抑郁等情绪问题，尤其是长期患有慢性胰腺炎或反复发作的急性胰腺炎患者，可能因疾病的长期影响产生负面情绪。提供情感支持，缓解患者的心理压力，帮助其应对疾病带来的困扰。

（2）社会支持评估：评估患者的家庭和社会支持系统，了解其家属是否参与护理工作，是否有足够的资源帮助患者遵循医嘱进行治疗和康复。

（二）护理措施

1. 一般护理

（1）休息与活动：重症者应绝对卧床休息，保证充足的睡眠，协助患者取弯腰屈膝侧卧位以缓解疼痛。或取身体前倾半坐卧位以利于呼吸、便于腹腔渗液引流。对于疼痛剧烈、辗转不安者，避免周围放置危险物品，防止坠床。

（2）饮食护理：①禁食和胃肠减压：轻症患者应禁食、禁饮 3～5 日，必要时给予胃肠减压。病情严重，则应延长禁食及胃肠减压时间。②加强营养支持：禁食，胃肠减压期间应给予全胃肠外营养，每日液体应达 3000mL 以上，同时积极补充电解质，维持水、电解质的平衡。如无梗阻，禁食、禁饮超过 1 周者，应早期行鼻腔肠管置管，实施肠内营养。③逐渐恢复正常饮食：待症状缓解、白细胞计数及淀粉酶检测指标恢复正常后，可由少量低糖、低脂流质饮食开始逐渐恢复正常饮食，避免刺激性强、易产气、高脂肪及高蛋白食物，防止复发。切忌暴饮暴食和酗酒。

2. 病情观察

（1）密切观察患者生命体征及神志变化，监测血氧饱和度情况。

（2）观察腹部症状和体征的变化，观察呕吐物及胃肠减压时引流物的性质和量。

（3）准确记录 24 小时出入液量，观察尿量变化和患者皮肤黏膜的弹性及色泽改变，判断是否出现脱水征及失水程度。

（4）遵医嘱准确留取各项标本监测血淀粉酶、尿淀粉酶、血清电解质、血糖、血气分析的变化。

（5）做好并发症的观察与护理。

3. 用药护理

遵医嘱用药，观察药物疗效及不良反应。

（1）抗生素：注意有无变态反应。

（2）镇痛药：应严格遵医嘱用药，哌替啶避免反复使用。

（3）奥曲肽：应持续静脉滴注给药，用药后在注射部位可有疼痛或针刺感。

（4）加贝酯：静脉滴注速度不宜过快，防止药液外渗，现用现配。

（5）阿托品：如持续使用阿托品时应注意是否出现心动过速、口干、青光眼加重及排尿困难等。

4. 对症护理

禁食期间应每日做好口腔护理。发热患者给予物理降温，必要时按医嘱使用药物退热。指导患者应用减轻疼痛的各种方法。

（三）健康教育

（1）教导患者了解常见的胰腺炎病因，包括胆结石、长期饮酒、高脂血症、某些药物、创伤及感染等。特别强调吸烟和饮酒是慢性胰腺炎的主要诱因。

（2）患者应严格控制饮食中的脂肪摄入量，以减少胰腺的负担。建议避免高脂肪食物，如油炸食品、奶油、肥肉等。鼓励摄入蔬菜和水果，但要注意避免过多的粗纤维摄入，以防消化不良。

（3）教导家属如何协助患者进行日常生活管理，包括饮食调控、药物依从性监督等。

（4）教导患者及其家属学会监测体重、血糖水平和症状变化，记录每日的进食情况、体重变化及身体状况，并按时复诊。

第四节　脓毒血症

脓毒血症是由感染引起的全身性炎症反应综合征，是机体对感染失控的免疫反应，导致多器官功能障碍，甚至危及生命。脓毒血症是急性、危重的疾病状态，早期识别和及时治疗对于改善预后至关重要。

一、病因

（一）细菌感染

（1）肺部感染：由肺炎引起的脓毒血症是最常见的形式之一，常见病原体包括肺炎链球菌和铜绿假单胞菌。

（2）尿路感染：若肾盂肾炎或尿路感染处理不当，病原体（如大肠埃希菌）可进入血流，导致脓毒血症。

（3）腹腔感染：腹膜炎、肠道穿孔、胆管炎等可能引发腹腔内感染，导致脓毒血症，常见病原体包括大肠埃希菌和肠球菌。

（4）皮肤和软组织感染：蜂窝织炎、脓肿、压疮等感染可能引发脓毒血症，特别是在免疫功能低下者中较为常见。

（5）血流感染（菌血症）：血管内感染（如心内膜炎、血管内导管感染）可导致细菌直接进入血流，引发全身性炎症反应。

（二）病毒感染

（1）流感病毒：重症流感可引发病毒性肺炎，并进而引发脓毒血症。

（2）肝炎病毒：如乙型或丙型肝炎患者感染后可能导致肝衰竭，并引发脓毒血症。

（三）真菌感染

真菌感染（特别是白假丝酵母菌、曲霉菌等真菌感染）常见于免疫功能低下的患者，如长期使用免疫抑制剂或抗生素治疗的患者、器官移植患者或艾滋病患者。真菌感染的脓毒血症往往病情进展较快，预后较差。

（四）寄生虫感染

某些寄生虫（如疟疾寄生虫、血吸虫等）可引发脓毒血症，常见于流行寄生虫的地区或旅行史相关人群。

（五）免疫功能低下

（1）免疫抑制患者：如使用化学治疗、长期使用类固醇、接受器官移植的患者，免疫力低下使感染更容易发生和扩散。

（2）艾滋病患者：HIV 感染导致的免疫功能严重低下，使患者更容易感染致病菌，发展为脓毒血症。

（3）糖尿病患者：糖尿病会增加感染风险，尤其是皮肤、泌尿道和肺部感染，容易发展为脓毒血症。

二、临床表现

（一）全身性症状

1. 发热

发热是脓毒血症的典型症状，体温通常升高（≥ 38℃），但在某些患者（如老年人、免疫抑制者）中可能出现低体温（< 36℃）。

2. 疲乏、乏力

脓毒血症患者常表现为极度乏力，身体虚弱，活动耐受力下降。随着疾病进展，患者会出现意识模糊、嗜睡，甚至昏迷。

3. 寒战和盗汗

患者可能出现寒战，伴随发热，提示体内存在严重感染。盗汗也较为常见，尤其是脓毒血症进入危重阶段时，患者体温调节功能受损。

（二）呼吸系统症状

1. 呼吸急促

患者常表现为呼吸加快（呼吸频率 > 20 次 / 分），尤其是当脓毒血症影响肺部或导致全身性代谢加速时。

2. 低氧血症

脓毒血症导致的组织低灌注和氧气交换障碍会引发低氧血症，表现为呼吸困难、气短、面色苍白或口唇发绀。

（三）心血管系统症状

1. 低血压

低血压是脓毒血症的一个重要标志，通常是由于血管扩张、血管通透性增加及血容量不足所致。血压持续下降可导致休克（脓毒性休克），患者表现为皮肤湿冷、脉搏细弱、尿量减少等休克症状。

2. 心动过速

脓毒血症通常伴随心率加快（心动过速，心率＞ 90 次 / 分），这是由于体内炎症反应激活交感神经系统，心脏需要加快工作以维持血流。心律失常也可能出现，尤其是在重症脓毒血症患者中。

（四）消化系统症状

1. 腹痛和腹胀

部分患者可能伴有腹痛，尤其是腹腔感染或肠道感染引发的脓毒血症。腹胀可能由肠麻痹或腹膜炎引起，提示腹腔内炎症或感染扩散。

2. 肠功能障碍

肠麻痹或肠功能停滞是脓毒血症的常见并发症，导致腹胀、肠鸣音减弱或消失，严重时可出现肠道缺血或肠穿孔。

（五）器官功能障碍

1. 肝功能损伤

肝可能因脓毒血症导致的全身性炎症和低血压引发功能损伤，表现为黄疸、转氨酶升高、胆红素升高等。

2. 多器官功能障碍综合征（MODS）

随着脓毒血症的进展，多个器官系统可能同时受累，出现多器官功能障碍综合征，表现为肾、肺、肝、心功能的衰竭，是脓毒血症致死的主要原因。

三、护理

（一）护理评估

1. 健康史

（1）感染史：了解患者的既往感染病史，特别是近期是否有感染性疾病，如肺炎、尿路感染、腹腔感染、皮肤和软组织感染等。评估患者是否有侵入性操作史（如导管置入、手术后）、器械植入史，或是否接受过其他增加感染风险的治疗。

（2）基础疾病：询问患者是否有慢性基础疾病，这些疾病可增加脓毒血症的发病风险并影响病情进展。特别评估患者是否有免疫功能低下的因素，如长期使用免疫抑制药物、放化疗史或艾滋病史。

（3）变态反应史：了解患者是否有药物变态反应史，特别是抗生素过敏，这将影响脓毒血症的治疗选择。

2. 身体状况

（1）意识状态：观察患者的意识水平，评估是否出现意识模糊、定向障碍、嗜睡或昏迷，这些症状提示中枢神经系统受损。评估有无谵妄或其他精神症状，如患者表现为烦躁不安、幻觉等，可能与脓毒血症的全身性炎症反应和代谢紊乱有关。

（2）皮肤与黏膜：观察患者的皮肤颜色，是否有发绀或苍白，提示组织灌注不足。

检查患者皮肤有无瘀斑、紫癜或皮疹，提示可能发生弥散性血管内凝血（DIC）。评估皮肤湿度，是否有皮肤湿冷或多汗，提示休克。

（3）疼痛：询问和评估患者是否有局部或全身的疼痛，特别是伴随感染部位的疼痛，如腹痛、胸痛、背痛等。

3. 辅助检查

（1）血常规：评估白细胞计数，脓毒血症患者通常伴有白细胞计数升高（＞$12 \times 10^9/L$）或白细胞计数降低（＜$4 \times 10^9/L$），同时应观察是否有中性粒细胞比例升高。

（2）动脉血气分析：检测患者的动脉氧分压（PaO_2），判断是否有低氧血症，特别是在呼吸功能受损或发生急性呼吸窘迫综合征（ARDS）时，动脉血气分析对评估氧合状态尤为重要。评估二氧化碳分压（$PaCO_2$）和 pH，判断有无代谢性酸中毒或呼吸性酸中毒。

（3）乳酸水平：脓毒血症患者常伴有乳酸升高，这是组织灌注不良和代谢紊乱的标志，乳酸升高提示脓毒性休克风险。

（4）凝血功能：评估凝血功能，脓毒血症患者常有凝血功能异常，应监测凝血酶原时间（PT）、活化部分凝血活酶时间（APTT）及纤维蛋白原水平。观察是否有弥散性血管内凝血（DIC）的迹象，如凝血因子耗竭、血小板计数降低、有出血倾向等。

（5）血培养：采集血培养以确定感染病原体，尤其是在脓毒血症的早期，准确的病原学诊断有助于指导抗生素治疗。

4. 心理－社会状况

（1）情绪与心理反应：评估患者的焦虑、恐惧等情绪反应，尤其是在重症患者中，心理压力可能会加重身体症状。提供心理支持，缓解患者的情绪波动，特别是在脓毒血症病情危重时。

（2）家属支持：了解患者的家属支持情况，鼓励家属参与护理，帮助患者缓解焦虑与压力。

（二）护理措施

（1）加强病情观察：定期测量体温、心率、呼吸频率、血压等生命体征指标，及时发现异常情况并采取相应措施。

（2）确保通畅的呼吸道：保持患者的呼吸道通畅，避免分泌物堵塞呼吸道；对于需要机械通气的患者，要定期更换呼吸机管路和过滤器。

（3）注意营养支持：根据患者的病情和身体状况，制定合理的饮食计划和营养支持方案，保证患者的营养需求得到满足。

（4）防止交叉感染：严格执行手卫生规范，加强环境清洁消毒工作，减少交叉感染的风险。

（5）做好心理护理：与患者建立良好的沟通关系，了解其心理状态和需求，提供必要的心理支持和安慰。

（三）健康教育

（1）教导患者及其家属识别早期脓毒血症的典型症状，如发热或低体温、心动过速、呼吸急促、低血压、意识模糊、尿量减少等。鼓励他们在症状出现时及时就医，以防病情恶化。

（2）解释抗生素使用的重要性及其依从性问题，防止抗药性产生。患者应严格遵循抗生素疗程，即使症状缓解也应按时完成治疗，避免自行停药。

（3）教导患者在康复期间保持均衡营养，多摄入蛋白质、维生素和矿物质，支持机体修复和免疫功能。

第五节　感染性休克

感染性休克是脓毒血症的严重并发症之一，是一种由感染引发的全身性炎症反应，导致广泛的血管扩张、血液分布异常及多器官功能障碍。感染性休克是急性、危及生命的医疗紧急情况，若不及时治疗，死亡率较高。

一、病因

（一）细菌感染

（1）革兰阴性菌：如大肠埃希菌、铜绿假单胞菌、克雷伯菌等，是导致感染性休克的常见病原体。这类细菌的内毒素（脂多糖，LPS）是引发全身炎症反应的主要因素。

（2）革兰阳性菌：如金黄色葡萄球菌、链球菌，这些细菌通过其细胞壁成分（如肽聚糖、脂磷壁酸等）激活免疫系统，导致炎症和休克。

（3）厌氧菌：如破伤风梭菌、产气荚膜梭菌等，这些病原体可通过感染深部组织或创伤部位引发感染性休克。

（二）病毒感染

如流感病毒、乙型肝炎病毒等重症病毒感染，可能通过引发细胞因子风暴（过度的炎症反应）导致感染性休克，特别是在免疫功能受损或重症患者中。

（三）真菌感染

真菌感染，如白假丝酵母菌、曲霉菌，常见于免疫功能低下的患者，如艾滋病患者、器官移植者或长期使用免疫抑制剂的患者。真菌感染可迅速扩散至全身，导致全身炎症反应和休克。

（四）寄生虫感染

寄生虫感染（如疟疾）在部分流行地区也可引起感染性休克。疟疾原虫等寄生虫感染后可导致严重的全身性炎症和器官损伤。

（五）感染源及感染部位

1. 肺部感染

肺炎是感染性休克的常见原因之一，尤其是由细菌（如肺炎链球菌、铜绿假单胞菌）、病毒或真菌引起的重症肺炎。

2. 泌尿系统感染

尿路感染、肾盂肾炎等如果未得到及时治疗，病原体可能通过尿路进入血流，引发全身感染和感染性休克，常见致病菌为大肠埃希菌。

3. 腹腔感染

腹膜炎、胆管炎、肠穿孔或阑尾炎等腹腔内感染可导致细菌进入腹腔并扩散至血流，常见的致病菌包括大肠埃希菌、厌氧菌和肠球菌等。

4. 血管内感染

血管导管相关感染、心内膜炎等血管内感染可直接导致菌血症，迅速发展为感染性休克。

（六）侵入性操作或创伤

（1）侵入性医疗操作：如中心静脉导管、气管插管、尿管等侵入性操作可能成为感染途径，引发菌血症，增加感染性休克的发生风险。

（2）创伤或烧伤：大面积烧伤或创伤后皮肤屏障破坏，容易引发继发性感染，导致感染性休克。

二、临床表现

（一）全身表现

1. 发热或低体温

（1）发热：多数患者会出现高热（≥38℃），这是由于感染引发的全身性炎症反应。

（2）低体温：特别是在老年人、免疫抑制患者或病情危重的患者中，可能出现体温降低（＜36℃），提示机体的应激能力不足。

2. 疲乏、虚弱

感染性休克患者常感到极度乏力，身体虚弱，对日常活动耐受力明显下降。

3. 寒战、盗汗

寒战可能伴随发热或低体温出现，患者常有明显的寒战和冷汗，提示感染源已进入血液循环。

4. 意识改变

患者可能表现为意识模糊、定向力障碍，或呈现嗜睡、昏迷等中枢神经系统功能障碍的表现。谵妄或精神错乱也较为常见，尤其是在老年患者中。

（二）循环系统表现

1. 低血压

低血压是感染性休克的核心表现，通常表现为收缩压＜90mmHg或平均动脉压＜70mmHg，且无法通过补充液体恢复正常。低血压的发生是由于全身血管扩张、血管通透性增加及血容量不足所致，最终导致组织灌注不良。

2. 心动过速

心率加快（心动过速，心率＞90次/分）是机体试图通过增加心输出量来维持血压的一种代偿反应。随着病情加重，患者可能出现心律失常或心力衰竭。

3. 皮肤苍白或发绀

随着休克的进展，皮肤可能变得苍白、湿冷，伴有发绀，提示严重的低氧血症和血液循环障碍。

（三）呼吸系统表现

1. 呼吸急促

呼吸加快（呼吸频率＞20次/分）是感染性休克的早期表现，这是由于代谢加快和组织需氧量增加所致。随着病情进展，患者可能发展为急性呼吸窘迫综合征（ARDS），表现为严重呼吸困难、低氧血症、呼吸急促，需要机械通气支持。

2. 低氧血症

血氧饱和度下降（＜90%）或动脉氧分压降低（PaO_2＜60mmHg），提示肺部氧气交换障碍和组织缺氧。

（四）凝血功能障碍

1. 出血倾向

感染性休克患者可能表现出皮下瘀斑、紫癜，提示弥散性血管内凝血（DIC）的发生。患者可能有牙龈出血、鼻出血或更严重的内脏出血（如胃肠道出血）。

2. 凝血时间延长

实验室检查中，凝血酶原时间（PT）和活化部分凝血活酶时间（APTT）延长，提示凝血功能障碍。

（五）代谢性异常

1. 高乳酸血症

（1）血乳酸升高：是感染性休克的重要标志，提示组织灌注不足和缺氧。

（2）代谢性酸中毒：乳酸升高和氧合障碍导致代谢性酸中毒，表现为呼吸急促、意识模糊等症状。

2. 低血糖或高血糖

感染性休克患者可能表现为低血糖（特别是晚期休克）或高血糖（早期因应激反应引发），这与代谢紊乱有关。

三、护理

(一) 护理评估

1. 健康史

（1）感染史：了解患者的既往感染史，评估是否有导致感染性休克的肺炎、尿路感染、腹腔感染、皮肤和软组织感染、血管内感染或其他感染来源。询问患者的既往治疗和近期是否接受过抗生素治疗，是否有抗生素耐药的历史。评估是否有侵入性操作史（如导管置入、外科手术等），这些操作可增加感染风险。

（2）基础疾病：评估患者是否有慢性基础疾病，如糖尿病、慢性肾病、肝硬化、心血管疾病，这些疾病会增加感染性休克的发病风险，并可能影响治疗效果。了解患者是否有免疫抑制状态，如艾滋病、使用免疫抑制药物、化疗等，免疫功能低下者感染性休克的风险更高。

（3）变态反应史：询问患者是否有药物变态反应史，特别是抗生素过敏，这将影响抗感染药物的选择。

2. 身体状况

（1）体温：定期检测患者的体温，感染性休克患者常伴有高热（> 38℃），但免疫抑制或重症患者可能出现低体温（< 36℃），低体温是预后不良的标志。

（2）血压：评估患者的血压，感染性休克的典型表现是低血压，特别是收缩压 < 90mmHg 或平均动脉压 < 70mmHg。低血压是休克的关键指标，应及时补充液体和使用血管加压药物。

（3）心率：检测患者的心率，感染性休克通常伴随心动过速（> 90 次 / 分），这是机体的代偿反应。随着休克的加重，可能出现心律失常，提示心功能受损。

（4）呼吸：评估患者的呼吸频率，感染性休克患者常有呼吸急促（呼吸频率 > 20 次 / 分），伴随呼吸困难，提示代谢性酸中毒或急性呼吸窘迫综合征（ARDS）。

（5）尿量：检测患者的尿量，感染性休克常导致少尿（尿量 < 0.5mL/（kg·h）或无尿，这是急性肾损伤的早期指标。记录 24 小时尿量是评估肾功能的关键指标。

3. 辅助检查

（1）动脉血气分析：检测动脉氧分压（PaO_2）和二氧化碳分压（$PaCO_2$），评估有无低氧血症，特别是在合并 ARDS 时，氧合功能受损严重。评估 pH 和乳酸水平，乳酸升高是组织灌注不良的标志，提示代谢性酸中毒。

（2）血常规：检测白细胞计数，感染性休克通常伴有白细胞计数升高或白细胞计数降低，提示感染的严重程度。评估血小板计数，血小板计数降低提示凝血功能障碍或 DIC。

（3）凝血功能：检测凝血酶原时间（PT）和活化部分凝血活酶时间（APTT），凝血时间延长提示凝血功能障碍。检测纤维蛋白原和 D- 二聚体水平，评估是否存在

DIC。

4. 心理 – 社会状况

（1）感染性休克患者及其家属常伴有焦虑、恐惧等情绪问题，评估患者的情绪状态并提供心理支持，缓解心理压力。

（2）家属在护理过程中的参与和支持对于患者的康复至关重要，鼓励家属积极参与护理和决策过程。

（二）护理措施

1. 密切观察病情变化，监测生命体征

（1）持续监测体温、脉搏、血压、呼吸及中心静脉压（CVP），体温低于正常者保温，高热者降温。

（2）意识状态：若原来烦躁的患者，突然嗜睡，或已经清醒的患者突然昏睡，表示病情恶化；反之，由昏睡转为清醒，烦躁转为平静，表示病情好转。

（3）皮肤色泽及肢端温度：面色苍白、甲床发绀、肢端发凉、出冷汗，都是微循环障碍、休克严重的表现。若全身皮肤出现花纹、瘀斑则提示弥散性血管内凝血。

2. 药物治疗与护理：

（1）抗生素：遵医嘱正确合理使用抗生素，严密观察病情变化，及时反馈。

（2）血管活性药物：对于感染性休克的患者，去甲肾上腺素和多巴胺是首选药物，心输出量降低时，多巴酚丁胺是首选的心肌收缩药物。使用血管活性药时应密切关注患者血压、中心静脉压（CVP）、液体出入量，同时也要注意穿刺部位血管的护理，以免发生渗漏。

（3）重组人活化蛋白 C（rhAPC）：对于出现多器官功能衰竭的感染性休克患者排除出血风险等禁忌后，可以给予 rhAPC，但同时应密切监测其凝血功能状态。

3. 积极控制感染

（1）遵医嘱及时应用抗生素，观察其疗效及不良反应。

（2）按时雾化排痰，保持呼吸道通畅。

（3）做好皮肤、口腔护理，防止新的感染。

（4）有创面的部位按时换药，促进愈合。

4. 维持体液和电解质平衡

（1）准确记录 24 小时液体出入量。

（2）监测血清中电解质的浓度。

（3）观察水、电解质紊乱的表现，包括皮肤、黏膜、血压及神经肌肉功能等。

（三）健康教育

（1）感染性休克者常需要足够的营养支持，教导患者及其家属在康复过程中保持均衡的饮食，摄入充足的蛋白质、维生素和矿物质，以增强身体的免疫力和加速康复。

（2）教导患者保持充足的水分摄入，尤其是在使用利尿剂或有脱水风险时。根据患者的病情检测体液平衡，防止过度失水或液体潴留。

（3）在康复阶段，患者应逐步恢复日常活动，避免过度劳累。鼓励适当的活动，如轻度的步行或伸展运动，有助于恢复体力，但不宜过度运动，以防复发。

第六节　急性呼吸衰竭

急性呼吸衰竭（ARF）是指由多种原因引起的肺部或呼吸相关结构功能障碍，导致肺不能进行有效的气体交换，进而引起缺氧（低氧血症）和（或）二氧化碳潴留（高碳酸血症）的病理状态。急性呼吸衰竭是一种危及生命的紧急情况，常见于重症疾病患者。

一、病因

（一）低氧性呼吸衰竭（Ⅰ型）

1. 肺部感染

（1）重症肺炎：细菌、病毒或真菌感染引起肺泡炎症、充血和渗出，导致肺泡气体交换障碍，进而引发低氧血症。

（2）结核：晚期结核或弥漫性结核可导致广泛的肺实质破坏，影响氧气交换。

2. 急性呼吸窘迫综合征（ARDS）

ARDS 是严重的肺损伤导致的急性炎症反应，肺泡－毛细血管屏障受损，导致弥漫性肺泡浸润、肺水肿，严重影响氧合能力，常由败血症、创伤、吸入性损伤等引发。

3. 肺水肿

（1）心源性肺水肿：心力衰竭导致血液回流受阻，肺静脉压力升高，液体渗出至肺泡，影响氧气交换。

（2）非心源性肺水肿：常见于急性肺损伤或毒性吸入，导致肺泡被液体填充，阻碍气体交换。

（二）高碳酸血症性呼吸衰竭（Ⅱ型）

1. 慢性阻塞性肺疾病（COPD）

COPD 是高碳酸血症型呼吸衰竭的常见病因。由于气道阻塞和肺部过度膨胀，呼吸肌疲劳导致二氧化碳无法充分排出，发生二氧化碳潴留。

2. 中枢神经系统抑制

（1）药物中毒：如阿片类药物过量、镇静剂过量，抑制呼吸中枢，导致呼吸频率下降，通气不足，二氧化碳潴留。

（2）脑血管意外：如脑出血、脑梗死等，影响呼吸中枢功能，引起呼吸驱动减弱。

3. 胸壁疾病

（1）严重胸廓畸形：如脊柱侧弯或胸廓发育异常，导致肺部膨胀受限，呼吸肌疲劳，通气不足，二氧化碳潴留。

（2）外伤：如多根肋骨骨折（连枷胸），导致胸廓运动受限，影响肺泡通气。

（三）混合性呼吸衰竭

1. 慢性阻塞性肺疾病急性加重

COPD 急性加重时，患者不仅表现为气道阻塞、二氧化碳潴留，还因气体交换受损导致严重低氧血症。

2. 重症哮喘

哮喘急性发作时，气道严重狭窄和支气管痉挛导致通气量下降，氧气供应减少，二氧化碳排出受限，引发混合性呼吸衰竭。

3. 胸腔疾病

张力性气胸、大面积肺不张、大量胸腔积液等可同时引起肺泡通气和氧合障碍，导致低氧血症和高碳酸血症。

二、临床表现

（一）低氧性呼吸衰竭的临床表现（Ⅰ型呼吸衰竭）

1. 呼吸急促

由于血氧水平下降，机体通过增加呼吸频率来补偿低氧，因此患者常表现出呼吸急促，呼吸频率明显增快，甚至达到每分钟 30 次以上。

2. 呼吸困难

患者常感到呼吸费力，尤其是在运动后或病情加重时。严重的呼吸困难可能在休息时出现，并伴随胸闷、气促等表现。

3. 发绀

发绀是低氧血症的典型表现，特别是当动脉血氧分压显著下降时，患者的口唇、甲床和皮肤可出现发紫、发青的情况。

4. 精神状态改变

低氧血症可能影响中枢神经系统，导致患者出现意识模糊、定向障碍、嗜睡、烦躁不安，甚至可导致谵妄或昏迷。

5. 心动过速

血氧不足时，机体会通过增加心率以增强组织氧供，因此患者常表现为心动过速，心率常超过 100 次 / 分。

（二）高碳酸血症型呼吸衰竭的临床表现（Ⅱ型呼吸衰竭）

1. 头痛

二氧化碳潴留可导致脑血管扩张，引起头痛，尤其在早晨时更加明显（晨起头痛），这是由于夜间通气不良引起的二氧化碳潴留。

2. 嗜睡和意识模糊

高碳酸血症可直接作用于中枢神经系统，导致患者出现意识模糊、嗜睡，甚至严重时可发展为昏迷（即 CO_2 麻醉）。

3. 呼吸减慢

在高碳酸血症的早期，患者可能会有呼吸急促，但随着二氧化碳潴留加重，呼吸驱动减弱，呼吸变得缓慢而浅表，甚至可能出现呼吸暂停。

（三）混合性呼吸衰竭的临床表现

1. 呼吸急促、呼吸困难

由于同时存在低氧血症和二氧化碳潴留，患者的呼吸急促和呼吸困难症状通常更加严重，可能需要通过辅助呼吸来维持气体交换。

2. 意识障碍

混合型呼吸衰竭时，患者的意识障碍表现更加明显，包括嗜睡、昏迷等，提示中枢神经系统受损。

3. 心血管症状

患者常表现为心动过速，可能伴有低血压、心力衰竭等症状，反映心血管系统受低氧和高碳酸血症的影响。

三、护理

（一）护理评估

1. 健康史

（1）既往病史：了解患者是否有慢性呼吸系统疾病（如慢性阻塞性肺疾病、哮喘、肺纤维化等）、心血管疾病（如心力衰竭）或神经肌肉疾病（如肌萎缩性侧索硬化症、重症肌无力）等基础疾病。询问患者的既往感染史，如是否有肺炎、肺栓塞、气胸或其他呼吸道感染。

（2）现病史：评估患者急性呼吸衰竭的诱因，如急性肺部感染、创伤、吸入性损伤、药物过量或外科手术后等。

2. 身体状况

（1）血氧饱和度：使用脉搏氧饱和度监测仪持续监测血氧饱和度（SpO_2）。正常情况下应保持在95%以上，低于此数值提示低氧血症，特别是当 SpO_2 持续低于90%时，应及时干预。

（2）心率和血压：监测患者的心率和血压，急性呼吸衰竭常伴随心动过速，且严重缺氧可导致低血压或休克。评估有无心律失常，缺氧和二氧化碳潴留可能引发心功能障碍。

（3）体温：定期检测患者的体温，特别是在感染引发急性呼吸衰竭时，发热是常见表现。若体温过高，可能加重患者的代谢负担，进一步影响呼吸功能。

3. 辅助检查

（1）动脉血气分析（ABG）：是评估急性呼吸衰竭的金标准。评估患者的动脉氧分压（PaO_2）、二氧化碳分压（$PaCO_2$）、pH、氧合指数等指标。

①低氧血症：$PaO_2 < 60mmHg$。

②高碳酸血症：$PaCO_2 > 50mmHg$。

③酸碱平衡失调：可能出现代谢性酸中毒或呼吸性酸中毒。

（2）血常规：监测白细胞计数，评估是否有感染的迹象，特别是在肺部感染是急性呼吸衰竭的诱因时，白细胞计数升高常提示感染。

（3）电解质：评估钠离子、钾离子、钙离子等电解质水平，电解质紊乱可导致呼吸肌无力，影响呼吸功能。

（4）胸部影像学检查：胸部 X 线检查或 CT 扫描是评估急性呼吸衰竭的关键手段，检查是否有肺炎、肺水肿、肺不张、气胸等可能引发呼吸衰竭的原因。

4. 心理-社会状况

（1）焦虑与恐惧：急性呼吸衰竭患者常伴有焦虑、恐惧，尤其在呼吸困难明显时。评估患者的心理状态，观察是否出现情绪紧张或恐慌表现。

（2）心理支持需求：评估患者及其家属的心理支持需求，帮助患者理解病情，并通过情绪安抚和心理疏导减轻其心理负担。

（二）护理措施

（1）将患者安置在空气流通、温湿度适宜的病室内，定期进行空气消毒，防止交叉感染。

（2）给予舒适的半坐卧位。衣服要轻软，注意保暖，给予高蛋白、易消化饮食。

（3）备齐抢救物品和药物，如抢救车、吸痰器、氧气、输液器、人工呼吸机、气管切开包及呼吸兴奋剂、支气管解痉剂。

（4）保持呼吸道通畅：①对神志清醒有咳嗽能力的患者，应鼓励多饮水、多进食，保证有体力咳嗽。②对咳嗽反应差无力咳嗽排痰者、可采用鼓、翻、拍、雾的方法。鼓：督促患者做深呼吸，鼓励患者咳嗽排痰。翻：鼓励患者翻身，以利于排痰。拍：自下而上的拍击患者背部，使痰栓脱离气管壁而咳出。雾：用超声雾化湿润气管，使积痰易于排出。③对神志朦胧或昏迷患者，应及时采用气管插管或气管切开，可直接吸痰。④气道湿化。每 1～2 小时一次，每次 1～2mL。

（三）健康教育

（1）教导患者及其家属识别急性呼吸衰竭的常见症状，包括呼吸急促、呼吸困难、发绀、意识模糊、头痛和嗜睡等表现，强调及时识别这些症状并尽早就医的重要性。

（2）强调戒烟对呼吸系统健康的至关重要性。教导患者及其家属了解吸烟不仅损伤肺功能，还会加重呼吸系统疾病，增加呼吸衰竭复发的风险。

（3）避免吸入空气污染、粉尘、化学物质等可能加重呼吸道刺激的物质，改善生活环境的空气质量。

（4）指导患者保持充足的水分摄入，帮助稀释呼吸道分泌物，促进排痰。特别是使用机械通气的患者，保持气道湿润有助于预防并发症。

第七节　肾衰竭

肾衰竭是指肾功能严重损伤，无法正常清除血液中的代谢废物、调节水电解质平衡及维持酸碱平衡，导致体内代谢废物积累和水、电解质紊乱和酸碱平衡失调。肾衰竭根据病程长短和病情进展情况可分为急性肾衰竭（ARF）和慢性肾衰竭（CRF）。

一、病因

（一）急性肾衰竭（ARF）的病因

1. 肾前性肾衰竭

（1）低血压或休克：大出血、重度脱水、感染性休克等导致血压骤降，肾血流量急剧减少。

（2）心功能不全：心力衰竭或心肌梗死引起的心脏泵功能障碍，导致肾供血不足。

（3）肝衰竭：肝肾综合征中，严重的肝衰竭会影响肾血流，导致肾功能下降。

（4）药物作用：如使用非甾体类抗炎药（NSAIDs）、血管紧张素转化酶抑制剂（ACEI）等会减少肾血流量。

2. 肾性肾衰竭

（1）急性肾小管坏死（ATN）：由肾缺血（如休克、手术）或毒性损伤（如药物、造影剂、中毒）引发。

（2）肾小球肾炎：急性肾小球炎症（如急性链球菌感染后肾炎）导致肾小球损伤，影响肾功能。

（3）急性间质性肾炎：常由药物过敏（如抗生素、非甾体类抗炎药）、感染或自身免疫反应引发，导致肾小管和间质损伤。

3. 肾后性肾衰竭

（1）尿路结石：导致输尿管阻塞，尿液无法顺利排出，肾盂内压力升高，影响肾功能。

（2）前列腺肥大或肿瘤：压迫尿道，影响尿液排泄。

（3）肿瘤压迫：如盆腔肿瘤或膀胱肿瘤压迫尿路。

（4）神经源性膀胱：神经系统疾病导致膀胱功能障碍，引发尿潴留。

（二）慢性肾衰竭（CRF）的病因

1. 糖尿病肾病

糖尿病肾病是慢性肾衰竭的主要病因，长期高血糖状态下，肾小球基底膜增厚、硬化，导致肾小球滤过功能下降，最终引发肾衰竭。

2. 高血压肾病

长期高血压会导致肾小动脉硬化、肾小球损伤，肾结构破坏，肾功能逐渐下降，导致慢性肾衰竭。

3. 慢性肾小球肾炎

慢性肾小球肾炎是慢性肾衰竭的常见病因之一，肾小球长期受炎症损伤，导致肾小球纤维化、硬化，最终发展为肾衰竭。

4. 多囊肾病

多囊肾病是一种遗传性疾病，肾内形成多个囊肿，压迫正常肾组织，影响肾功能，最终导致慢性肾衰竭。

5. 慢性间质性肾炎

由长期使用药物（如止痛药、抗生素）或慢性尿路感染导致的肾间质和肾小管长期炎症，最终引发慢性肾功能损害。

二、临床表现

（一）急性肾衰竭的临床表现

1. 尿量异常

（1）少尿或无尿：急性肾衰竭患者常表现为尿量显著减少（＜400mL/24h），甚至出现无尿（＜100mL/24h）。

（2）多尿期：随着病情改善，患者可能进入多尿期，尿量显著增多（＞3000mL/24h），但此时肾功能尚未完全恢复，可能伴随电解质紊乱。

2. 电解质紊乱

（1）高钾血症：肾衰竭时，肾无法有效排出钾离子，导致血钾升高（高钾血症），表现为心动过缓，严重时可引发心搏骤停。

（2）低钠血症：体液稀释或肾功能障碍可能引发低钠血症，表现为头痛、恶心、乏力和意识模糊等症状。

（3）高磷血症和低钙血症：由于肾无法排泄磷酸盐，血磷升高，同时低钙血症导致神经肌肉症状，如抽搐、手足搐搦等。

3. 尿毒症症状

（1）恶心、呕吐：代谢废物积累刺激胃肠道，引发恶心、呕吐和食欲下降。

（2）意识障碍：尿毒症毒素作用于中枢神经系统，导致意识模糊、嗜睡、谵妄，甚至昏迷。

（3）皮肤瘙痒：尿毒症毒素通过皮肤排出，可能引发皮肤瘙痒，尤其在晚期尿毒症中常见。

4. 呼吸困难

肾衰竭引起液体潴留、代谢性酸中毒和电解质紊乱，导致肺水肿、呼吸急促、胸闷等表现，严重者可发生呼吸衰竭。

（二）慢性肾衰竭的临床表现

1. 尿量变化

（1）多尿期：早期慢性肾衰竭患者可能表现为多尿，特别是在夜间尿量增多（夜尿增多）。

（2）少尿或无尿：晚期患者尿量减少，可能发展为少尿或无尿。

2. 电解质紊乱

（1）高钾血症：慢性肾衰竭晚期常见，表现为心动过缓，甚至可能引发猝死。

（2）低钙血症和高磷血症：肾功能下降时，磷无法有效排泄，血磷升高，钙磷代谢失调，导致低钙血症，引发骨骼病变（如肾性骨病）和手足搐搦。

3. 代谢性酸中毒

慢性肾衰竭患者体内酸性代谢产物积累，代谢性酸中毒表现为呼吸急促、乏力、头晕，严重时可能导致昏迷。

4. 尿毒症表现

（1）恶心、呕吐、食欲下降：代谢废物积累刺激消化系统，导致食欲下降、消化不良。

（2）意识障碍：尿毒症毒素作用于中枢神经系统，表现为记忆力减退、嗜睡、精神异常、意识模糊等，严重者可出现昏迷。

（3）皮肤瘙痒：慢性肾衰竭患者常有顽固的皮肤瘙痒，可能与尿毒症毒素积聚有关。

三、护理

（一）护理评估

1. 健康史

（1）既往病史：了解患者是否有慢性肾病、糖尿病、高血压、肾炎、泌尿系统感染等慢性基础疾病。询问患者是否有长期药物使用史，特别是使用肾毒性药物（如非甾体类抗炎药、抗生素、造影剂等）的历史。

（2）现病史：评估急性肾衰竭的诱因，如近期是否有感染、手术、创伤、药物使用、休克等情况。对于慢性肾衰竭患者，评估病程进展和是否有近期病情加重的迹象。

2. 身体状况

（1）血压：肾衰竭患者常伴随高血压，应定期监测患者的血压水平，特别是观察是否有顽固性高血压，需要根据血压变化调整治疗方案。注意是否有低血压，尤其是急性肾衰竭患者，低血压可能提示休克或严重的液体丢失。

（2）心率：监测患者的心率，肾衰竭伴随电解质紊乱（如高钾血症）时，可能引发心动过缓，应密切观察心电图变化。

（3）呼吸：评估患者的呼吸频率和呼吸状态，代谢性酸中毒时，患者可能出现深而快的呼吸（库斯莫尔呼吸），提示酸碱平衡失调加重。

3. 辅助检查

（1）肾功能检查：定期检测患者的血清肌酐、尿素氮（BUN），这些是评估肾功能损害程度的重要指标，肾功能恶化时数值明显升高。

（2）电解质与血气分析：监测患者的血钾、血钠、血磷、血钙，评估是否存在电解质紊乱，并根据需要调整治疗方案。动脉血气分析可以帮助评估酸碱平衡状态，特别是在代谢性酸中毒时应及时干预。

（3）血常规：检查患者的血红蛋白和红细胞计数，评估是否有贫血，尤其是慢性肾衰竭患者，贫血是常见并发症，应根据结果进行治疗。

4. 心理－社会状况

（1）肾衰竭患者常伴有焦虑、抑郁等情绪问题，尤其在面临长期透析或器官移植时，患者的心理压力较大。护理人员应积极评估患者的心理状态，提供心理支持。

（2）评估患者及其家属对于疾病的适应能力，帮助患者及其家属了解病情，正确面对疾病，鼓励患者积极配合治疗。

（二）护理措施

1. 少尿期护理

（1）将患者置于单人房间，每日进行空气消毒，以防感染。绝对卧床休息，有昏迷抽搐者加床挡，防止坠床。

（2）严格记录出入量，少量期应严格控制进水量。每日进水量＝前一日液体排出量＋500mL。

（3）饮食护理：热量根据年龄及体重而定。一般每日 $35 \sim 40$ kcal/kg，蛋白质控制在每日 $0.25 \sim 0.50$ g/kg。避免高钾、高钠食物。

（4）严密观察：①尿量，注意水中毒表现，如全身水肿、高血压、肺水肿，脑水肿。②高钾血症、低钠血症、低钙血症、代谢性酸中毒的表现。③尿毒症的表现，如呕吐、头痛、乏力、昏迷、抽搐等。

2. 多尿期护理

多尿期患者并未脱离危险，护理的重点是防止水和电解质紊乱，故仍按少尿期治疗原则处理。补液量只要为出水量的 $1/3 \sim 1/2$ 即够，但要补充钾盐。待尿素氮、肌酐下降后逐步增加蛋白质，以促进组织修复。

3. 恢复期护理

逐步增加活动量。锻炼身体，加快机体恢复，补充营养，避免感染，定期观察肾功能变化。

（三）健康教育

（1）解释肾衰竭的主要症状，包括尿量异常、疲劳、恶心、呕吐、呼吸困难、水肿等。教育患者及其家属识别这些症状，并及早就医。

（2）向患者及其家属解释肾衰竭治疗中使用的药物，如降血压药物、利尿剂、降磷药物、钙剂、促红细胞生成素等。帮助患者理解每种药物的作用，并指导患者按时按量服药，避免擅自调整剂量或停药。

（3）对于需要透析的患者，解释透析的原理和目的，帮助患者了解血液透析或腹膜透析的操作流程。教育患者及其家属如何做好透析期间的护理，如透析管路的护理、预防感染、检测体重和尿量等。

第八节　脑出血术后

脑出血术后是患者经历了颅内出血手术干预后的重要恢复阶段。此时，术后护理和健康教育尤为关键，以预防并发症、促进康复并帮助患者恢复日常生活。

一、病因

脑出血（ICH）是指脑内血管破裂导致血液进入脑组织，引起神经功能障碍的疾病。脑出血的病因复杂，多与血管的病理变化或损伤有关。以下是脑出血的常见病因。

（一）高血压

高血压是脑出血的主要原因，尤其是长期控制不良的高血压患者。持续的高血压可导致脑部小动脉壁发生退行性病变，变得脆弱，容易破裂出血。常见的出血部位包括基底节、丘脑、脑桥和小脑等。

（二）脑血管畸形

（1）脑动静脉畸形（AVM）：脑动静脉直接相连而无正常毛细血管网的脑血管畸形，血管壁较脆弱，容易破裂出血。

（2）动脉瘤：动脉壁的局部扩张形成动脉瘤，当动脉瘤破裂时会引起脑出血，通常位于颅内的动脉血管处。

（3）海绵状血管瘤：一种先天性血管畸形，血管壁较薄，容易破裂出血。

（三）脑淀粉样血管病

脑淀粉样血管病多见于老年人，尤其是伴有阿尔茨海默病的患者。淀粉样物质沉积在脑血管壁上，使血管脆性增加，容易发生小动脉出血，导致脑皮质或皮质下出血。

（四）外伤

头部外伤是导致脑出血的重要原因，尤其在年轻人或老年人中更为常见。外伤后可能引起硬膜下出血、硬膜外出血或脑内出血，出血的部位和量取决于受伤的严重程度。

（五）凝血功能障碍

凝血功能障碍导致血管易破裂，出血不易停止。常见于血友病、特发性血小板减少性紫癜（ITP）、肝病患者，或长期服用抗凝药物（如华法林、阿司匹林）的患者。抗血栓治疗或溶栓治疗也可能引发脑出血，尤其是剂量控制不当时。

（六）肿瘤出血

部分脑肿瘤（如胶质瘤、脑膜瘤）可能因肿瘤内血管异常或肿瘤侵蚀血管而发生出血，尤其是在肿瘤病灶较大或恶性程度较高的情况下。

（七）药物和毒物

（1）抗凝药物（如华法林）和抗血小板药物（如阿司匹林、氯吡格雷）可能增加脑出血的发生风险，尤其是长期或大剂量使用时。

（2）非法药物，如安非他命、可卡因等兴奋剂可引起血压急剧升高，导致脑血管破裂出血。

二、临床表现

脑出血的临床表现主要取决于出血的部位、出血量、出血的速度及患者的基础健康状况。通常，脑出血起病急骤，病情进展迅速。以下是常见的脑出血临床表现。

（一）突发的剧烈头痛

头痛是脑出血的常见首发症状，患者常形容为突发的、剧烈的头痛，如"爆裂样"疼痛，特别是当出血发生在蛛网膜下隙时，头痛尤为明显。头痛往往伴有恶心和呕吐。

（二）意识改变

意识障碍是脑出血的重要表现，严重的出血可引发昏迷，患者可能迅速失去意识。轻度的意识改变包括嗜睡、困倦、意识模糊，重度时可能出现昏迷。这种意识障碍的出现速度取决于出血量和部位。

（三）恶心和呕吐

恶心、呕吐常伴随头痛一起出现，呕吐通常为喷射状。这是由于颅内压增高引发的症状，尤其是出血量较大时更为常见。

（四）神经功能缺损

（1）肢体瘫痪：脑出血常引起单侧肢体瘫痪（偏瘫），表现为一侧肢体无力、不能活动，通常出现在对侧肢体（即出血在右侧大脑，左侧肢体瘫痪）。

（2）面部瘫痪：患者可能表现为面部肌肉瘫痪，常伴有口角歪斜，尤其是面部表情的活动受限。

（3）感觉障碍：部分患者可能有麻木、感觉减退等感觉障碍，主要表现为对侧的肢体。

（4）言语障碍：如果出血位于语言中枢（如左侧大脑额叶或颞叶），患者可能出现言语障碍，包括失语症或构音困难，即无法正常理解或表达语言。

（5）视觉障碍：包括视野缺损、复视等，特别是当出血涉及视觉传导通路时。

（五）颅内压增高症状

颅内压增高是大脑内出血的常见并发症，表现为头痛、恶心、呕吐，伴随意识障碍。严重的颅内压增高可能引起瞳孔不等大、视盘水肿和脑疝，脑疝的发生是导致死亡的重要原因之一。

（六）心血管和呼吸系统症状

（1）血压升高：脑出血患者常有急性血压升高，这是由于颅内压增加引发的代偿性反应。血压过高也可能加重脑出血。

（2）呼吸异常：严重脑出血时，患者可能出现呼吸急促或不规则，甚至出现呼吸衰竭，尤其是脑干出血时。

（3）心律失常：严重的脑出血可能导致心功能障碍，出现心动过缓或其他心律失常。

（七）特殊部位脑出血的表现

1. 基底节区出血

（1）偏瘫：常见表现为对侧肢体瘫痪。

（2）偏身感觉障碍：出血累及基底节区时常伴有对侧感觉障碍。

（3）意识障碍：基底节区大出血可迅速引发昏迷。

2. 脑干出血

（1）意识丧失和昏迷：脑干是生命中枢所在，出血可迅速引起昏迷甚至猝死。

（2）呼吸衰竭：脑干出血时，呼吸中枢受损，可能出现呼吸急促或停止。

（3）瞳孔改变：脑干出血常引起瞳孔不等大，甚至瞳孔固定。

3. 小脑出血

（1）共济失调：患者走路不稳，难以协调四肢动作。

（2）眩晕、呕吐：小脑出血常伴有严重的眩晕和呕吐。

（3）颅内压增高：小脑出血可导致颅内压升高，危及生命。

4. 皮质出血

（1）癫痫发作：大脑皮质出血时，常引发局灶性或全身性癫痫发作。

（2）感觉和运动障碍：出血累及运动区或感觉区时，会导致对侧肢体的瘫痪或感觉丧失。

三、护理

（一）护理评估

1. 健康史

（1）既往病史。

①高血压：是脑出血最常见的危险因素。长期未控制的高血压会导致小动脉硬化、脆弱，增加出血风险。

②脑血管疾病：如动脉瘤、动静脉畸形（AVM）、脑动脉硬化等，这些病变可能导致血管壁的破裂，造成脑出血。

③糖尿病：患者血管脆性增加，可能导致出血风险增加。

（2）用药史。

①抗凝药物：如华法林、肝素等抗凝剂，或阿司匹林等抗血小板药物，可能增加脑出血风险，尤其是在剂量控制不当或伴有创伤时。

②抗高血压药物：高血压患者若用药不规律或突然停药，可能导致血压波动过大，引发脑出血。

2. 身体状况

（1）意识状态。

术后需要评估患者的意识水平，使用格拉斯哥昏迷评分（GCS）检测患者的意识变化。观察患者是否有意识模糊、嗜睡或昏迷的情况，及时发现和处理术后脑水肿或出血的迹象。

（2）神经功能。

①肢体活动能力：评估术后患者的肢体活动情况，观察是否有肢体瘫痪、无力或感觉障碍，尤其是对侧肢体功能。

②言语能力：评估患者术后的语言功能，特别是在语言中枢附近的手术后，观察是否有失语或构音障碍。

3. 辅助检查

（1）血压监测：血压波动是术后最重要的监测内容之一，血压过高可能引发再次出血，而血压过低可能导致脑灌注不足。通常建议将血压控制在适宜范围内（如收缩压在 120～140mmHg 之间），避免大幅波动。

（2）心率和呼吸：密切监测心率、呼吸频率和节律，评估有无心律失常或呼吸困难的迹象，尤其是在术后脑水肿或并发脑疝时，可能导致呼吸衰竭。

（3）颅内压监测：部分患者术后需要持续监测颅内压，观察是否有颅内压升高的迹象，如剧烈头痛、恶心、呕吐、视盘水肿等。颅内高压是引发再次出血或脑疝的危险因素。

4. 心理–社会状况

（1）术后心理护理非常重要，尤其是对患者及其家属的心理支持。评估患者的焦虑、抑郁等情绪，提供必要的心理干预和支持。

（2）根据患者的恢复情况，制定康复计划，包括物理治疗、语言治疗等，促进功能恢复。

（3）评估患者家庭及社会支持系统，确定其出院后的护理需求，是否需要长期护理或康复设施的帮助。

（二）护理措施

（1）定期检查术后头皮切口及伤口愈合情况，观察是否有红肿、渗液、感染等迹象，保持切口清洁、干燥，预防术后感染。

（2）术后早期进行被动肢体活动，避免长期卧床导致的肌肉萎缩和关节挛缩。逐渐开始主动运动，促进患侧肢体的恢复。康复护理训练包括床上活动、坐立、站立及行走训练，根据患者的耐受情况，逐渐增加运动强度。

（3）如果术后患者出现言语障碍，应进行言语训练，通过发音练习、语音理解训练，帮助患者逐渐恢复语言表达能力。

（4）帮助患者进行日常生活能力训练，如穿衣、吃饭、洗漱等自理能力的恢复训练，逐步增强患者的独立生活能力。

（三）健康教育

1. 疾病知识教育

向患者及其家属解释脑出血的原因、术后恢复的过程及可能的并发症，帮助他们理解术后的恢复阶段需要耐心，并遵循医生的建议进行康复。

2. 血压管理

教导患者及其家属术后血压管理的重要性，按时服用降压药物，避免剧烈情绪波动，定期检测血压，确保血压控制在医生建议的范围内。

3. 饮食调控

（1）建议术后患者保持低盐、低脂饮食，避免高胆固醇、高盐食物的摄入，促进血压平稳，并降低心脑血管事件的发生风险。

（2）鼓励摄入富含纤维素、维生素和抗氧化物质的食物，帮助维持机体健康。

第四章 感染科疾病患者的护理

第一节 流行性感冒

流行性感冒（简称流感）是一种由流感病毒引起的急性呼吸道传染病，具有高度传染性和季节性，通常在冬春季节高发。流感可引起轻度到严重的症状，特别是在老年人、儿童、孕妇及患有慢性疾病的人群中，可能导致严重并发症，甚至死亡。

一、病因

（一）流感病毒类型

（1）A 型流感病毒：是最常见的流感病毒，感染广泛，可感染人类、鸟类和部分哺乳动物。A 型流感病毒的特点是变异性强，容易通过抗原漂移（小变异）和抗原转变（大变异）引发新的流行株。抗原转变有时会导致全球性的流感大流行（如 2009 年的 H1N1 流感）。

（2）B 型流感病毒：主要感染人类，变异性相对较低，通常导致季节性流感流行。B 型流感病毒通常不会引发全球性大流行，但可以导致严重的流行爆发。

（3）C 型流感病毒：较少引起人类感染，通常只导致轻微的呼吸道疾病，不会引发大规模流行。

（4）D 型流感病毒：主要感染牲畜，尚未发现感染人类。

（二）传播途径

（1）空气传播：流感病毒通过感染者的咳嗽、打喷嚏或说话时产生的飞沫传播，健康人通过吸入这些飞沫而感染。

（2）接触传播：病毒可通过接触被污染的物体表面（如门把手、键盘等）传染，手接触病毒后再触摸眼、鼻、口腔等部位，导致感染。

（3）密切接触传播：与流感患者近距离接触，如拥抱、亲吻或使用共同的物品等，病毒可通过黏膜进入人体。

（三）高危因素

（1）变异性强：流感病毒，尤其是 A 型流感病毒，通过抗原漂移和抗原转变，产生新的病毒株，使人群难以形成长期免疫力，每年需更新疫苗来应对新的病毒株。

（2）宿主广泛：A 型流感病毒不仅可以感染人类，还能感染多种动物，如禽类、猪、马等，这增加了跨物种传播的可能性。某些病毒株在动物体内发生基因重组后，可以传播给人类，导致新型病毒的出现。

（3）免疫力降低人群：老年人、婴幼儿、孕妇、免疫系统功能低下者及患有慢性疾病（如糖尿病、心肺疾病）的人群更易感染流感病毒，且病情可能更严重。

（四）环境因素

（1）季节性：流感具有季节性，通常在冬春季节高发。寒冷、干燥的天气更有利于流感病毒的传播，而人们在冬季更常聚集在室内，增加了感染的机会。

（2）人口密集度：在学校、工作场所、公共交通等人员密集的地方，流感病毒传播更快。

（3）空气质量：空气质量差、空气污染会降低呼吸道的防御能力，增加流感感染的可能性。

二、临床表现

（一）全身症状

（1）发热：是流感的典型症状之一，体温通常在 38～40℃，并伴随寒战和盗汗。发热持续 3～5 日。

（2）乏力：患者通常感到极度疲劳，虚弱感显著，通常持续数日甚至数周。

（3）头痛、肌肉酸痛：头痛常见，尤其是前额及后枕部。全身肌肉关节疼痛，常见于背部和四肢。

（二）呼吸道症状

（1）咳嗽：常见于初期，多为干咳，后期可出现咳痰。咳嗽往往较剧烈，持续时间长。

（2）咽喉痛：是流感的常见症状之一，常伴随咳嗽而加重。

（3）鼻塞、流涕：通常较轻，不如普通感冒时明显，但仍可能出现。

（三）并发症

（1）肺炎：流感病毒可导致病毒性肺炎，严重时还可继发细菌性肺炎。

（2）心脏并发症：某些患者可能出现心肌炎或心包炎。

（3）神经系统并发症：如脑炎、脑膜炎等，尤其在免疫力低下的患者中。

（4）其他并发症：包括急性呼吸窘迫综合征、肾功能损害等。

三、护理

（一）护理评估

1. 健康史

（1）病程：了解患者的流感病史，包括发病时间、症状的持续时间和发展情况。

（2）既往病史：询问患者有无慢性基础疾病，如糖尿病、慢性阻塞性肺疾病、心脏病等，这些疾病会增加流感的病程和风险。

（3）疫苗接种情况：了解患者是否接种了流感疫苗，接种时间及剂量。

（4）变态反应史：包括对药物或疫苗的过敏情况。

2. 身体状况

（1）发热情况：记录患者体温，特别是高热情况，注意发热的持续时间和退热反应。持续高热超过 3 日，可能提示并发症。

（2）呼吸频率与模式：评估患者的呼吸状况，包括呼吸频率、深度、是否有呼吸困难或呼吸急促。

（3）咳嗽与痰液：记录咳嗽的频率、性质（干咳或咳痰），痰液的颜色、量、性质（如有无脓性痰）。

（4）血氧饱和度：监测患者的血氧饱和度，特别是对有呼吸困难或慢性肺病的患者，低氧血症可能提示肺炎等并发症。

（5）心率与血压：高热可能导致心率加快，因此需要监测患者的心率和血压，观察是否有心律失常或血压波动，尤其是高危患者。

（6）心脏并发症：评估是否有胸痛、心悸等症状，防止出现心肌炎或心包炎等流感并发症。

3. 辅助检查

（1）血液检查：观察白细胞计数、C 反应蛋白、血氧饱和度等指标，以评估感染的严重性。

（2）影像学检查：必要时进行胸部 X 线检查或 CT 扫描，以评估是否存在肺部感染或其他并发症。

4. 心理－社会状况

（1）焦虑与压力：流感的急性发作及可能并发的病情恶化，可能给患者及其家属带来心理压力和焦虑，应关注患者的情绪变化。

（2）家庭支持：评估患者的社会支持系统，了解家属在患者护理中的参与程度，以及家庭对患者病情的理解和支持程度。

（二）护理措施

1. 基础护理

（1）隔离：呼吸道隔离至退热后 48 小时。在流感流行时，尽可能隔离患者，将患者安置在单人病房室内，注意通风换气，照料和护理患者时应戴口罩、洗手，防止交叉感染。

（2）环境与休息：协助患者采取舒适体位，高热患者卧床休息。保持环境安静，室温在 16～18℃，湿度 60% 左右，房间通风良好。

（3）饮食护理：嘱患者多饮水，给予易消化、营养丰富、富含维生素的清淡流质或半流质食物。忌食辛辣、刺激性强的食物。

（4）高热的护理：嘱患者卧床休息，多饮温开水，4 小时测体温一次。体温 39℃以上者采取头部冷敷、乙醇擦浴等物理降温措施或遵医嘱酌情使用退热剂，退热时应注意防止患者因出汗过多而虚脱，进食和饮水较少的患者，应遵医嘱给予静脉补液，以维持患者的体液平衡。

（5）咳痰的护理：及时清除呼吸道分泌物，定时帮助患者翻身、拍背、鼓励有效咳嗽，痰液黏稠者多饮水，或遵医嘱给予超声雾化吸入以稀释痰液。

2. 专科护理

（1）严密观察病情变化：密切观察患者发热的程度及持续时间，发热可高达39～40℃，单纯型流感3～4日内退热，肺炎型流感可持续发热3～4周。

（2）并发症的观察：观察患者上呼吸道症状及全身中毒症状。流感患者如合并慢性心肺疾病者应密切观察发热的程度、持续时间，有强烈咳嗽、血性痰或脓性痰、呼吸困难、发绀、双肺干湿啰音等警惕细菌性肺炎和急性支气管炎的发生。监测生命体征，及早发现中毒性休克，注意患者有无面色苍白、心悸气短、乏力、多汗等心肌炎的表现。

（三）健康教育

（1）向患者介绍流感的诱因、传播途径、临床特征和隔离方法等。

（2）嘱患者经常开窗通风，保持病室空气清新。

（3）嘱患者秋冬季节根据气候变化加减衣裤，尽量避免去人群密集的公共场所。

（4）告知患者加强户外体育锻炼，提高抵抗力，食用营养丰富、清淡、易消化的食品，多饮水。

第二节　肺结核

肺结核（TB）是由结核分枝杆菌引起的慢性传染性疾病，主要影响肺部，但也可扩散到身体的其他部位。肺结核通常通过空气传播，当患者咳嗽、打喷嚏或说话时，细菌通过飞沫传播。

一、病因

（一）结核分枝杆菌的感染

（1）结核分枝杆菌：是结核病的直接病因，这是一种能够在宿主体内长期生存并且耐受许多免疫反应的病原菌。

（2）空气传播：是肺结核的主要传播途径。感染者在咳嗽、打喷嚏、说话或大声呼吸时，会将带有结核菌的飞沫排出体外，健康人吸入这些飞沫后可能被感染。

（二）免疫系统

（1）免疫力低下：当人体免疫系统无法有效控制结核菌时，潜伏感染可能发展成活动性肺结核。免疫功能低下的人群更容易发展成活动性结核病。

（2）艾滋病（HIV）患者：免疫力显著下降，是结核病的高危人群。结核病是HIV感染者的主要机会性感染之一。

（3）营养不良：导致免疫系统功能减弱，也增加了感染结核的风险。

（4）糖尿病：患者的免疫功能常受到影响，是结核病的易感人群之一。

（三）环境因素

（1）拥挤和不通风的环境：如监狱、贫民窟、难民营等，在这些地方生活和工作，增加了结核菌传播的机会。

（2）医疗环境暴露：在医疗环境中，未采取适当的防护措施时，医务人员可能接触到携带结核分枝杆菌的患者，增加感染风险。

（四）社会经济因素

（1）贫困和生活条件差：贫困人口由于生活环境不佳、营养不良、医疗资源匮乏，容易感染和传播肺结核。

（2）缺乏医疗资源：经济落后地区由于缺乏预防和治疗结核病的资源，结核病发病率较高。

（五）其他危险因素

（1）吸烟和过量饮酒：这些不良生活习惯会削弱呼吸道和免疫系统的防御功能，增加患结核病的风险。

（2）长时间使用免疫抑制剂：如接受器官移植或长期使用糖皮质激素的患者，免疫系统受到抑制，增加了结核感染的风险。

二、临床表现

（一）全身症状

（1）发热：结核患者常有长期低热，尤其是下午或晚上出现，通常伴有盗汗。部分患者可能有发热较高，但大多数为轻度发热。

（2）盗汗：特别是夜间盗汗常见，患者醒来时可能发现衣服和床单湿透。

（3）乏力：患者常感到全身疲倦、无力，即使在休息后症状也难以缓解。

（4）体重减轻：患者体重逐渐减轻，可能是由于食欲下降或慢性病程的消耗。

（5）食欲下降：许多患者伴有明显的食欲下降，进而导致体重减轻。

（二）呼吸系统症状

（1）咳嗽：是肺结核的典型症状，初期多为干咳，随着病情进展可能出现咳痰。咳嗽通常持续超过 3 周且逐渐加重。

（2）咯血：部分患者可出现咯血或痰中带血，特别是当肺部组织破坏严重时。咯血量从轻度痰中带血到大量咯血不等。

（3）胸痛：患者可能感到胸部不适或钝痛，尤其在咳嗽时或吸气深时加重。如果结核扩散到胸膜，还可能出现胸膜炎性疼痛。

（4）呼吸困难：当病变累及肺实质较多或伴有胸腔积液时，患者可能出现呼吸困难的症状。

（三）其他症状

（1）声音嘶哑：如果结核感染累及喉部，可能出现声音嘶哑。

（2）淋巴结肿大：部分患者可能出现颈部或其他部位的淋巴结肿大，尤其是在儿童和免疫力低下者中更为常见。

（3）胸腔积液：当肺结核扩展到胸膜时，可引起胸腔积液，导致胸痛和呼吸困难。

（四）特殊情况的表现

（1）慢性病程：在病程长、未及时治疗的情况下，结核可能导致严重的肺功能损害，出现慢性呼吸衰竭或慢性咳嗽、体重显著减轻、持续性低热等表现。

（2）结核播散：如果结核分枝杆菌通过血液播散至其他器官，可能出现结核性脑膜炎、肝脾结核、骨结核等其他部位的结核表现。这些患者的症状与结核感染的部位有关。

（五）并发症的表现

（1）肺部并发症：如大面积肺组织损伤、支气管扩张、肺不张、肺纤维化等，可能引起长期慢性咳嗽、咯血和呼吸困难。

（2）全身性并发症：如肺外结核播散至其他器官，可能出现多器官功能障碍，如肾结核、骨结核或脑膜炎等。

三、护理

（一）护理评估

1. 健康史

（1）既往病史：了解患者是否有结核病史、其他肺疾病（如慢性阻塞性肺疾病）、糖尿病或其他免疫抑制性疾病。

（2）接触史：评估患者是否有结核患者接触史，尤其是最近是否暴露于已知的结核患者环境中。

（3）疫苗接种史：询问患者是否接种过卡介苗（BCG）疫苗，以及接种时间。

（4）药物使用史：评估患者过去或目前是否正在使用可能影响免疫功能的药物（如糖皮质激素或免疫抑制剂）。

2. 身体状况

（1）咳嗽和咳痰：询问患者是否有长期咳嗽、咳痰的症状，记录咳嗽的持续时间、频率、痰液的颜色和量，特别注意是否有痰中带血。

（2）发热和盗汗：评估患者是否有长期的低热，特别是下午和夜间是否盗汗，发热持续时间及强度。

（3）体重减轻：监测患者近期的体重变化，评估体重减轻的幅度和速度，以及食欲是否下降。

（4）呼吸困难：评估患者的呼吸状况，是否有呼吸急促、胸闷或呼吸困难的情况，尤其是活动时的呼吸状况。

3. 辅助检查

（1）痰液检查和结核菌培养：评估痰液检查的结果，特别是痰涂片或痰培养中是否发现抗酸杆菌。确认患者是否为活动性肺结核。

（2）影像学检查：如胸部 X 线检查或 CT 扫描，了解肺部病变的范围和位置，是否存在空洞、浸润或纤维化等结核特征。

（3）血液检查：评估全血细胞计数、C 反应蛋白、红细胞沉降率等指标，判断患者是否存在全身性炎症反应或贫血。

（4）肝肾功能：在使用抗结核药物（如异烟肼、利福平等）期间，定期检测肝肾功能，以免药物对肝肾的损害。

4. 心理－社会状况

（1）情绪状态：了解患者对疾病的情绪反应，如焦虑、抑郁或恐惧，特别是对长期治疗和可能的隔离措施的情绪反应。

（2）社会支持系统：评估患者的家庭、工作和社会支持情况，了解是否有家庭成员或朋友可以提供帮助，是否需要社会服务支持。

（3）患者依从性：评估患者对治疗的依从性，包括对长期服药的接受程度，以及患者对疾病传染性和隔离要求的理解。

（二）护理措施

1. 基础护理

（1）隔离：按呼吸道传染病隔离。病区相对独立，环境布局合理，收治患者数量与建筑面积相匹配。进入患者环境的医务人员、家属等应戴防护口罩。

（2）休息：指导患者注意合理休息。肺结核活动期或咯血时应卧床休息，恢复期患者可以参加户外活动和适当锻炼。保证充足睡眠和休息的时间，做到劳逸结合。

（3）病室环境：保持病室安静、舒适，经常通风，维持病房适宜的温度、湿度，室温为 18 ～ 20℃，湿度 55% ～ 60%。

（4）饮食：维持足够营养，肺结核病是一种慢性消耗性疾病，进食高热量、高蛋白、富含维生素的食物、如牛奶、豆浆、鸡蛋、鱼、肉、豆腐、水果、蔬菜等，能增强机体抗病能力。向患者解释加强营养的重要性，每周测体重一次并记录，观察患者进食情况及营养状况。

（5）发热护理：密切监测体温，高热时可予以物理降温，必要时遵医嘱给予药物降温；做好患者的口腔护理。患者应以休息为主，以减少耗氧量，缓解头痛、肌肉酸痛等；患者出汗时，及时协助擦汗换衣，注意保暖，避免其受凉。

2. 专科护理

（1）咳嗽、咳痰护理。

指导患者做有效的咳嗽、咳痰，协助患者排痰，必要时遵医嘱给予抗生素或止咳、祛痰、化痰药物。肺结核患者咳嗽、咳痰与病情密切相关，早期轻症肺结核患者可无咳嗽或仅有轻微干咳或伴有少量白黏液痰；病变活动、空洞形成、并发支气管结核、支气管扩张时则咳嗽剧烈并伴有多量白黏痰，有时为血性痰，继发感染时则有脓性痰。

（2）咯血护理。

咯血量的多少与疾病严重程度不完全一致，少量间断咯血，不致造成严重后果，但可能是严重疾病或肿瘤的早期信号。一次大量咯血，可导致窒息。一次或 24 小时内咯血量在 100mL 以内为小量咯血；一次咯血量在 100mL 以上，或 24 小时内咯血量在 300mL 以内者，反复多次少量咯血，持续数日，为中量咯血；一次咯血量在 200mL 以上，或 24 小时内咯血量在 600mL 以上者，为大量咯血。

①咯血患者应卧床休息，避免不必要的交谈，以减少肺部活动度。一般静卧休息能使小量咯血自行停止。大量咯血时应绝对卧床休息，减少翻动，协助患者取患侧卧位，有利于健侧通气，可防止结核病灶扩散。

②指导患者咯血期间宜进凉或温的流质饮食，避免饮用浓茶、咖啡、酒等刺激性饮料；多饮水及食用富含纤维素的食物，以保持大便通畅。

（3）窒息的预防和抢救配合。

①窒息的预防：咯血时注意观察病情变化，准确记录咯血量，定时检测呼吸、血压、脉搏，了解双肺呼吸音的变化等。应指导患者进行有效咳嗽，嘱患者身心放松，不宜屏气，防止声门痉挛。禁用呼吸抑制剂、镇咳剂，以免抑制咳嗽反射及呼吸中枢，使血块不能咳出而发生窒息。准备好抢救用品，如吸痰器、鼻导管、气管插管、气管切开包等。对年老体弱、咳嗽无力、心肺功能不全的患者应注意其有无窒息先兆，一旦出现应立即用手指套上纱布将患者的喉、鼻部血块清除；如效果不明显，可使用张口器将舌牵出，清除积血，或用导管将呼吸道分泌物和血液吸出；严重者立即做气管插管或气管切开，以吸尽积血，保持呼吸道通畅。

②窒息的抢救配合：立即置患者于头低足高位，轻拍其背部以利于血块排出。清除口腔内血凝块，或迅速用鼻导管接吸引器插入气管内抽吸，以清除呼吸道内积血。必要时立即行气管插管或气管镜直视下吸取血块。气管血块清除后，若患者自主呼吸未恢复，应行人工呼吸、给高流量吸氧或按医嘱应用呼吸中枢兴奋剂，同时仍需要密切观察病情变化，监测血气分析和凝血时间，警惕再窒息的可能。

③观察患者呼吸变化：如呼吸频率、深度及发绀的情况。根据患者的病情给予不同流量氧气吸入，并观察用氧效果。同时了解患者血气指标。

（4）呼吸困难护理。

轻度呼吸困难患者常有疲乏、情绪紧张、失眠等现象；重症者由于缺氧、二氧化碳潴留，会出现烦躁不安、意识模糊、嗜睡甚至昏迷等现象。给予患者吸氧，保持呼吸道通畅，气道分泌物较多者应协助患者充分排出，以增加肺泡通气量。采取半卧位或端坐位，必要时设跨床小桌，以便患者休息减轻其呼吸困难。

（5）用药护理。

①抗结核药物的合理应用对结核病的控制起决定性作用。强调早期、联合、适量、规律、全程化学治疗的重要性。有计划、有目的地向患者及其家属介绍有关抗结核病药物知识，促患者遵医嘱按时服药。

②告知患者及其家属药物的不良反应，强调药物的治疗效果，鼓励患者坚持全程化学治疗，防止治疗失败而产生耐药结核病，增加治疗的困难和经济负担。

③应注意观察抗结核药物的不良反应，定时查肝功能，肾功能、血常规等，观察患者有无不良反应，如出现不良反应及时与医生联系，不得自行停药。

④耐多药结核病的治疗更应坚持早期、联合、适量、规律、全程的原则，尤其是要向患者宣传不规则治疗的危害性及对预后的影响，使患者在今后的治疗中能积极主动地接受治疗、配合治疗、规则治疗、完成治疗。患者及其家属切记服药要求和遵医嘱，做到按时按量不自行增减量或更改药物种类，不能漏服。对年龄偏大或记忆力减退的患者，应让家属全面了解所用药物的治疗作用及不良反应，以做好监督工作。由于临床患者对结核药物的耐受性不同、肝肾功能损害程度不同，以及耐药性结核杆菌的存在，因此治疗方案应个体化，要注意观察药物的不良反应，确保化疗的完成及提高耐药结核杆菌阴转率。

（三）健康指导

（1）宣传结核病的知识，预防传染。控制传染源，及早发现患者并登记管理，监督用药。切断传播途径，提高大众对结核病病因、传播途径、治疗和预防的认识，养成不随地吐痰的习惯。让耐药结核病患者了解耐药、耐多药结核的相关知识，增强患者战胜疾病的信心。

（2）宣传消毒隔离的方法，预防传染。严禁患者随地吐痰，避免对着他人咳嗽或打喷嚏。结核病患者应尽可能和家属分餐、分床、分碗、分毛巾等，物品定时消毒。

（3）向患者及其家属解释病情，坚持正确服药。介绍服药方法、药物的剂量、不良反应；详细说明坚持规律用药、全程用药的重要性，以取得患者及其家属的主动配合。

（4）嘱患者定期复查，检查肝功能和胸部 X 线片，便于了解病情变化，有利于治疗方案的调整。

（5）指导患者合理安排生活、保证充足的睡眠和休息时间。注意营养搭配和饮食调理，增加其机体抗病的能力，避免复发。

第三节　乙型肝炎

乙型肝炎是一种由乙型肝炎病毒（HBV）引起的肝感染疾病，可通过血液、性接触和母婴传播。乙型肝炎具有急性和慢性两种临床表现，严重时可导致肝硬化、肝衰竭或肝癌。

一、病因

（一）血液传播

（1）输血或血液制品：如果输注了受感染的血液或血液制品，可能导致感染乙型肝炎病毒，尤其是在未能有效筛查血液制品的情况下。

（2）共用注射器：吸毒者若共用注射器，或在医疗程序中使用不洁的针具，都可能导致乙肝病毒通过血液传播。

（3）医源性传播：医疗操作中的针刺、手术等如果没有严格的无菌措施，可能造成乙肝病毒的传播，如血液透析和外科手术。

（4）文身、穿刺或针灸：不洁的设备或未经消毒的器具在这些操作过程中可能导致感染。

（二）母婴传播

（1）垂直传播：乙型肝炎病毒可以在妊娠期间通过胎盘传染给胎儿，或在分娩过程中通过接触母亲的血液和体液传染给新生儿。这是乙肝传播的一个重要途径，尤其在乙肝高发地区。

（2）哺乳期传播：虽然通过母乳传播的风险较低，但母亲的乳头破损或出血时仍有一定感染风险。

（三）性传播

（1）无保护的性行为：与感染乙肝病毒的性伴侣进行无保护的性行为（包括阴道、肛门和口腔性行为)是乙肝的重要传播途径。病毒可以通过精液、阴道分泌物和血液传播。

（2）多个性伴侣或高风险性行为：如男男性行为、性工作者等感染乙肝的风险显著增加。

（四）密切接触传播

（1）日常生活中的密切接触：虽然乙肝病毒不会通过普通的接触（如握手、共餐）传播，但通过接触患者血液或体液的个人物品（如牙刷、剃须刀等）可能导致传播。

（2）伤口或皮肤破损处的接触：通过接触到感染者的血液或体液，特别是在皮肤破损或黏膜损伤的情况下，可能会引起乙肝感染。

（五）职业暴露

在处理患者血液或体液时，尤其是针刺伤、外科手术或护理患者的过程中，如果防护措施不当，医务人员有感染乙肝的风险。

（六）其他可能的传播方式

（1）针刺伤：使用不洁的针具，特别是在医疗、针灸或其他刺破皮肤的操作过程中，可能导致病毒传播。

（2）共用个人物品：如共用剃须刀、指甲剪、注射器等个人卫生物品，可能增加病毒通过血液传播的风险。

二、临床表现

（一）急性乙型肝炎的临床表现

急性乙型肝炎的病程分为潜伏期、前驱期、黄疸期和恢复期四个阶段。多数患者可在数周至数月内痊愈，但少数可能发展为重症或慢性肝炎。

1. 潜伏期

潜伏期通常为 4～12 周，具体时间取决于感染剂量及个体免疫状况。此时患者没有明显症状，但病毒在体内复制。

2. 前驱期（又称前黄疸期）

（1）乏力：患者常感到疲倦、全身无力。

（2）食欲下降：恶心、呕吐常见，尤其对油腻食物不耐受。

（3）发热：部分患者可能出现低热，通常为中低度。

（4）肌肉和关节痛：部分患者可能出现类似流感的肌肉酸痛或关节疼痛。

（5）肝区不适：部分患者在右上腹（肝区）可能感觉到轻微的疼痛或不适。

（6）尿色变深：尿液颜色加深，类似浓茶色，这是由于胆红素升高导致的。

3. 黄疸期

（1）黄疸：是乙型肝炎的典型症状之一，表现为皮肤和巩膜黄染，尿液颜色加深，可能呈深茶色。

（2）肝大和肝区压痛：肝可能增大，并且患者在按压右上腹时感到疼痛。

（3）轻度瘙痒：部分患者可能由于胆汁淤积而感到皮肤瘙痒。

4. 恢复期

随着病毒的清除，黄疸逐渐消退，症状逐渐缓解。部分患者可能在恢复期感到乏力和食欲下降，但一般随着时间的推移，症状会逐渐改善。

（二）慢性乙型肝炎的临床表现

如果急性乙肝感染没有完全清除病毒，部分患者会发展成慢性乙型肝炎，慢性乙型肝炎的表现往往比较隐匿。

1. 无症状携带者

（1）无明显症状：许多慢性乙肝患者可能没有任何明显的症状，常在体检或献血时通过血液检查发现。

（2）轻微乏力：即便没有症状，部分患者可能偶尔感到轻微的疲倦或食欲下降。

2. 慢性活动性肝炎的症状

（1）持续或间歇性乏力：长期感到疲倦无力是慢性乙肝患者的常见症状之一。

（2）食欲下降和消化不良：患者常出现食欲下降、消化不良、恶心等消化系统症状。

（3）右上腹不适：患者可能持续或间歇性感到肝区疼痛或不适。

（4）肝大和脾大：随着病情进展，患者可能出现肝脾肿大，伴随肝区疼痛。

3. 肝硬化和肝功能失代偿的症状

（1）黄疸：随着肝功能的恶化，患者可能再次出现黄疸。

（2）腹水：由于肝功能障碍和门静脉高压，腹腔内可能出现积液（腹水），导致腹部膨胀。

（3）食管静脉曲张破裂出血：食管静脉曲张破裂时可能引发大出血，表现为呕血或黑便，属于肝硬化的严重并发症。

（4）肝性脑病：肝功能失代偿时，毒素无法正常排出，可能引起意识模糊、嗜睡、昏迷等神经系统症状。

（5）蜘蛛痣和肝掌：部分患者可能出现蜘蛛痣（小血管在皮肤表面扩张）和肝掌

（手掌发红）。

三、护理

（一）护理评估

1. 健康史

（1）感染史：询问患者乙型肝炎的感染时间、感染途径及既往治疗情况。了解是否有其他肝疾病史或相关的传染病史。

（2）家族史：询问家族中是否有乙肝患者或肝癌病史，因为乙肝病毒具有一定的家族聚集性。

（3）疫苗接种史：评估患者是否接种过乙型肝炎疫苗，了解患者家属的疫苗接种情况，以评估潜在的传播风险。

2. 身体状况

（1）全身症状：询问患者有无乏力、食欲下降、恶心、呕吐、体重减轻、发热等症状。

（2）黄疸评估：观察患者是否有皮肤和巩膜黄染，尿液颜色是否变深，排便颜色是否变浅。

（3）右上腹不适：询问患者是否有肝区疼痛或不适，了解疼痛的程度、持续时间及加重或缓解因素。

（4）出血倾向：评估患者是否有牙龈出血、鼻出血、皮肤瘀斑等表现，特别是在慢性肝病患者中，凝血功能可能受损。

3. 辅助检查

（1）肝功能检查：评估患者的血清丙氨酸转氨酶（ALT）、天冬氨酸转氨酶（AST）、胆红素、白蛋白等肝功能指标，以判断肝损伤的程度。

（2）乙肝病毒标志物检查：评估乙肝表面抗原（HBsAg）、e抗原（HBeAg）、核心抗体（HBcAb）等，以确定感染的阶段和传染性。

（3）凝血功能评估：监测凝血酶原时间（PT）和国际标准化比值（INR），以评估患者的凝血功能，尤其在慢性肝病或肝硬化患者中尤为重要。

（4）影像学检查：必要时进行肝超声或CT扫描，评估肝结构、肿瘤或其他并发症，如肝硬化或肝癌。

4. 心理－社会状况

（1）情绪状态：乙肝患者常因疾病的慢性化、传染性和长期治疗产生焦虑、抑郁等心理问题。评估患者的情绪反应，帮助患者调节情绪。

（2）社会支持系统：评估患者的社会支持状况，包括家庭、朋友和工作环境的支持情况。家庭成员的支持对于患者的长期治疗依从性和心理健康非常重要。

（3）生活质量评估：了解患者日常生活是否受到疾病影响，是否有睡眠问题、饮食不规律等。

（二）护理措施

（1）执行传染病一般护理常规，肝性脑病患者执行内科昏迷护理常规。

（2）有条件者，按不同类型的病毒性肝炎分室收容，重症患者住单人病室。甲型、戊型肝炎执行肠道传染病隔离，隔离期自发病日起不少于 30 日。乙型、丙型和丁型肝炎应杜绝血源性传播并防止患者之间的密切接触。

（3）急性肝炎和慢性肝炎活动期需要严格卧床休息。症状明显改善、肝功能恢复正常后可逐渐下床活动，以不感疲劳为度。对病情反复波动的慢性肝炎患者，需要加强心理护理。帮助患者解除长期或多次住院产生的焦虑情绪，重症患者严防自杀行为。

（4）急性肝炎早期给予易消化、富含维生素的清淡饮食。进食量少者，可静脉滴注葡萄糖液。病情及食欲好转后，适当增加蛋白饮食，避免过多含糖量高的饮食。慢性肝炎可给予患者乐于接受的高蛋白、高维生素、低脂肪饮食，有浮肿者适当限制水和钠盐。

（5）病情重，有肝性脑病、腹水、消化道出血或肾功能障碍者，应严格控制钠盐、蛋白质、粗纤维食物和水分的摄入。恢复期患者，给予适量高蛋白、高维生素、低脂肪饮食。

（6）病情观察。

①注意病情变化。密切观察患者的饮食，有无恶心、呕吐、腹胀、乏力、黄疸消长、排便情况，以及发热、浮肿及出血倾向等。

②重症患者加强巡视，日夜监护，注意观察并记录体温、脉搏、呼吸、瞳孔、神志、性格、扑翼样震颤、胃肠症状、大小便、黄疸及腹水等情况。意识不清、烦躁者，应有专人护理，加床挡或适当约束，防止发生意外。

③注意有无出血倾向，如皮下瘀斑、口腔黏膜渗血、鼻衄及柏油样大便等。遇有消化道大出血，立即通知医生，并稳定患者情绪，记录出血量，观察血压、脉搏变化，清除口腔积血，给氧，建立静脉通道，准备输血和急救药品器材。

④若患者意识状态急剧恶化，伴有血压升高、肌张力增强、抽搐或瞳孔大小不等征象，提示严重脑水肿或脑疝形成。应迅速通知医生，并做好脱水治疗准备。

（7）做好口腔护理。

（8）保持大便通畅，可口服乳果糖，也可用乳果糖溶液或酸性液体灌肠。腹胀严重时，用肛管排气或松节油腹部热敷。

（9）食具、用具、排泄物及血液污染物，均应严格消毒。采用一次性注射器和输液器。用玻璃注射器或胶皮输液管时，应做到一人一针一管，用过的注射器、输液管及针头必须先消毒处理，再经刷洗后高压蒸汽灭菌。

（三）健康教育

（1）帮助患者了解如何自我监测病情，如定期监测肝功能、病毒载量等。告知患者如何识别疾病加重的体征，如黄疸加重、腹痛、乏力等，以便及时就医。

（2）进行疫苗接种教育。指导患者家属和密切接触者接种乙肝疫苗，并提醒患者未来的婴儿需要在出生后接种疫苗以免母婴传播。

第四节　登革热

登革热是由登革热病毒（DENV）引起的急性蚊媒传染病，主要通过埃及伊蚊和白纹伊蚊叮咬传播。登革热多发于热带和亚热带地区，常见于雨季。该病可能导致轻度至重度的症状，严重时可发展为登革热出血热或登革热休克综合征，威胁生命。

一、病因

登革热的病因是由登革热病毒感染引起的。登革热病毒属于黄病毒科，有四种不同的血清型（DENV-1、DENV-2、DENV-3、DENV-4），每种血清型都可以引起登革热。感染其中一种血清型后，患者对该血清型终生免疫，但对其他血清型没有完全的交叉免疫，因此一个人可以被不同的血清型感染多次。

（一）主要病因及传播途径

1. 蚊虫叮咬传播

登革热的传播主要通过受感染的雌性伊蚊，特别是埃及伊蚊和白纹伊蚊叮咬人类。蚊子在叮咬感染登革热病毒的患者后，病毒在蚊体内增殖，当该蚊子再次叮咬健康人时，会将病毒传播给受叮咬者。这些蚊虫多在日间活跃，尤其是在清晨和黄昏时。

2. 病毒的特性

登革热病毒具有变异性。由于登革热有四种血清型，因此同一个人可能会感染不同的血清型多次。初次感染后通常症状较轻，但再次感染其他血清型时，重症登革热（如登革热出血热或登革热休克综合征）的风险增加。

3. 人与蚊的循环传播

感染登革热病毒的蚊子叮咬人类，将病毒传给人类；被感染的人类在病毒血症期间（通常是发病初期的1周内），如果再次被健康的蚊子叮咬，蚊子就会携带病毒，形成病毒在蚊子与人类之间的循环传播。

4. 环境和气候因素

（1）热带和亚热带地区：登革热主要发生在这些地区，因为这些地区的温暖、潮湿环境适合蚊子的生存和繁殖，特别是在雨季时。

（2）城市化和人群密集度：拥挤的城市环境、积水、垃圾堆积等都有利于蚊虫的繁殖，从而增加了登革热的传播风险。

（二）其他可能的传播途径

虽然登革热的主要传播途径是通过蚊虫叮咬，但在极少数情况下，病毒也可以通过以下途径传播。

（1）母婴传播：孕妇在妊娠期感染登革热时，病毒可能通过胎盘传给胎儿，但这种情况较为罕见。

（2）血液传播：通过输血、器官移植或使用未消毒的针具，也可能传播登革热病毒，但这并非主要传播方式。

二、临床表现

登革热的临床表现因病情轻重和患者的免疫状态不同而有所差异。通常，登革热的临床表现可以从轻度到重度不等，包括经典型登革热和严重的登革热（如登革热出血热和登革热休克综合征）。

（一）经典型登革热

经典型登革热的症状通常在蚊子叮咬后 4 ～ 10 日出现，症状可持续 2 ～ 7 日。以下是典型的临床表现。

1. 发热

（1）突发高热：体温迅速升高至 39 ～ 40℃，通常伴有寒战和全身不适。

（2）发热持续时间：发热可持续 2 ～ 7 日，期间体温可能会出现双相波动（即一开始发热数日，体温下降，随后再次升高）。

2. 头痛与眼后痛

（1）剧烈头痛：特别是前额部位常见剧烈头痛。

（2）眼后疼痛：是登革热的典型症状之一，尤其在眼球运动时加重。

3. 肌肉和关节疼痛

（1）全身肌肉酸痛：尤其是背部、四肢和关节疼痛，有时称为"断骨热"。

（2）关节疼痛：部分患者关节疼痛明显，类似关节炎的表现。

4. 皮疹

（1）皮疹：在发热期后期或体温下降时，部分患者可能出现皮疹。皮疹通常为斑丘疹或红色斑点，常见于躯干、四肢，有时会扩散到全身。

（2）瘙痒：皮疹可伴随轻度瘙痒。

5. 出血倾向

部分登革热患者可能出现轻度出血症状，如牙龈出血、鼻出血、皮肤瘀斑等，但通常情况下不严重。

6. 胃肠道症状

（1）恶心、呕吐：常伴随恶心、呕吐，有时患者会有腹痛或腹胀感。

（2）食欲下降：多数患者在急性期食欲明显下降。

（二）严重登革热

严重登革热包括登革热出血热（DHF）和登革热休克综合征（DSS），多发生于再次感染不同血清型病毒的患者，病情进展迅速，可能危及生命。

1. 登革热出血热（DHF）

登革热出血热是一种严重的登革热形式，具有以下特征。

（1）高热持续：体温突然升高并持续，通常在 3 ～ 7 日后出现症状恶化。

（2）出血倾向：患者可出现明显的出血现象，包括皮肤瘀点、瘀斑、牙龈出血、鼻出血、消化道出血（如呕血、便血等）。

（3）血小板计数降低：血小板计数急剧下降，导致出血风险增加。

（4）血浆渗漏：由于毛细血管通透性增加，血浆从血管渗出到组织，导致血管内容量减少，可能出现胸腔积液、腹水等体征。

2. 登革热休克综合征（DSS）

登革热休克综合征是登革热最严重的并发症，具有以下表现。

（1）休克症状：由于严重的血浆渗漏，血容量急剧减少，患者可能出现休克症状，包括血压下降、皮肤湿冷、心率加快、脉搏细弱等。

（2）器官功能衰竭：若不及时治疗，患者可能迅速进展为多器官功能衰竭，危及生命。

（三）临床表现的分期

登革热的临床过程可以分为三个阶段。

（1）发热期：突发高热，伴随头痛、肌肉疼痛、关节痛等症状，持续 2～7 日。

（2）危象期：一般在发热 3～7 日后，患者体温下降，部分患者进入危象期，可能发生血浆渗漏、休克或出血倾向。此阶段是登革热的危险期。

（3）恢复期：危象期后，患者逐渐恢复，体液回归正常，症状逐步缓解。

（四）并发症

（1）肝功能损伤：登革热病毒可能引起肝功能异常，导致转氨酶升高。

（2）肾功能损伤：严重患者可能出现急性肾衰竭。

（3）心脏损伤：少数患者可能会发生心肌炎，导致心律失常等心脏问题。

（4）脑病或神经系统症状：罕见情况下，登革热病毒可能引起中枢神经系统并发症，如脑炎或癫痫发作。

三、护理

（一）护理评估

1. 健康史

（1）感染史：询问患者是否有登革热流行区旅行或居住史，是否被蚊虫叮咬。了解患者既往的登革热病史或其他感染性疾病史。

（2）接触史：评估患者是否有与已确诊登革热患者密切接触的经历。

（3）症状出现时间：了解患者症状（如发热、头痛、肌肉和关节疼痛）的起始时间及发展过程，有助于判断病程的阶段。

2. 身体状况

（1）体温监测：密切监测患者的体温变化，特别是高热期和退热后的情况，评估是否存在高热持续或体温骤降的情况，体温骤降可能提示病情进入危象期。

（2）皮肤和黏膜观察：检查患者是否有皮疹、瘀点、瘀斑，尤其是四肢、躯干等部位。评估患者的皮肤颜色、黄疸和巩膜黄染情况，注意是否有出血倾向。

（3）血压和脉搏：监测患者的血压和脉搏，尤其是在危象期，低血压和脉搏细弱可能是血浆渗漏和休克的早期信号。

（4）尿量和尿液颜色：评估患者的尿量和尿液颜色，少尿或无尿可能提示血容量不足，尿液颜色深则可能与脱水或肝功能异常有关。

3. 辅助检查

（1）血常规检查：密切监测血小板计数、白细胞计数及血红蛋白水平。登革热通常表现为血小板计数降低，白细胞计数降低，若血小板计数急剧下降则提示出血风险增加。

（2）肝功能和肾功能检查：评估转氨酶（ALT、AST）是否升高，肝功能损害可能与病毒侵袭肝有关。同时，评估肾功能（肌酐、尿素氮水平），了解是否有肾损害。

（3）凝血功能检查：在重症登革热或出血表现明显的患者中，监测凝血功能指标，如凝血酶原时间（PT）、国际标准化比值（INR）等，以评估出血风险。

4. 心理－社会状况

（1）焦虑和恐惧：由于登革热的发热症状、出血倾向及可能的休克等并发症，患者可能出现焦虑、恐惧等心理反应。评估患者的情绪状态，必要时给予心理支持。

（2）疾病理解和依从性：评估患者及其家属对登革热的理解程度，帮助他们了解疾病的传染途径、病情发展及治疗方法，提高其依从性和配合度。

（二）护理措施

1. 一般护理

（1）密切观察生命体征和体温的变化。

（2）给予高蛋白、高维生素、高糖、易消化吸收的流质、半流质饮食，如牛奶、肉汤、鸡汤等，嘱患者多饮水，对腹泻、频繁呕吐、不能进食、潜在血容量不足的患者，可予以静脉补液。

（3）病室保持温湿度适宜、空气清新，定时开窗通风。早期患者宜卧床休息，恢复期的患者也不宜过早活动。体温正常，血小板计数恢复正常，无出血倾向方可适当活动。

2. 症状护理

（1）高热，按发热护理常规进行。

（2）皮肤出现瘀斑、皮疹，按皮疹护理常规进行。

（3）疼痛时向患者解释疼痛的原因，必要时遵医嘱使用止痛药。

（三）健康教育

（1）指导患者保持足够的水分摄入，以防脱水，并避免服用可能加重出血风险的药物（如阿司匹林、布洛芬等）。

（2）蚊虫防护措施：教育患者及其家属采取有效的防蚊措施，避免蚊虫叮咬，防止疾病进一步传播。使用防蚊剂、蚊帐、灭蚊措施等。

（3）恢复期护理：在恢复期，鼓励患者休息，帮助其逐渐恢复体力，并指导其注意饮食营养，以增强免疫力。

第五章　肾内科疾病患者的护理

第一节　肾积水

肾积水是指由于尿液无法正常排出，导致肾盂和肾盏扩张，肾内尿液滞留，引起肾大的一种病理状态。肾积水可能由多种原因引起，包括尿路梗阻、先天性异常、感染等。根据积水的程度，可以分为轻度、中度和重度肾积水。若不及时处理，严重的肾积水可导致肾功能受损。

一、病因

肾积水的病因主要是由于尿液排出受阻，导致尿液在肾盂和肾盏内潴留，使肾出现肿大和积水。其病因可以分为梗阻性和非梗阻性两类。

（一）梗阻性病因

尿路梗阻是导致肾积水最常见的原因，梗阻可能发生在肾盂、输尿管、膀胱或尿道等部位。

1. 尿路结石

（1）肾结石、输尿管结石：堵塞尿路，阻碍尿液流动，导致尿液滞留，引起肾积水。

（2）双侧结石：如果双侧输尿管均被结石堵塞，可能导致双侧肾积水。

2. 先天性结构异常

（1）肾盂输尿管连接部狭窄：是婴儿和儿童常见的先天性肾积水原因，输尿管与肾盂连接处狭窄，导致尿液排出受阻。

（2）输尿管狭窄或瓣膜异常：输尿管先天性狭窄、闭锁或输尿管膀胱连接部的瓣膜发育不良，都可能引起尿路梗阻和肾积水。

（3）膀胱输尿管反流（VUR）：是一种尿液从膀胱反流回输尿管和肾的情况，可能导致肾积水，尤其在儿童中常见。

3. 肿瘤

（1）泌尿系统肿瘤：肾盂、输尿管、膀胱或前列腺等部位的肿瘤可以压迫或阻塞尿路，导致尿液流出受阻，从而引发肾积水。

（2）腹部或盆腔肿瘤：盆腔或腹腔内的恶性肿瘤（如子宫癌、卵巢癌、直肠癌等）可以压迫输尿管或膀胱，阻碍尿液排出。

4. 前列腺增生或前列腺癌

（1）良性前列腺增生（BPH）：在中老年男性中常见，前列腺增大压迫尿道，阻碍尿液从膀胱排出，引起尿潴留和肾积水。

（2）前列腺癌：发展至晚期时，肿瘤可能压迫或阻塞尿道或膀胱颈部，导致尿路梗阻。

5. 妊娠

妊娠期，孕妇子宫增大可能压迫输尿管，尤其是在妊娠晚期，导致一侧或双侧输尿管受压，阻碍尿液排出，从而引起肾积水。

6. 泌尿道感染

（1）急性尿路感染：严重的感染或脓肿可能导致尿路梗阻，尤其在输尿管和肾盂部位，进而引发肾积水。

（2）膀胱炎和尿道炎：感染可能引起局部肿胀和阻塞，影响尿液的正常流出。

（二）非梗阻性病因

虽然梗阻性原因是导致肾积水的主要因素，但部分非梗阻性病因也可能引起肾积水。

1. 神经源性膀胱

由于神经损伤（如脊髓损伤、帕金森病、糖尿病性神经病变等）导致膀胱功能障碍，膀胱无法有效排空，尿液滞留，压力传递至上游的肾和输尿管，进而引发肾积水。

2. 膀胱功能障碍

功能性膀胱出口梗阻，如膀胱肌肉收缩乏力或失调，导致尿液不能顺利排出，膀胱积尿，进而引发肾积水。

（三）其他潜在病因

（1）腹膜后纤维化：是一种罕见的疾病，纤维组织在腹腔内过度增生，压迫输尿管，导致尿路梗阻和肾积水。

（2）医源性因素：某些医疗操作，如放置输尿管支架、手术后瘢痕形成等，可能导致尿路梗阻。

二、临床表现

肾积水的临床表现取决于积水的程度、发生的速度及病因。轻度肾积水可能没有明显症状，而严重或长期的肾积水可导致明显的临床症状，并可能影响肾功能。以下是肾积水的常见临床表现。

（一）腰部或腹部疼痛

（1）钝痛或胀痛：是肾积水最常见的症状，通常表现为肾区（腰背部）的钝痛或胀痛。疼痛可能是持续性的，尤其是积水程度较大的情况下。

（2）绞痛：如果肾积水是由急性尿路梗阻（如结石）引起的，患者可能会感到阵发性的剧烈绞痛，类似肾绞痛，疼痛可放射到腹部、腹股沟或生殖器区域。

（二）尿路症状

（1）尿频：患者可能会频繁排尿，但每次尿量较少，尤其在膀胱或尿道受压时。

（2）尿急、排尿困难：膀胱受压或尿道梗阻可能导致排尿不畅、排尿困难，甚至出现尿潴留。

（3）尿量减少：肾积水严重时，由于尿液无法正常排出，患者可能出现尿量减少或无尿。

（4）血尿（镜下或肉眼血尿）：部分患者可出现血尿，尤其是当肾积水由结石或肿瘤引起时。

（三）恶心和呕吐

由于肾压力增高，可能影响消化系统，导致恶心、呕吐等胃肠道症状，特别是在急性肾绞痛的情况下。

（四）感染症状

（1）发热：如果肾积水伴随感染（如肾盂肾炎或尿路感染），患者可能会出现发热，甚至寒战、发热（可为间歇性高热）。

（2）脓尿：如果有细菌感染，尿液可能变得浑浊，有脓性分泌物。

（3）腰部叩击痛：感染时，按压或轻叩腰部可能引起明显的疼痛，这是一种常见的肾感染体征。

（五）全身症状

（1）乏力和疲倦：肾积水导致肾功能受损时，患者可能会感到疲倦乏力，这是由于肾功能下降，体内代谢废物排出减少引起的。

（2）体重减轻：在长期肾积水的情况下，特别是合并感染或恶性肿瘤时，患者可能出现不明原因的体重减轻。

（六）肾功能受损

（1）肾功能不全：在严重或长期肾积水未能及时处理的情况下，肾功能可能受到影响，出现肾功能不全甚至肾衰竭的表现，如尿量减少、浮肿、食欲下降、疲倦等。

（2）高血压：由于肾功能受损或肾血流减少，部分患者可能出现血压升高，尤其是在双侧肾积水的情况下。

（七）特殊情况下的症状

（1）妊娠期肾积水：由于子宫增大压迫输尿管，部分孕妇可能出现一侧或双侧肾积水。症状表现为腰背部不适、排尿困难等，但大多数情况下症状较轻，且通常在产后自行缓解。

（2）儿童肾积水：多为先天性尿路梗阻引起，症状包括腹部肿胀、泌尿系统感染、发育迟缓等，部分婴儿或儿童在无明显症状的情况下通过产前超声或常规检查发现。

三、护理

（一）护理评估

1. 健康史

（1）既往病史：了解患者是否有既往泌尿系统疾病史，如肾结石、尿路梗阻、膀胱功能障碍或前列腺增生等。

（2）家族史：评估患者是否有家族中肾积水或泌尿系统疾病的遗传史。

（3）症状持续时间：评估患者出现腰痛、尿路症状（如尿频、尿急、排尿困难等）的持续时间，以及症状的严重程度。

2. 身体状况

（1）腰背部疼痛：评估患者的腰背部疼痛是否持续或阵发性，疼痛的性质（如钝痛或绞痛）及其放射位置（如放射到腹部或下肢）。

（2）尿量和排尿模式：评估患者的日常尿量是否减少，排尿是否困难或伴有尿急、尿频、尿痛等症状，特别关注是否有无尿或少尿情况。

（3）皮肤和黏膜观察：评估患者皮肤有无水肿，尤其是腿部、眼睑区域，以判断是否存在液体潴留或肾功能损害的迹象。

（4）生命体征：定期检测血压、脉搏、体温等生命体征，特别是观察是否有高血压，可能提示肾功能受损。

3. 辅助检查

（1）尿液分析：定期评估尿常规，观察尿液是否有蛋白、血红细胞、白细胞或脓细胞，提示感染或其他肾功能损害的证据。

（2）血清肌酐和尿素氮：监测肾功能指标，了解是否存在急性或慢性肾功能不全的风险。

（3）电解质水平：评估血液中的钠、钾、钙等电解质是否异常，特别是严重肾积水可能引起电解质紊乱。

（4）影像学评估：根据影像学检查（如超声、CT扫描、MRI）结果，评估肾积水的严重程度、肾形态变化及病因（如结石、肿瘤、狭窄等）。

4. 心理-社会状况

（1）情绪状态：肾积水患者可能因疼痛、长期治疗及潜在的肾功能损害而产生焦虑、抑郁等情绪，需要评估患者的心理状态，必要时提供心理支持或咨询。

（2）生活质量：评估肾积水对患者日常生活的影响，包括是否影响工作、休息、社交活动等。特别是对长期肾积水或需要手术干预的患者，评估他们对病情的适应能力。

（3）社会支持系统：了解患者的家庭、经济状况，是否有足够的社会和家庭支持，尤其是在需要长期护理或治疗的情况下。

（二）护理措施

（1）疼痛护理：观察疼痛部位、性质和程度等，遵医嘱给予解痉止痛。

（2）预防感染：观察伤口渗出情况，及早发现感染征象，密切观察体温、肾功能、腹部包块大小的变化，预防伤口感染。

（3）了解患者肾积水程度，加以保护，注意休息，活动适度，避免肾区受碰撞。

（4）预防尿路感染：适量饮水，保持外阴部清洁，勤换内衣。必要时可口服抗生素。

（5）术后护理：①监测生命体征的变化，若有异常，及时汇报医生处理。②保持引流管通畅。肾盂成形术后应保持各引流管通畅、切口清洁；若切口处或肾周引流管内流出较多的淡黄色液体，提示吻合口瘘的发生，及时与医生联系，给予相应处理。③遵医嘱用药。高热者给予物理降温，合理使用抗生素。④加强营养，提高机体抵抗力，促进吻合口愈合，同时应用抗生素抗感染。⑤观察和预防肾衰竭。严格限制入水量，遵医嘱记 24 小时出入量。予以低盐、低蛋白、高热量饮食。

（三）健康教育

（1）向患者解释肾积水的常见原因（如尿路结石、肿瘤、前列腺增生、先天性结构异常等），让患者了解其病情的根本原因和可能的并发症。

（2）教育患者和家属识别肾积水的早期症状，如腰背部疼痛、尿量减少、排尿困难、恶心、呕吐、发热等，必要时应及时就医。

（3）建议患者适量饮水，以保持良好的尿液流动。每日饮水量应根据患者的肾功能状况调整，避免过量饮水导致肾负担增加，尤其是已经发生肾功能损害的患者。

（4）肾积水患者尤其是长期患病者，可能会因病情反复或并发症产生焦虑和抑郁。护理人员和家属应关注患者的心理状态，提供支持和安慰，必要时建议心理咨询。

第二节 肾结石

肾结石又称肾石症，是指肾内矿物质和盐类沉积形成的坚硬块状物质。结石可在肾内形成，也可以移动到输尿管、膀胱等部位。肾结石的大小和类型各不相同，症状从无症状到剧烈的疼痛不等。严重的肾结石可能导致肾损伤、尿路梗阻甚至肾衰竭。

一、病因

（一）尿液成分不平衡

（1）高钙尿症：尿液中钙浓度过高是肾结石最常见的原因之一。钙与草酸或磷酸结合，形成草酸钙或磷酸钙结石。

（2）高草酸尿症：尿液中草酸含量过高可促进草酸钙结石的形成。草酸存在于部分食物中，如菠菜、巧克力、坚果等，也可以在肝代谢中生成。

（3）高尿酸尿症：尿酸水平升高会导致尿酸结石的形成，特别是在高嘌呤饮食（如内脏、红肉、啤酒）或痛风患者中。

（4）低柠檬酸尿症：尿液中柠檬酸是抑制结石形成的天然物质。尿液中柠檬酸含量不足会增加肾结石形成的风险。

（二）代谢紊乱

（1）甲状旁腺功能亢进症：导致钙代谢异常，血钙水平升高，导致肾中过多的钙排泄，容易形成结石。

（2）痛风：患者尿酸水平升高，导致尿酸结晶沉积并形成结石。

（3）肥胖、胰岛素抵抗和代谢综合征：使改变尿液的成分，增加结石形成的风险。

（三）饮食因素

（1）高钙饮食：摄入过多的钙质食物或补充钙剂可能增加肾结石的形成风险，尤其是在已有高钙尿症的情况下。

（2）高草酸饮食：某些食物中含有较多草酸，如菠菜、甜菜、坚果和巧克力等，摄入过多会增加草酸钙结石的形成风险。

（3）高蛋白饮食：摄入大量动物蛋白（如红肉、鸡蛋、鱼等）会增加尿酸的排泄，促进尿酸结石的形成。

（4）高盐饮食：会导致尿钙排泄增加，增加肾结石的形成风险。

（5）低水摄入：导致尿液浓缩，矿物质沉积容易形成结石。因此，饮水不足是肾结石的重要促发因素之一。

（四）家族史和遗传因素

肾结石具有一定的家族遗传倾向。如果直系亲属中有肾结石患者，患病风险可能会增加。某些遗传性代谢疾病，如胱氨酸尿症、草酸尿症，也可导致结石形成。

（五）尿路梗阻和感染

（1）尿路梗阻：如肾盂输尿管连接部狭窄、尿路结石、前列腺增生或尿道狭窄等尿路梗阻会导致尿液滞留，尿液中的结晶物质沉积，从而形成结石。

（2）尿路感染：反复的尿路感染可能导致感染性结石（如磷酸铵镁结石），这些结石多由尿素分解细菌产生的尿素酶引起。

二、临床表现

（一）腰部或腹部疼痛

（1）剧烈疼痛（肾绞痛）：是肾结石最典型的症状。结石进入输尿管并引起梗阻时，患者通常会感到突发的剧烈绞痛，疼痛位置常在腰部、背部或侧腹部，疼痛可能会放射到下腹、腹股沟或大腿内侧。

（2）疼痛性质：通常呈阵发性，可能持续数分钟至数小时，休息后可能有所缓解。疼痛往往非常剧烈，患者通常难以找到舒适的体位。

（3）疼痛放射：根据结石的位置，疼痛可能从腰背部放射到腹股沟、睾丸或大腿内侧等区域，提示结石可能位于输尿管。

（二）血尿

（1）镜下血尿：肾结石会导致泌尿系统的微小损伤，造成血液混入尿液中。很多患者仅在显微镜下检测到血尿，肉眼不可见。

（2）肉眼血尿：如果泌尿道损伤较为严重，患者可能会出现肉眼可见的血尿，尿液呈红色或粉红色，疼痛症状加重时常见。

（三）排尿异常

（1）尿频、尿急：当结石位于下尿路（如膀胱或尿道）时，患者可能会出现排尿频率增加或急迫感。

（2）排尿困难或中断：如果结石靠近膀胱颈或尿道，可能导致排尿中断或尿流变细，甚至引起急性尿潴留。

（3）尿痛：患者可能在排尿时感到疼痛，尤其当结石靠近膀胱或尿道末端时，尿痛可能更加明显。

（四）恶心和呕吐

由于肾结石引起的剧烈疼痛，刺激自主神经系统，许多患者会感到恶心，严重时可伴随呕吐。特别是在剧烈疼痛发作时，恶心和呕吐较为常见。

（五）发热和寒战

（1）尿路感染：当肾结石合并尿路感染时，患者可能出现发热、寒战等全身症状。感染严重时，还可能导致败血症。

（2）发热：如果出现发热，尤其是伴随腰部剧烈疼痛和尿路症状时，提示可能存在肾盂肾炎或感染性结石，需要紧急处理。

（六）尿量减少或无尿

尿路梗阻，如果双侧输尿管均被结石阻塞，或者单侧肾结石导致完全梗阻，患者可能出现尿量减少（少尿）或无尿，提示急性肾功能损害。这种情况属于急症，需要紧急处理。

（七）特殊情况下的临床表现

（1）儿童肾结石：其临床表现较为隐匿，常表现为腹痛、恶心、呕吐，易与其他胃肠道疾病混淆。

（2）妊娠期肾结石：孕妇若患有肾结石，疼痛可能被误认为是其他妊娠期不适，尤其在中晚期妊娠，疼痛表现可能不典型，但应特别关注肾结石引起的尿路梗阻和感染。

三、护理

（一）护理评估

1. 健康史

（1）既往病史：了解患者是否有肾结石病史、尿路感染、肾积水或其他泌尿系统疾病史。询问是否有结石复发史，尤其是结石的成分和治疗情况。

（2）家族史：评估患者是否有肾结石家族史，肾结石具有一定的遗传倾向。

（3）饮食史：评估患者的饮食习惯，特别是高盐、高钙、高草酸饮食摄入情况，是否有习惯性饮食导致结石形成的可能。

（4）药物使用史：了解患者是否长期服用某些药物（如钙剂、维生素D、利尿剂等），这些药物可能增加结石形成的风险。

2. 身体状况

（1）疼痛评估：评估患者的疼痛程度、性质、部位及放射位置。疼痛是否呈阵发性、持续性，是否伴有绞痛，疼痛对患者日常生活的影响情况。特别注意肾绞痛的发生频率和时间。

（2）排尿情况：评估患者的尿量、尿液颜色、排尿频率和是否存在排尿困难、尿流变细或中断等症状。观察是否有血尿、尿液浑浊等尿路异常表现。

（3）恶心和呕吐：评估患者是否有恶心、呕吐症状，特别是在剧烈疼痛时，这些症状可能与自主神经系统的反应有关。

（4）发热和感染症状：观察患者是否有发热、寒战、尿路感染的症状（如尿痛、尿频、尿急等），提示可能存在感染性结石或泌尿道感染。

3．辅助检查

（1）尿常规：通过尿液分析，评估是否有血尿、蛋白尿、脓尿或尿中晶体，这些是肾结石或尿路感染的指征。

（2）肾功能检查：通过检测血清肌酐、尿素氮等肾功能指标，了解肾是否受到损害，尤其在结石导致尿路梗阻或合并感染的情况下。

（3）血液电解质评估：检测血钙、血磷、血钾等电解质水平，以评估是否有代谢紊乱，特别是在结石成因与代谢异常有关时。

（4）尿液 pH：评估尿液酸碱度，酸性尿液容易导致尿酸结石形成，而碱性尿液容易导致磷酸铵镁结石的形成。

（5）结石分析：若结石排出或手术取出，进行结石成分分析，了解结石成分（如草酸钙、尿酸、磷酸铵镁等），有助于制定预防结石复发的饮食和治疗方案。

4．心理–社会状况

（1）情绪状态：肾结石的剧烈疼痛和反复发作可能导致患者出现焦虑、抑郁等情绪，需要评估患者的心理状态，并提供必要的心理支持。

（2）生活质量：评估肾结石对患者日常生活、工作和社交活动的影响，了解疼痛或其他症状是否影响患者的睡眠、饮食和情绪。

（3）家庭和社会支持：了解患者是否有足够的家庭和社会支持，特别是在需要进行手术或长期护理的情况下。

（二）护理措施

1．非手术治疗与护理。

（1）药物排石治疗的患者，嘱患者将每次尿液排在指定的容器内，了解结石排出的情况。

（2）饮水与活动。大量饮水可稀释尿液、预防感染，促进排石。在病情允许的情况下，适当做跳跃运动或经常改变体位，有助于结石的排出。

（3）结石合并感染者，根据细菌培养及药物敏感试验结果，遵医嘱应用抗生素控制感染，注意患者排尿次数及疗效的观察。

（4）肾绞痛的患者，遵医嘱给予解痉镇痛药物，以缓解疼痛。

2．体外冲击波碎石与护理。

（1）术前 3 日禁食易产气的食物，手术日早晨禁食、禁水。

（2）术后取平卧位，定时检测血压、脉搏的变化，发现异常及时通知医生。

（3）术后若出现头晕、恶心、呕吐等药物反应，嘱其卧床休息、禁食，遵医嘱静脉补充营养与水分，无反应者可正常进食。

（4）观察并记录初次排尿的时间、每次间隔时间，以了解有无尿路梗阻及急性尿潴留征象。

（5）观察尿液的颜色、性质及量，术后多有血尿，记录血尿开始时间及终止时间，发现异常应立即通知医生。

（6）鼓励患者每日饮水 3000mL 以上，嘱患者经常更换体位，增加输尿管尿潴留征象。

（7）碎石后出现大量血尿应及时通知医生，遵医嘱给予止血药，观察排尿情况。

（8）巨大结石碎石后，有可能梗阻尿路，严重者可引起肾功能的改变，嘱患者卧床休息 48 小时，多饮水、更换体位，促进结石的排出。

3. 术后护理。

（1）了解麻醉及手术方式，手术切口和引流情况；密切观察生命体征的变化，术后每 30 分钟测血压、脉搏、呼吸一次，4 次正常后，改为每小时一次。全身麻醉未清醒前去枕平卧，头偏向一侧；术后第一日给予斜坡卧位。

（2）观察肾造瘘管引流液的颜色、性质、量，并做好记录，如果突然出现引流液的颜色由暗红色变为鲜红色或量由少变多，及时通知医生。患者卧床休息 3～4 日，无明显出血方可下床活动，如有血尿，延长卧床时间，可在床上做适量的运动，饮水量在 2000mL/d 以上；多食新鲜富含粗纤维的蔬菜及水果，防止便秘，大便困难时勿用力宜用缓泻剂；术后不宜进食产气的食物，如牛奶、豆浆等。

（3）引流管的护理。①保持引流管通畅，避免引流管折叠、受压、定时挤捏引流管。②妥善固定，严防脱落，指导患者翻身前先将造瘘管留出一定的长度，然后再转向对侧，下床和活动时必须先将造瘘管妥善安置好。③引流袋每周更换 2 次，严格遵循无菌操作。④观察腰部情况，注意液体外渗致肾区及腰腹部胀痛。

（三）健康教育

（1）鼓励患者每日饮用足够的水，以确保尿量充足（每日尿量至少保持在 2L）。充足的水分摄入有助于稀释尿液，防止结石形成。建议分散在一日的不同时间饮水，尤其是睡前适量喝水以防夜间尿液浓缩。

（2）患者应注意泌尿道卫生，特别是女性患者，避免感染上行至肾。保持会阴部清洁，避免不必要的导尿管使用，预防尿路感染。

（3）适量的运动可以促进身体新陈代谢，有助于肾健康。患者可以进行步行、游泳、练瑜伽等低强度运动，避免久坐，降低结石形成的风险。

（4）肾结石患者常因为疼痛反复发作或手术等治疗而产生焦虑、抑郁等情绪，护理人员应给予心理支持，帮助患者缓解压力，必要时建议进行心理咨询。

第三节　肾囊肿

肾囊肿是肾中形成的充满液体的小囊泡，通常是良性的单纯囊肿。肾囊肿可能单独出现，也可能在多个囊肿同时存在的情况下形成，尤其是在部分遗传性疾病（如多囊肾病）中。肾囊肿多见于中老年人，随着年龄的增长，肾囊肿的发生率也增加。

一、病因

（一）单纯性肾囊肿的病因

单纯性肾囊肿是最常见的一种肾囊肿类型，尤其常见于中老年人。其确切病因尚不完全明确，但可能与以下因素有关。

（1）年龄相关性：随着年龄的增长，肾组织的退行性变化可能会导致肾小管的一部分扩张，形成囊状结构。肾囊肿的发生率随着年龄的增长而增加，尤其在50岁以上人群中较为普遍。

（2）肾小管梗阻：肾小管的部分阻塞可能会导致尿液在肾内积聚，形成囊肿。肾小管梗阻可因微小的肾结石、损伤或感染引起。

（3）体液循环障碍：肾血管和淋巴系统功能障碍可能会导致液体在肾局部潴留，形成囊肿。

（二）复杂性肾囊肿的病因

复杂性肾囊肿与单纯性肾囊肿的区别在于囊壁较厚，内部可能含有隔膜、钙化或实体成分，具有恶变的潜在风险。复杂性肾囊肿的形成可能与以下因素有关。

（1）外伤或感染：复杂性肾囊肿可能是由肾外伤、长期慢性肾感染等导致的。慢性炎症或外伤引起的疤痕组织可能导致囊壁增厚，形成复杂囊肿。

（2）血管和淋巴管异常：肾内血管和淋巴系统异常可能引起液体潴留，导致复杂囊肿的形成。

（三）遗传性肾囊肿的病因

部分肾囊肿是由遗传性疾病引起的，常见的遗传性囊肿病有多囊肾病。这是一种常见的遗传性疾病，肾内会形成多个囊肿，逐渐压迫和损害肾组织，最终可能导致肾衰竭。多囊肾病有两种遗传方式。

（1）常染色体显性遗传多囊肾病：发病较为常见，症状通常在成人期出现。该病由于基因突变导致肾小管细胞的异常增生，形成多个囊肿。

（2）常染色体隐性遗传多囊肾病：发病较早，症状通常在婴儿或儿童期出现，病情进展较快。

（四）环境和生活方式因素

（1）慢性肾病或高血压：部分慢性肾病或高血压患者可能更容易出现肾囊肿，尽管其具体机制尚不清楚。这可能与肾长期的压力损伤或功能紊乱有关。

（2）外部损伤：肾受到外部损伤后，局部的肾小管或组织可能出现局部膨胀，最终形成囊肿。

二、临床表现

（一）无症状

（1）小囊肿或单个囊肿：小的单纯性肾囊肿通常不会引起症状，大多数患者无明显不适，仅在体检时偶然发现。

（2）无并发症的囊肿：如果囊肿未引起梗阻、感染或其他并发症，也通常没有症状。

（二）腰部或腹部疼痛

（1）钝痛或胀痛：较大的囊肿可能会压迫肾周围的组织，引起持续性腰部或腹部的钝痛或胀痛。疼痛通常为一侧，局限在患肾所在的腰部区域。

（2）阵发性绞痛：如果囊肿压迫输尿管或引发尿路梗阻，患者可能会出现类似肾绞痛的疼痛，疼痛剧烈且呈阵发性。

（三）血尿

（1）肉眼血尿或镜下血尿：肾囊肿可能压迫肾血管或导致微小血管破裂，从而出现血尿。血尿可以是肉眼可见的红色尿液，也可以是显微镜下观察到的微量血尿。

（2）间歇性出现：血尿可能是间歇性发生，通常伴随活动或外部撞击等因素时较为明显。

（四）尿路症状

（1）尿频、尿急：大囊肿压迫输尿管或膀胱时，可能引发尿频、尿急等症状，尤其是囊肿位于肾下极或邻近输尿管的情况下。

（2）排尿困难：若囊肿过大且压迫尿路，可能导致排尿不畅或尿流中断。

（五）肾功能下降

（1）肾功能不全：单纯性肾囊肿通常不会影响肾功能，但多囊肾病患者可能由于囊肿逐渐增大、增多，压迫正常肾组织，导致肾功能逐渐下降，严重者可能发展为慢性肾功能不全。

（2）液体潴留和浮肿：在肾功能显著受损时，患者可能出现液体潴留、浮肿、乏力等慢性肾衰竭的表现。

（六）感染症状

（1）发热、寒战：肾囊肿若合并感染，患者可能出现发热、寒战等全身症状，通常伴随局部腰部疼痛加重。

（2）脓尿：感染时可能会有脓尿，尿液浑浊，有异味。

（七）全身不适

（1）乏力和疲倦：随着囊肿增多、增大或合并肾功能不全，患者可能出现疲倦、乏力、体力下降等全身症状。

（2）食欲下降、恶心、呕吐：当肾功能受损，代谢废物积聚时，患者可能出现食欲下降、恶心、呕吐等症状。

三、护理

（一）护理评估

1. 健康史

（1）既往病史：询问患者是否有肾囊肿家族史、肾结石、尿路感染、高血压或慢性肾病史。特别关注是否有多囊肾病（遗传性）家族史。

（2）症状持续时间：了解患者出现腰痛、血尿、高血压等症状的起始时间、持续时间及严重程度。

（3）药物使用史：评估患者是否有长期使用某些药物的情况，特别是对肾有潜在影响的药物（如非甾体类抗炎药、抗生素等）。

2. 身体状况

（1）疼痛评估：评估腰部或腹部疼痛的部位、性质、强度及持续时间。疼痛是否为钝痛或剧烈绞痛，是否伴随活动或姿势变化。

（2）排尿异常：观察患者是否有尿频、尿急、尿痛或排尿困难等症状，评估是否存在尿路梗阻的可能。

（3）血尿：询问是否出现血尿，包括肉眼血尿或镜下血尿。血尿是否与活动有关，是否伴有其他症状（如疼痛或感染）。

（4）感染症状：评估患者是否有发热、寒战、腰背部疼痛加重等感染迹象，尤其在合并尿路感染时更为常见。

3. 辅助检查

（1）尿常规：评估尿液中是否有血红细胞、白细胞、蛋白或脓细胞等异常，提示肾是否存在炎症或感染。

（2）肾功能检查：检测血清肌酐、尿素氮、电解质等肾功能指标，以了解肾是否受到囊肿压迫或受损，尤其在多囊肾病患者中尤为重要。

（3）影像学检查：定期复查肾超声、CT 或 MRI，监测囊肿的大小、数量及结构变化，识别是否存在复杂性囊肿或恶变的可能。

4. 心理 - 社会状况

（1）情绪状态：肾囊肿患者可能因为反复疼痛或长期高血压、肾功能减退等产生焦虑、抑郁等心理状态。评估患者的情绪反应，并在必要时提供心理支持。

（2）生活质量：评估肾囊肿对患者日常生活、工作和社交活动的影响，了解疼痛、排尿异常等是否影响患者的生活质量。

（3）家庭支持系统：了解患者是否有充足的家庭支持和照护资源，特别是在需要长期护理或有并发症的情况下。

（二）护理措施

1. 术前护理措施

（1）心理护理：应主动关心患者，以亲切耐心的态度向患者及其家属耐心讲解与疾病有关的知识和治疗手段，取得信任，并鼓励患者说出自己的思想顾虑，减轻患者及其家属的心理负担，帮助患者树立战胜疾病的信心。

（2）营养：根据患者病情和肾功能的程度，限制食盐的摄入，控制蛋白质摄入量，适当饮水。

（3）病情观察：定时检测血压及肾功能，观察尿液性状、体温变化，并做好护理记录，发现异常时及时给予对症治疗，并观察治疗后疗效。

（4）加强术前健康宣教：评估患者对手术的耐受力，解释手术的必要性、手术方式、术后注意事项及手术后可能出现的不适与并发症。

（5）术前常规准备：①协助完善相关术前检查，包括实验室检查及影像学检查。②术前戒烟，指导有效咳嗽、排痰的方法，防止呼吸道感染。③行抗生素敏感试验；做好个人卫生，必要时备皮，进行床上排便训练。④术前遵医嘱禁食8小时，禁饮4小时。

2. 术后护理措施

（1）病情观察。

了解患者麻醉及手术方式，持续心电监护，吸氧，严密监测生命体征、血氧饱和度，密切观察伤口及敷料情况，保持伤口敷料清洁、干燥。

（2）疼痛护理。

评估患者疼痛位置、性质、程度，根据疼痛评分，鼓励患者深呼吸、听音乐分散注意力，必要时遵医嘱应用镇痛药并观察用药后反应。

（3）管道护理。

①引流管：保持引流管通畅，妥善固定，防滑脱，定时挤压，避免折叠、受压而引流不畅。观察引流液性质、颜色、量的变化，若引流液为鲜红色且量较多、血压降低时，应及时报告医生采取措施，如加快输液速度、输血、应用止血药等。保守治疗无效时，应手术止血。

②留置导尿管：保持引流管通畅，妥善固定，防滑脱，定时挤压，避免折叠、受压而引流不畅；鼓励患者多饮水；尿道口每日清洗2次，每日更换引流袋。

（4）体位与活动。

术后常规平卧位6小时，头偏向一侧，保持呼吸道通畅。

①肾囊肿去顶减压术：术后第1日，根据情况可下床适当活动。

②肾切除术：患者生命体征平稳，一般术后6小时后可采取患侧卧位或半卧位，以减轻腹胀，有利于伤口引流和身体恢复。术后24～48小时后鼓励下床活动。

（5）常见并发症的预防及护理。

①出血：术后密切观察患者生命体征及引流管、伤口情况，当引流管持续有新鲜血液流出，2小时内引出鲜红色血液＞100mL，或伤口敷料持续有新鲜血液渗出，患者脉搏增快、血压下降等表现时，应严密观察患者生命体征及引流管出血情况，及时遵医嘱应用止血药，加快输液速度，观察疗效；保守治疗无效时应及时再次进行手术治疗。

②感染：密切监测生命体征及伤口情况，出现体温升高、血压降低等情况时及时通知医生，合理使用抗生素，做好管道、伤口护理。

③肾衰竭：术后按时检测肾功能，观察排尿情况，当出现肾功能异常、下肢水肿、少尿或无尿时，行血液透析，必要时行肾移植术。

（三）健康教育

（1）饮食：以高热量、高蛋白、高维生素、易消化饮食为主，禁烟酒，多饮水，多食蔬菜及水果，保持大便通畅。

（2）活动：出院1周内注意休息，适当加强锻炼，劳逸结合，并保持心情愉快，情绪稳定。

（3）自我监测：观察体温、伤口、尿液情况，如有异常应及时就诊。

（4）用药指导：肾切除患者注意保护对侧肾，尽量不使用对肾有损伤的药物，如氨基糖苷类抗生素等。最好在医生指导下用药，以免造成对健侧肾的损害。

（5）复查：术后1个月门诊随诊，以后每3个月复查一次，连续2年。遵医嘱行后续治疗。

第四节 肾病综合征

肾病综合征（NS）是一种由多种肾小球疾病引起的临床综合征，其主要特征包括大量蛋白尿、低蛋白血症、高脂血症和水肿。它是肾功能障碍的表现，常见于原发性肾小球疾病，也可能继发于系统性疾病，如糖尿病或狼疮。肾病综合征可发生在各个年龄段，但在儿童和成人中的病因和表现有所不同。

一、病因

（一）原发性肾病综合征

原发性肾病综合征是指由肾本身的疾病导致的肾病综合征，通常与免疫机制的异常有关。常见的原发性病因包括以下四种。

1. 微小病变型肾病

微小病变型肾病是儿童肾病综合征最常见的病因，亦可见于成人。此病主要表现为肾小球在光镜下看似正常，但电子显微镜下可见足突融合，导致大量蛋白尿。病因尚未完全明确，但推测与免疫系统的异常反应有关，可能与变态反应、感染或药物使用有关。

2. 局灶节段性肾小球硬化

局灶节段性肾小球硬化是一种更严重的原发性肾小球疾病，导致肾小球硬化。其病因与免疫反应、遗传因素和肾血流动力学变化有关。局灶节段性肾小球硬化较多见于成人，常表现为蛋白尿和进展性肾功能损伤。

3. 膜性肾病

膜性肾病常见于成人，是导致肾病综合征的主要原因之一。膜性肾病的病因与免疫复合物沉积、抗体介导的免疫反应有关。大多数患者为特发性，但也可能继发于系统性疾病、感染或药物。

4. 系膜增生性肾小球肾炎

系膜增生性肾小球肾炎伴有系膜细胞和系膜基质的增生，表现为中度蛋白尿。可能由免疫复合物在肾小球系膜区沉积引起。

（二）继发性肾病综合征

继发性肾病综合征是指由全身性疾病、感染、药物或其他外部因素引起的肾病综合征。常见的继发性病因包括以下三种。

1. 系统性疾病

（1）糖尿病肾病：是糖尿病患者最常见的肾并发症。糖尿病引起的长期高血糖会损害肾小球的过滤功能，导致蛋白尿和肾病综合征。

（2）系统性红斑狼疮（SLE）：是 SLE 患者常见的并发症，可能导致肾小球受损，导致肾病综合征。

（3）类风湿关节炎、干燥综合征等其他自身免疫性疾病：可通过免疫复合物的沉积损害肾，引发肾病综合征。

2. 感染

（1）病毒感染：如乙型肝炎、丙型肝炎、艾滋病毒（HIV）感染等病毒性疾病可以引发肾病综合征，特别是在免疫功能受损的患者中。

（2）细菌感染：如链球菌感染、结核、梅毒等也可能诱发肾病综合征，通常伴有其他全身症状。

（3）寄生虫感染：如疟疾、血吸虫病等寄生虫感染也可以引发肾损害。

3. 药物

（1）非甾体类抗炎药（NSAIDs）：长期使用 NSAIDs 可能引发肾小球损伤，导致肾病综合征。

（2）抗生素：如青霉胺、卡托普利等药物在个别患者中可引起变态反应，导致肾小球损伤。

（3）生物制剂和化学治疗药物：某些化学治疗药物和生物制剂［如抗肿瘤坏死因子（TNF）药物］也可引发肾病综合征。

二、临床表现

（一）大量蛋白尿

（1）定义：24 小时尿蛋白排泄量超过 3.5g，是肾病综合征的主要特征。蛋白尿的严重程度通常与肾滤过屏障的受损程度密切相关。

（2）尿液外观：由于尿液中含有大量蛋白，患者的尿液可能呈现为泡沫尿，尤其在小便时泡沫增多且持续不散。

（3）蛋白质流失：大量蛋白质从尿液中流失，会导致体内血浆蛋白浓度下降，进而引发低蛋白血症。

（二）低蛋白血症

（1）定义：血浆白蛋白低于 30g/L。由于大量蛋白质通过尿液丢失，血浆中白蛋白水平显著下降。

（2）临床表现：低蛋白血症会导致血浆胶体渗透压降低，水分从血管内渗入组织间隙，导致全身水肿。

（3）乏力、虚弱：蛋白质的丢失还可能引发乏力、疲倦、体力下降等症状。

（三）全身水肿

（1）下肢水肿：早期常见于踝部、下肢，尤其是在日间站立时表现为明显的下肢浮肿。

（2）颜面部水肿：清晨起床时，患者常出现眼睑和颜面部的水肿，睡醒后较为明显。

（3）全身性水肿：病情严重者可出现全身性水肿，特别是腹水、胸腔积液或心包积液等。

（四）高脂血症

（1）定义：血脂水平显著升高，主要表现为血清胆固醇、甘油三酯和低密度脂蛋白（LDL）的升高。

（2）病因：由于蛋白尿导致体内蛋白质丧失，肝会通过代偿机制合成更多的脂蛋白，导致血脂水平升高。

（3）表现：高脂血症本身通常没有明显症状，但可能增加动脉粥样硬化的发生风险，长期影响心血管健康。

（五）血液高凝状态

（1）机制：肾病综合征患者往往处于高凝状态，主要是由于血液中凝血因子（如纤维蛋白原）的增加、抗凝物质的丢失、血小板功能的异常等原因导致。

（2）风险：高凝状态可能增加血栓形成的风险，特别是在深静脉、肺栓塞或肾静脉血栓等部位，严重时可危及生命。

（六）贫血

（1）机制：长期肾病综合征可能导致慢性病性贫血，尤其是伴随慢性肾功能损伤时，肾生成促红细胞生成素减少，导致贫血的发生。

（2）表现：贫血可能引发面色苍白、乏力、头晕、心悸等症状。

（七）腹水、胸腔积液和心包积液

（1）机制：由于低蛋白血症导致的水分渗漏，患者可能出现腹水、胸腔积液或心包积液等严重的液体潴留。

（2）表现：大量积液可能引起呼吸困难、腹胀、心悸等症状，应密切监测并及时处理。

三、护理

（一）护理评估

1. 健康史

（1）既往病史：了解患者是否有肾病综合征、肾小球肾炎、慢性肾病、高血压、糖尿病或其他可能引起肾病综合征的基础疾病。

（2）家族史：评估患者家族中是否有肾病或肾病综合征的家族史，尤其是与遗传相关的病因，如多囊肾病等。

（3）药物使用史：评估患者近期或长期使用的药物，特别是非甾体类抗炎药（NSAIDs）、抗生素或免疫抑制剂等可能对肾有影响的药物。

2. 身体状况

（1）了解患者是否有眼睑、下肢、腹部或全身性水肿的表现。

（2）记录水肿的范围和严重程度（如是否出现凹陷性水肿），并评估是否有体重的快速增加。

（3）尿量变化：密切监测患者的尿量，特别是观察是否出现少尿（尿量减少）或无尿的表现，了解24小时尿量。观察尿液颜色是否有改变，如尿液变得浑浊、泡沫增多（提示蛋白尿）、血尿等。

（4）记录并监测患者的体重变化，特别是在出现水肿时，体重可能迅速增加。评估体重的变化有助于了解水肿的进展情况。

（5）询问患者的食欲、饮食摄入情况，并评估是否有恶心、呕吐、食欲下降等症状，尤其是肾功能不全时可能伴随这些症状。

3. 辅助检查

（1）尿液分析。

通过尿常规检查评估尿蛋白、血尿、脓尿等情况。持续监测24小时尿蛋白定量以评估蛋白尿的变化。

（2）血液检查。

①血清白蛋白：评估患者的血浆白蛋白水平，低蛋白血症是肾病综合征的标志之一。

②肾功能监测：定期检查血清肌酐、尿素氮（BUN）等指标，评估肾功能是否受损。

③血脂水平：评估患者的血脂情况，包括胆固醇、甘油三酯和低密度脂蛋白（LDL）水平，了解高脂血症的严重程度。

④凝血功能：肾病综合征患者易处于高凝状态，因此应监测凝血功能，评估是否有血栓形成的风险。

4. 心理-社会状况

（1）情绪状态：评估患者是否因疾病长期治疗、水肿、蛋白尿等导致焦虑、抑郁等情绪反应。提供心理支持和健康教育，帮助患者应对长期治疗带来的心理压力。

（2）生活质量评估：了解患者的日常生活是否受肾病综合征影响，如活动耐力下降、精力不足、生活能力受限等。帮助患者逐步恢复日常活动。

（二）护理措施

1. 饮食护理

（1）营养筛查。

（2）根据肾小球滤过率调整蛋白质摄入。

2. 排泄护理

（1）评估排尿排便次数、性状，难易程度。

（2）提供床边坐便器协助患者床上或床边排便，指导患者避免用力排便。

3. 睡眠护理

（1）评估睡眠时间及质量。

（2）保持病室安静，拉好床帘，使用夜灯。

（3）协助患者采取舒适的睡眠姿势；协助患者睡前温水泡脚、排尿。

4. 呼吸道护理

（1）评估患者气道是否通畅，面色，口唇，甲床有无发绀等缺氧表现。

（2）鼻塞吸氧，氧流量 3 ～ 4L/min。

（3）每日更换灭菌注射用水湿化液，及时添加，保持在 1/3 ～ 1/2。

（4）每日使用温水或灭菌注射用水清洁鼻腔一次。

5. 皮肤护理

（1）及时更换潮湿、污染的被服及病员服，保持床单元及病员服清洁、整齐。

（2）使用心电监护连续监测血压时，测量完毕立即放松袖带。

（3）连续监测血氧饱和度时，至少每 2 小时更换血氧饱和度传感器位置。

（4）使用电极片时，每日更换，有松脱、变态反应应及时更换。

（5）每日检查电极处皮肤，皮肤轻微破损时，使用 0.5% 聚维酮碘消毒，保持局部清洁、干燥；皮肤有较大水疱时，使用无菌小针头刺破抽水后无菌纱布覆盖，每日换药。

6. 症状、并发症护理

（1）水肿：①观察水肿的部位（身体低垂部位、眼睑、下肢胫前、颜画部、腹水、胸腔积液），发生时间（晨起）、范围（全身、局部）。②观察有无头晕，乏力、腹胀等症状。③监测血压，心率等生命体征的变化。④遵医嘱记录尿量。⑤遵医嘱测量体重。⑥使用软枕抬高水肿肢体，阴囊水肿者托起阴囊。⑦协助腹水、胸腔积液患者取坐位或半卧位，卧床休息，每 1 ～ 2 小时更换卧位一次。⑧肌内注射时将水肿皮肤推向一侧后进针，严重水肿患者避免肌内注射。⑨每日测量腿围（轻度水肿测量两侧踝部、中度水肿测量两侧髌骨上 / 下 15cm）、臂围（测量两侧肩峰到鹰嘴连线的中点）、腹围（以肚脐为准水平绕腹 1 周）。⑩进行健康教育。

（2）感染：①检测体温：体温 ≥ 39℃时，每 4 小时测量；体温 38.0 ～ 38.9℃时，每日测量 4 次；体温 37.5 ～ 37.9℃时，每日测量 3 次直至体温降至正常；物理降温后

30 分钟复测体温。②每日至少 2 次协助患者温水漱口或口腔护理，口唇干裂者温水湿润或涂保护油。③出汗时及时擦干患者皮肤、更换潮湿的病员服或床单。④遵医嘱药物降温或物理降温。

（三）健康教育

（1）肾病综合征患者常伴有水肿，应限制盐的摄入以减少液体潴留。建议每日盐摄入量不超过 5g，并减少高盐食物（如咸菜、腌制食品、罐头等）的摄入。

（2）建议患者在流感季节接种疫苗，避免在公共场所长时间停留，预防呼吸道和尿路感染。出现发热、咳嗽、尿频、尿痛等症状时，应及时就医。

（3）鼓励患者根据自身情况进行适量的有氧运动，如步行、游泳、练瑜伽等，以增强体质，改善血液循环，预防血栓形成。但在病情急性发作期，应避免剧烈运动。

（4）提醒患者定期复查，包括尿常规、24 小时尿蛋白、肾功能、血脂、血压等指标，以便检测病情变化。

第五节　尿毒症

尿毒症是慢性肾衰竭的终末期表现，是由于肾功能严重受损，导致体内代谢废物和毒素无法正常排出，在血液中积聚，影响全身多个系统的功能。尿毒症的出现通常标志着肾功能丧失达 90% 以上，常见于慢性肾病（CKD）的晚期，也可由急性肾衰竭引发。尿毒症若不及时治疗，可能危及生命。

一、病因

（一）慢性肾衰竭引起的尿毒症

1. 糖尿病肾病

糖尿病肾病是慢性肾衰竭的最常见原因。长期的高血糖损伤肾小球，导致肾功能逐渐下降，最终引发尿毒症。

2. 高血压肾病

长期未控制的高血压会导致肾血管硬化和肾小球受损，肾功能逐渐恶化。高血压肾病是引起尿毒症的常见原因之一。

3. 慢性肾小球肾炎

慢性肾小球肾炎是一种导致肾小球慢性炎症和破坏的疾病，随着病情的进展，肾功能逐渐减退，最终导致尿毒症。

4. 多囊肾病

多囊肾病是一种遗传性疾病，肾内形成多个囊肿，逐渐损害正常肾组织，导致肾功能丧失，最终发展为尿毒症。

5. 慢性间质性肾炎

慢性间质性肾炎是肾间质和小管的慢性炎症，可能由长期药物使用、感染或其他原因引发，随着肾功能的逐渐丧失，患者可能发展为尿毒症。

（二）急性肾衰竭引起的尿毒症

1. 肾前性急性肾衰竭

由肾血流量急剧减少引起，常见原因包括严重脱水、失血过多、低血压、心功能不全（如心力衰竭）等。

2. 肾性急性肾衰竭

直接由肾组织损伤引起，如肾小管坏死、肾小球肾炎、药物中毒、重金属中毒等，导致肾功能急剧丧失。

3. 肾后性急性肾衰竭

由尿路梗阻引起的急性肾衰竭，如尿路结石、肿瘤、前列腺增生等，导致尿液无法排出，增加肾压力，最终引起肾功能急性衰竭。

（三）药物和毒性物质引起的尿毒症

1. 药物引起的肾损害

长期使用非甾体类抗炎药（NSAIDs）、某些抗生素（如氨基糖苷类）、抗肿瘤药物和免疫抑制剂等药物可能对肾产生毒性反应，导致肾功能损伤，最终引发尿毒症。

2. 毒性物质

重金属中毒（如铅、汞、镉等）和某些化学物质（如乙二醇中毒）可能直接损害肾，导致肾衰竭。

二、临床表现

（一）全身症状

（1）乏力、疲倦：尿毒症患者常感到持续的乏力和疲倦，这与代谢废物和毒素积累导致的全身性中毒有关。

（2）体重减轻：慢性消耗和食欲下降会导致体重减轻。

（3）发热：少数患者可能会出现低热或高热。

（二）消化系统表现

（1）食欲下降：肾衰竭导致体内毒素积累，影响胃肠道功能，患者常表现为食欲下降、恶心、进食减少。

（2）恶心、呕吐：是尿毒症患者常见的症状，尤其是在毒素积累较多时，胃肠道受到明显的影响，导致频繁的恶心、呕吐。

（3）口腔异味（尿骚味）：由于尿素在体内无法有效排泄，尿素分解产生的氨气通过口腔排出，导致患者口腔有特殊的尿骚味。

（4）口腔溃疡：由于口腔黏膜受到尿毒素的刺激，部分患者会出现口腔溃疡、牙龈出血等症状。

（三）神经系统表现

（1）头痛、意识模糊：尿毒症中的代谢废物和毒素积累在血液中，尤其是尿素氮和肌酐，会影响中枢神经系统，导致头痛、意识模糊甚至昏迷。

（2）肌肉痉挛和抽搐：电解质紊乱，特别是钾、钙、磷等离子的代谢异常，可能导致肌肉痉挛、手足抽搐，严重时会出现癫痫发作。

（3）肢体麻木、感觉异常：患者可能感到四肢麻木、刺痛、感觉异常等，尤其是在晚期尿毒症时，外周神经病变常见。

（四）心血管系统表现

（1）高血压：由于肾衰竭导致水钠潴留及肾素－血管紧张素系统激活，患者常会出现高血压，难以控制。

（2）心包炎：尿毒症患者体内尿素等代谢废物积聚可能引发尿毒症性心包炎，表现为胸痛、心悸、呼吸困难，听诊时可闻及心包摩擦音。

（3）心力衰竭：液体潴留和高血压会加重心脏负担，导致心脏负荷过重，心力衰竭在尿毒症患者中较为常见。

（4）心律失常：尿毒症伴随的高钾血症、钙磷代谢紊乱可能导致严重的心律失常，表现为心悸、胸闷，甚至猝死。

（五）泌尿系统表现

（1）尿量变化：在尿毒症早期，患者可能会有多尿，随后逐渐出现少尿或无尿的表现。尿量显著减少是肾功能丧失的标志。

（2）尿液异常：尽管尿量减少，但尿液仍可能显示异常，如蛋白尿、血尿、尿比重低等。

（六）皮肤表现

（1）皮肤瘙痒：由于体内尿素氮、磷等代谢废物堆积，患者常感到全身皮肤瘙痒，尤其在夜间加重。

（2）皮肤色素沉着：患者皮肤可能变暗，呈现灰黄色或棕色，这是慢性肾衰竭长期影响下的表现。

（3）尿素霜：在尿毒症晚期，患者皮肤上可能会出现白色晶体状的尿素沉积，俗称"尿素霜"，是由于汗液中尿素浓度过高引起的。

三、护理

（一）护理评估

1. 健康史

（1）既往病史：询问患者是否有慢性肾病、糖尿病、高血压、肾小球肾炎或肾衰竭等病史，尤其要了解患者是否有慢性肾病（CKD）的病史及病程进展。

（2）家族史：评估患者家族中是否有肾病、糖尿病、高血压等遗传性疾病。

（3）药物使用史：了解患者近期或长期使用的药物，特别是可能对肾有毒性的药物，如非甾体类抗炎药（NSAIDs）、某些抗生素等。

2. 身体状况

（1）乏力和疲倦：评估患者是否感到长期乏力、精力不足，无法完成日常活动，尤其是是否存在持续疲倦、昏昏欲睡等表现。

（2）食欲下降、恶心和呕吐：了解患者是否有食欲下降、恶心或呕吐的症状，是否出现口腔异味、腹部不适，评估这些症状对患者饮食摄入和营养状态的影响。

（3）呼吸困难：询问患者是否感到呼吸困难、气促，尤其是在活动时或夜间，评估肺水肿或胸腔积液的可能性。

（4）神经系统症状：评估患者是否有头痛、意识模糊、记忆力下降、情绪波动或手足抽搐，判断是否存在中枢神经系统或外周神经系统受累。

（5）皮肤瘙痒和色素沉着：评估患者皮肤是否出现干燥、瘙痒、尿素霜（白色结晶）等症状，以及皮肤是否变暗、灰黄色或棕色。

3. 辅助检查

（1）肾功能指标：通过监测血清肌酐、尿素氮（BUN）等肾功能指标，评估患者的肾功能状况。根据结果判断尿毒症的严重程度。

（2）电解质和酸碱平衡：密切监测血清钾、钠、钙、磷等电解质水平，特别是高钾血症的风险，评估是否存在电解质紊乱。

（3）血常规：评估是否存在贫血，尤其是由于促红细胞生成素不足导致的肾性贫血。监测血红蛋白、红细胞计数及白细胞的变化。

（4）血脂水平：检查血脂水平，了解高脂血症的严重程度，并评估血脂管理的效果。

（5）尿液检查：通过尿常规或 24 小时尿液检测，评估尿蛋白、血尿等指标，了解患者的尿液异常情况。

4. 心理－社会状况

（1）情绪状态：尿毒症患者由于长期的疾病困扰，可能出现焦虑、抑郁、恐惧等情绪问题。需要评估患者的心理状态，并提供必要的心理支持。

（2）生活质量：评估尿毒症对患者日常生活的影响，了解患者是否能够完成日常活动，是否因病情导致生活能力下降或丧失自理能力。

（3）社会支持：评估患者的家庭、社会支持系统，了解是否有足够的家人或朋友帮助患者应对疾病和生活护理。

（二）护理措施

（1）病情严重及有并发症的患者需要绝对卧床休息。烦躁不安者加床挡，以防坠床。防止受湿受凉。

（2）给予高热量、高效价低蛋白、富含维生素及易消化饮食。每日总热量应不少于 2000kcal。无明显水肿和少尿者，可不限制水钠摄入。

（3）严密观察病情变化：如患者出现深而慢的呼吸、嗜睡、昏迷及多尿、少尿、尿闭等表现均应立即通知医生并对症护理。

（4）注意口腔卫生，经常漱口，口腔糜烂时用 1% 甲紫涂擦，防止口腔感染。

（5）加强皮肤护理，注意皮肤清洁，经常用温水擦洗皮肤，忌用肥皂和乙醇擦洗。保持衣裤和被单清洁，剪短指甲，避免抓伤，以防皮肤感染。

（6）血压高、浮肿、心力衰竭及晚期尿少、无尿者应准确记录出入量和 24 小时尿量，并严格限制钠盐及水的摄入量，每日进水量 600 ～ 800mL。

（7）应经常注意血压、脉搏、心律的变化，发现高血压脑病心力衰竭、心律失常的表现时，及时通知医生，并做相应处理。

（8）尿毒症患者因病程长，病情复杂多变，往往情绪悲观，依赖性强，并易激怒。应给患者创造良好的休养环境，护理工作要有计划，减少对患者的干扰。操作应准确、熟练，增强患者的安全感和信任感，关心同情患者，耐心解释询问，帮助患者增强治疗信心。

（9）根据病情调整饮食。注意皮肤和口腔卫生，防止皮肤感染和口腔炎。防寒、防湿、保暖，预防感冒和呼吸道感染。坚持治疗，定期复查，需要做透析疗法者应按时进行，病情加重时及时就医。

（三）健康教育

（1）尿毒症患者常伴有水钠潴留，导致水肿和高血压，因此需要限制盐的摄入。每日盐摄入量应控制在 5g 以下，避免高盐食物（如咸菜、腌制食品、罐头等）。

（2）建议选择富含钙的食物（如牛奶、豆制品），并根据需要补充钙剂和活性维生素 D，预防钙磷代谢紊乱引起的骨质疏松症。

（3）教导患者避免摄入含高钾的食物，定期检测血钾水平。提醒患者了解高钾血症的症状，如肌无力、心律失常等，出现异常应及时就医。

（4）对于需要透析治疗的患者，强调透析的重要性，鼓励患者按时进行透析，密切关注透析中的不适症状，如低血压、痉挛等，并与医生保持沟通。

第六节　肾小球肾炎

肾小球肾炎是一组肾病，主要累及肾小球，导致肾小球炎症、损伤，影响肾的滤过功能。根据病因和病理变化，肾小球肾炎可以分为急性、亚急性和慢性肾小球肾炎。它的临床表现包括血尿、蛋白尿、高血压和肾功能不全。肾小球肾炎可由感染、免疫系统异常、自身免疫疾病或其他疾病引起，严重时可导致慢性肾病甚至尿毒症。

一、病因

（一）原发性肾小球肾炎

1. 急性链球菌感染后肾小球肾炎

（1）机制：急性链球菌感染后肾小球肾炎是最常见的类型，通常发生在链球菌感染（如咽喉炎、猩红热或皮肤感染）后。感染后，免疫系统产生的抗体与细菌抗原形成免疫复合物，在肾小球沉积，引起炎症反应，导致肾小球损伤。

（2）表现：感染后 1 ～ 2 周，患者出现血尿、蛋白尿、浮肿、高血压和少尿。

2. IgA 肾病（Berger 病）

（1）机制：IgA 肾病是一种慢性原发性肾小球肾炎，病因尚不完全明确，但与免疫系统功能异常有关。免疫系统产生的 IgA 抗体在肾小球系膜区沉积，导致肾小球损伤。

（2）表现：常见症状为反复发作的血尿，通常与上呼吸道感染或胃肠道感染有关。病情可进展缓慢，部分患者会发展为慢性肾衰竭。

3. 膜性肾病

（1）机制：膜性肾病是成人常见的肾小球肾炎类型，可能由自身免疫反应引起。肾小球基底膜发生免疫复合物沉积，导致肾小球屏障功能受损。

（2）表现：蛋白尿明显，常伴有水肿和高脂血症，部分患者可能发展为肾病综合征。

4. 局灶节段性肾小球硬化（FSGS）

（1）机制：FSGS 是一种原发性肾小球病变，肾小球局部区域发生硬化。病因多样，可能与免疫反应、血流动力学异常或基因突变有关。

（2）表现：蛋白尿和血尿是常见症状，病情进展较快，可能导致肾功能不全。

（二）继发性肾小球肾炎

1. 系统性红斑狼疮（SLE）

（1）机制：系统性红斑狼疮是一种常见的自身免疫性疾病，可累及多个器官，包括肾。狼疮性肾炎是 SLE 的常见并发症，由免疫复合物在肾小球沉积引发炎症。

（2）表现：常见症状包括蛋白尿、血尿、水肿、高血压，严重者可能发展为肾衰竭。

2. 糖尿病肾病

（1）机制：长期糖尿病可引起肾小球基底膜增厚，导致肾小球硬化和肾功能下降，属于慢性肾小球肾炎的一种。

（2）表现：早期表现为蛋白尿，随着病情进展，肾功能逐渐减退，最终可能发展为尿毒症。

3. 高血压肾病

（1）机制：长期高血压导致肾小球动脉硬化，肾血流减少，引发肾小球硬化和纤维化，最终导致肾功能减退。

（2）表现：高血压伴有蛋白尿、血尿和肾功能不全。

4. 过敏性紫癜（HSP）

（1）机制：过敏性紫癜是一种常见于儿童的血管炎性疾病，累及肾小球时可导致肾炎。IgA 沉积在肾小球内，类似 IgA 肾病。

（2）表现：紫癜、关节痛、腹痛伴有血尿、蛋白尿。

5. 血管炎

（1）机制：部分系统性血管炎疾病，如显微镜下多血管炎、韦格纳肉芽肿、结节性多动脉炎等，可累及肾小球，引发肾小球肾炎。

（2）表现：血尿、蛋白尿、快速进展的肾功能损伤。

（三）药物和毒素引起的肾小球肾炎

1. 药物性肾损伤

非甾体类抗炎药（NSAIDs）、抗生素（如青霉胺）、金制剂、免疫抑制剂等药物可能引起免疫反应或直接毒性反应，损伤肾小球。

2. 毒素暴露

重金属中毒（如铅、汞）及某些化学物质（如乙二醇）可能引起肾小球损伤，导致肾小球炎症和纤维化。

二、临床表现

（一）血尿

（1）肉眼血尿：尿液呈红色或棕色，通常称为"可乐色尿"，这是由于红细胞从受损的肾小球渗入尿液中所致。肉眼血尿是急性肾小球肾炎的典型表现之一。

（2）镜下血尿：在显微镜下检查时可见尿液中含有红细胞，但肉眼观察不到。这种血尿常见于慢性肾小球肾炎或轻度的急性肾炎。

（二）蛋白尿

（1）大量蛋白尿：常见于肾病综合征的患者，24小时尿蛋白量超过3.5g，伴有低蛋白血症和高脂血症。

（2）轻中度蛋白尿：在部分肾小球肾炎患者中，蛋白尿的程度较轻，通常伴有血尿。

（三）水肿

（1）眼睑水肿：是最常见的早期表现，尤其是晨起时明显。

（2）下肢水肿：双侧踝部、脚部水肿是常见的表现，尤其是长时间站立后加重。

（3）全身性水肿：严重时可出现全身性水肿，甚至出现腹水、胸腔积液等。

（四）高血压

肾小球肾炎常伴有高血压，尤其是在急性期或慢性肾功能不全时。肾小球损伤导致水钠潴留和肾素－血管紧张素系统的激活，进一步加重高血压。高血压是肾小球肾炎的重要并发症，可能导致心血管并发症，如左心室肥厚、心力衰竭或脑血管意外（如脑卒中）。

（五）少尿或无尿

（1）少尿：在急性肾小球肾炎或急进性肾小球肾炎中，患者可能出现每日尿量显著减少（少于400mL/d），提示肾功能急性损伤。

（2）无尿：少数患者在急性期可能出现无尿（每日尿量少于100mL），通常提示肾功能严重受损，需要紧急治疗。

三、护理

（一）护理评估

1. 健康史

（1）既往病史：评估患者是否有慢性肾病、急性链球菌感染史（如咽喉炎、皮肤感染等），以及是否有系统性疾病史（如系统性红斑狼疮、糖尿病、高血压等）。了解是否有肾小球肾炎的家族史。

（2）疾病发展情况：了解患者肾小球肾炎的发病时间、发病过程、病情进展速度及以往的治疗和效果。

2. 身体状况

（1）尿液异常：评估患者有无血尿、蛋白尿及其严重程度。注意询问患者是否出现尿液颜色的改变（如红色、棕色或"可乐色"尿），有无泡沫尿，提示蛋白尿的存在。

（2）水肿情况：①水肿部位：评估水肿的分布，如眼睑、下肢、腹部或全身性水肿。②水肿程度：观察是否存在凹陷性水肿，水肿是否随体位变化。③水肿进展：监测水肿的变化，如是否有体重增加、尿量减少等迹象。

（3）尿量变化：评估是否有少尿（尿量减少，每日尿量少于400mL）或无尿（每日尿量少于100mL）的表现，了解患者的排尿困难情况。

3. 辅助检查

（1）尿常规和尿蛋白检查：定期检查尿常规，评估血尿、蛋白尿的程度，检测24小时尿蛋白定量，以评估肾小球损伤的严重程度。

（2）肾功能检查：通过检测血清肌酐、尿素氮（BUN）等指标，评估肾功能是否受损，了解病情进展。

（3）电解质和酸碱平衡：①监测血清钾、钠、钙、磷等电解质水平，评估是否存在电解质紊乱，特别是高钾血症的发生风险。②监测血液的pH、二氧化碳结合力等指标，判断患者是否有代谢性酸中毒。

（4）血脂和血糖检查：①检查患者的血脂水平，了解高脂血症的情况，尤其是伴随肾病综合征的患者。②评估血糖水平，特别是糖尿病肾病患者。

4. 心理-社会状况

（1）情绪状态：肾小球肾炎可能会导致患者长期的情绪波动，评估是否有焦虑、抑郁等心理问题。护理人员应为患者提供情感支持，并与家属一起协助患者面对病情。

（2）生活质量评估：了解疾病对患者日常生活和工作能力的影响，评估患者是否能够正常完成日常活动，是否需要帮助进行生活护理。

（3）社会支持评估：了解患者的家庭和社会支持系统，评估是否有足够的支持来帮助患者应对长期的疾病和治疗。

（二）护理措施

1. 促进身心休息

（1）急性期时必须卧床休息，直到临床症状消失为止，一般需要6周至2个月。

（2）室内空气清新，保持环境安静，可通过减少刺激而增加肾血流量，并能减轻心脏负担及浮肿的发生。

（3）加强心理护理，由于患者卧床时间长，会面临工作、经济、家庭等问题，同时也担心疾病的进一步恶化，精神负担重。医护人员应及时与患者谈心，协助患者解决问题，关心、体贴、安慰患者，使焦虑减轻，获得心理上的安慰。

2. 控制感染

（1）链球菌感染后的肾小球肾炎应给予抗生素治疗，连续使用 1～2 周。

（2）避免与上呼吸道感染者接触。

（3）保持口腔及皮肤清洁。

（4）注意保暖，预防感冒，若有喉痛、鼻塞等症状，应卧床休息，及时治疗。

（5）严格执行无菌技术。

3. 维持液体的平衡

（1）每日正确记录出入水量。

（2）每日测量体重，检查水肿的消长情况。

（3）监测液体过度负荷的征象。

（4）液体摄入量依据前一日的尿量加上 500mL，作为当日水分的供给量。

（5）限制盐分的摄取量，每日为 1～3g，以减轻水分潴留。

4. 协助患者摄取适当的饮食

（1）给予高碳水化合物、低蛋白饮食。

（2）蛋白质的摄取量，根据尿中的丧失量及患者的个体需要而定。急性期一般限制在 0.5～0.8g/（kg·d），恢复期则无须再限制蛋白质的摄取。

（3）慢性肾小球肾炎，当血中非蛋白氮不增加时，蛋白质的摄取量可增至每日大于 80g，以补充尿中丢失的蛋白质，以免产生低蛋白血症而导致水肿的形成。

（4）若肾功能已严重受损，且伴有高血压，并进展至尿毒症倾向时，应限制钠每日 3～5g、蛋白质每日 30～40g 的摄入量，给予高碳水化合物饮食，以减轻肾负担。

5. 保持身体清洁，增进患者的舒适

（1）保持皮肤的清洁，维持良好的卫生。

（2）当限制患者水分摄取时，给予口腔护理，有助于缓解口渴及预防腮腺炎的发生。

（3）经常改变体位、按摩，以防压疮的发生。

（4）施行主动或被动运动，以促进静脉及淋巴液回流，减轻水肿。

（5）当患者有浮肿时，指导患者穿宽松的衣服，紧身衣服会增加皮肤破损的危险。

（三）健康教育

（1）向患者解释治疗中常用药物的作用，如降压药、利尿剂、免疫抑制剂、糖皮质激素等。帮助患者理解按时服药的重要性。

（2）肾功能不全的患者需要限制含高钾、高磷的食物摄入，如香蕉、橙子、坚果、奶酪等，防止电解质紊乱，尤其是高钾血症的发生风险。

（3）急性肾炎期或肾功能不全患者，需要限制蛋白质摄入，以减少肾负担。优选优质蛋白质，如鱼、鸡蛋、牛奶等。

第六章　皮肤科疾病患者的护理

第一节　水痘

水痘是一种由水痘 - 带状疱疹病毒（VZV）引起的急性传染性疾病，主要通过呼吸道飞沫传播或接触被感染的疱疹液传播。水痘常见于儿童，但成人也可以感染，尤其是在免疫力低下或没有接种过水痘疫苗的人群中。水痘的特点是发热伴随全身出现瘙痒性的红色斑丘疹、疱疹，疱疹逐渐结痂痊愈。

一、病因

（一）病毒感染

水痘 - 带状疱疹病毒（VZV）：属于 α- 疱疹病毒科，能够感染人体的皮肤和神经细胞。它是一种具有高度传染性的 DNA 病毒，既能引发水痘，又能引发带状疱疹。

（二）传播途径

（1）呼吸道飞沫传播：是水痘最常见的传播方式。病毒通过空气中的飞沫传播，在患者咳嗽、打喷嚏或讲话时，病毒会通过呼吸道进入易感者的体内。

（2）接触传播：直接接触患者的皮疹或水疱液，也可能导致感染。水疱内含有大量的病毒，破裂时可以传播病毒。

（3）空气传播：病毒可以通过空气长距离传播，因此即使未直接接触患者，也有可能通过空气传播而感染。

（三）感染机制

（1）病毒通过呼吸道或结膜进入人体后，最初在呼吸道上皮细胞中复制，随后进入局部淋巴结，并通过血液传播至全身。

（2）病毒在血液中传播到皮肤和黏膜，引起典型的水疱样皮疹。同时，病毒还可能侵入神经系统，长期潜伏在神经节内。

（四）潜伏期

水痘的潜伏期为 10 ~ 21 日。在潜伏期内，患者虽然没有症状，但已经具备传染性，能够通过飞沫或接触将病毒传染给他人。

二、临床表现

水痘的临床表现主要包括发热、皮疹、瘙痒等症状，通常分为前驱期和出疹期。水痘是一种急性传染病，最明显的特征是皮肤上出现分批次的红斑、丘疹、水疱和结痂的多形性皮疹。以下是水痘的典型临床表现。

（一）潜伏期

潜伏期通常为 10 ～ 21 日，平均 14 日。在此期间，患者没有任何症状，但已经感染病毒。

（二）前驱期（前期症状）

（1）发热：通常为低度至中度的发热，体温 38℃左右，有时可达 39℃，持续 1 ～ 2 日。

（2）乏力：患者感到疲倦、无力，精神状态不佳。

（3）食欲下降：由于全身不适，患者食欲下降。

（4）咽痛：部分患者可能有轻度咽痛、头痛或其他类似感冒的症状，尤其是在成人患者中更常见。

（三）出疹期

（1）皮疹：水痘的典型特征是皮肤和黏膜出现分批次的皮疹，表现为红斑、丘疹、疱疹和结痂并存，呈多形性皮疹，具有以下特点。

（2）起始部位：皮疹最先出现在面部、头皮、胸背部，然后迅速扩展到四肢，但手掌和脚掌通常不受累。

（3）皮疹形态变化：皮疹最初为小的红斑，数小时后发展为丘疹，继而迅速形成水疱。水疱含有透明液体，直径 2 ～ 5mm，破裂后干燥结痂。

（4）分批次出现：皮疹呈分批出现，意味着同一部位可以同时见到红斑、丘疹、水疱和结痂。病程中不断有新的皮疹出现，持续 4 ～ 5 日。

（5）瘙痒：皮疹常伴有明显的瘙痒感，尤其是在水疱阶段。患者抓挠皮疹可能引发继发性感染，导致脓疱或皮肤溃疡。

（6）发热：皮疹出现时，通常伴有发热，体温可高达 38 ～ 39℃，持续 2 ～ 4 日，随后逐渐缓解。

（7）皮疹结痂：在水疱阶段后，水疱干涸结痂，痂皮通常在 7 ～ 10 日内脱落，正常皮肤逐渐恢复。如果未出现继发性感染，一般不会留下瘢痕。

三、护理

（一）护理评估

1. 健康史

（1）接触史：询问患者是否接触过水痘患者，明确传染源和潜伏期。

（2）疫苗接种史：评估患者是否接种过水痘疫苗。未接种疫苗的患者感染水痘的风险更高，且病情可能较严重。

（3）既往病史：了解患者的基础疾病，特别是免疫功能低下（如 HIV 感染、器官移植、长期使用免疫抑制剂）或慢性病的情况，这些因素会增加并发症的发生风险。

（4）水痘感染史：判断患者是否曾感染水痘，已有水痘病史的患者通常不会再次感染，但可能会出现带状疱疹。

2. 身体状况

（1）发热：评估患者的体温是否升高，水痘患者通常伴有轻度至中度发热（38～39℃），持续数日。需要注意发热时间和体温变化，防止高热导致脱水或热性惊厥。

（2）皮疹情况：观察皮疹的分布、数量和形态，判断皮疹是斑疹、丘疹、水疱还是结痂状态。注意皮疹是否出现在头面部、躯干和四肢，皮疹的演变情况及新皮疹的出现是否停止。

（3）瘙痒程度：评估患者的瘙痒感是否严重。瘙痒是水痘的典型症状，需要注意患者是否因抓挠引发皮肤破损，增加继发感染的风险。

3. 辅助检查

（1）血常规。

①白细胞计数：水痘患者通常表现为白细胞计数正常或略低，但如果出现继发细菌感染，白细胞计数可能升高。

②淋巴细胞比例：在病毒感染期间，淋巴细胞比例可能相对升高。

（2）血清学检测。

血清学检测用于检测抗水痘－带状疱疹病毒的抗体，帮助确定感染状态。

①抗 VZV IgM 抗体：水痘急性期患者血清中常出现 IgM 抗体，表示近期的初次感染。

②抗 VZV IgG 抗体：在感染后期或恢复期，IgG 抗体会逐渐升高，表示既往感染或疫苗接种后的免疫状态。

（3）聚合酶链式反应（PCR）检测。

PCR 检测可以检测患者的水疱液、血液、脑脊液或其他体液中的水痘－带状疱疹病毒 DNA，是快速且高度敏感的诊断方法，尤其适用于不典型患者、重症患者和需要进行病毒分型的情况。PCR 检测常用于免疫抑制患者或病情复杂的患者，以明确诊断并指导治疗。

4. 心理－社会状况

（1）心理状态：水痘通常伴有瘙痒、发热和不适，患者可能表现出焦虑、烦躁、失眠等情绪，尤其是成人患者和病情较重的患者。

（2）社会支持：评估患者家庭及社会支持系统，了解患者的隔离情况，家属的护理能力等，帮助患者在感染期获得适当的支持与照顾。

（二）护理措施

1. 一般护理

（1）发热时卧床休息，保持室内温度适宜，空气清新，病室安静。

（2）呼吸道隔离至皮疹全部结痂为止。

（3）给予清淡、易消化、富有营养的流质或半流质饮食，发热期鼓励多饮水。

（4）皮肤瘙痒涂炉甘石洗剂，水痘破溃，局部涂抗菌软膏。

（5）保持手的清洁，剪短指甲，衣服易宽大、柔软，被褥平整，勤更换。

2. 并发症的护理

（1）继发性细菌感染：保持皮肤清洁，剪短指甲，勤换内衣，衣服以棉质、宽松为宜，尽量不选择化纤衣物，以免刺激皮肤。

（2）脑炎：昏迷、躁动、抽搐的患儿，保持呼吸道通畅，专人护理，使用床挡，防止坠床。抽搐发作放置牙垫，防止舌咬伤。高热头部枕冰袋，降低脑组织耗量，增加对缺氧的耐受性，伴惊厥进行冬眠疗法。保持病房光线柔和，减少外界刺激。

（3）肺炎：多发生于病程后期 2～3 周。患儿呼吸困难，给予吸氧，保持气道通畅。半卧位，鼓励多饮水，更换体位、叩背，痰液黏稠者给予雾化吸入或使用祛痰药，并观察痰液颜色、性质等。

（三）健康教育

（1）保持皮肤清洁，避免抓挠皮疹，以降低继发性感染的发生风险。勤剪指甲，尤其是儿童，防止因抓挠导致的皮肤破损。

（2）建议多饮水，保证水分摄入，预防脱水。饮食以清淡、易消化为主，避免刺激性食物。如果有口腔溃疡或疼痛，可以提供温凉的流质或半流质饮食。

（3）水痘皮疹在结痂后需要一定的时间恢复，痂皮应自然脱落，避免强行剥落以免留疤。痂皮脱落后保持局部清洁，预防感染。

第二节　带状疱疹

带状疱疹是由水痘 - 带状疱疹病毒（VZV）引起的一种急性皮肤病。该病毒在人初次感染时引发水痘，在感染水痘后，病毒会长期潜伏在神经节内，当机体免疫力下降时，病毒可能被重新激活，从而导致带状疱疹。带状疱疹的典型特征是沿神经分布的单侧皮肤带状水疱，并伴有剧烈的神经痛。

一、病因

（一）水痘 - 带状疱疹病毒的潜伏与激活

1. 初次感染

当人首次感染 VZV 时，病毒引发水痘，此时病毒通过呼吸道感染进入体内。水痘痊愈后，VZV 不会被完全清除，而是长期潜伏在脊髓后根神经节或颅神经节中。

2. 病毒再激活

当机体的免疫力减弱时，潜伏的 VZV 可能会被激活。激活后的病毒沿着受累神经传播，导致相应的皮肤区域出现皮疹和神经痛。带状疱疹的皮疹通常沿单侧的神经分布，形成带状排列的水疱，伴随强烈的疼痛。

（二）带状疱疹的诱发因素

带状疱疹的发病与人体的免疫功能密切相关，以下因素可能增加病毒激活的风险。

（1）免疫力下降：带状疱疹通常发生在免疫功能受损时，免疫力的减弱使潜伏的病毒得以重新激活。

（2）年龄增长：带状疱疹的发病率随着年龄的增长而增加，尤其是在 50 岁以上的老年人中更为常见。老年人免疫力逐渐减弱，是带状疱疹的高危人群。

（3）免疫抑制：如癌症患者接受化学治疗、放射治疗，器官移植后使用免疫抑制药物，或长期使用糖皮质激素的患者，他们的免疫功能较弱，更容易引发带状疱疹。

（4）HIV 感染者：因免疫系统受损，容易患上带状疱疹，且病情可能更为严重。

二、临床表现

（一）前驱症状

在皮疹出现前，患者可能会有局部的疼痛、灼热感、瘙痒或感觉异常。这些症状通常发生在未来皮疹出现的部位，一般持续 2 ~ 3 日，部分患者可能出现轻微的发热、不适和头痛等全身症状。

（二）皮肤表现

1. 皮疹分布

皮疹呈单侧分布，通常沿受累感觉神经的皮节呈带状排列，最常见于胸背部、腰部、面部或颈部。

2. 皮疹形态

（1）红斑：最初局部皮肤会出现红斑。

（2）丘疹：红斑上迅速出现小的丘疹。

（3）水疱：随后丘疹变为水疱，水疱常成簇出现，内含透明液体。

（4）脓疱：水疱的液体可能逐渐浑浊，形成脓疱。

（5）结痂：7 ~ 10 日后，水疱会逐渐干燥结痂，通常在 2 ~ 4 周内痂皮脱落。

（6）皮疹部位：常见于胸背部（肋间神经分布区）、面部三叉神经分布区或腰部。典型的皮疹仅发生在身体的一侧，不跨越身体中线。

（三）疼痛

（1）神经痛：是带状疱疹最显著的症状，通常在皮疹出现前或与皮疹同时发生。疼痛可以是剧烈的刺痛、烧灼样痛或针刺样痛，通常沿着神经走行的皮节分布。

（2）疼痛持续时间：疼痛可能在皮疹愈合后仍持续存在，尤其是在老年患者中。若疼痛持续超过 1 个月，则可能发展为带状疱疹后神经痛（PHN）。

三、护理

（一）护理评估

1. 健康史

（1）既往病史：询问患者是否有水痘感染史，带状疱疹通常发生在曾感染过水痘的患者中。评估是否存在免疫功能低下的病史（如糖尿病、肿瘤、HIV 感染、长期使用免疫抑制剂等），因为免疫力低下是带状疱疹的常见诱因。

（2）疫苗接种史：评估患者是否接种过水痘疫苗或带状疱疹疫苗，了解疫苗接种是否对症状产生影响。

2. 身体状况

（1）发热：测量患者的体温，了解是否有发热情况，评估发热的持续时间和程度。带状疱疹患者有时会出现低度发热。

（2）乏力和食欲下降：了解患者的精神状态和饮食状况，评估带状疱疹是否导致患者疲倦、乏力或食欲下降。

（3）皮疹的分布和形态：观察皮疹的分布是否呈单侧性，沿神经走行的皮疹分布，常见于胸背部、面部、颈部或腰部。评估皮疹的不同阶段，包括红斑、丘疹、水疱、脓疱、结痂等形态，并判断是否有新疹出现。

（4）水疱的情况：检查水疱是否有破溃，破溃后有无渗液或脓液。注意破损的皮肤区域是否有红肿、热痛等感染的迹象。

3. 辅助检查

（1）聚合酶链反应（PCR）：是目前最常用、最灵敏的检测方法，用于检测水疱液或皮肤病灶中的水痘-带状疱疹病毒DNA。PCR检测能够快速且准确地确认病毒感染，尤其适用于不典型或免疫抑制患者。

（2）病毒培养：从水疱液或皮肤组织中分离出带状疱疹病毒，但由于病毒培养费时且对实验室条件要求高，临床上不常规使用。

（3）直接免疫荧光染色（DFA）：可用于检测水疱液中的带状疱疹病毒抗原，虽然敏感性不如 PCR，但可以提供较快的结果。

4. 心理 - 社会状况

（1）焦虑和抑郁情绪：带状疱疹的剧烈疼痛和皮疹外观可能导致患者的焦虑、抑郁情绪，尤其是长期疼痛的患者，心理负担可能更重。评估患者的情绪状态，是否有焦虑、烦躁、失眠等症状。

（2）社交影响：疼痛和皮疹可能对患者的工作、家庭生活和社交活动造成影响。了解患者的社会支持系统，评估是否有因病情影响导致的社会孤立感。

（二）护理措施

1. 一般护理

（1）保持环境安静、舒适，全身不适者卧床休息，保证夜间充足睡眠。疼痛强烈者睡前半小时遵医嘱给予镇静催眠药。

（2）指导患者禁酒及忌食刺激性食物，多饮水，保持大便通畅。

2. 皮损护理

（1）皮损仅红斑和丘疹外用炉甘石洗剂，如有继发感染，每日局部换药及氦氖激光照射。

（2）头面部皮损累及角膜者，日间定时点眼药水，夜间用眼药膏。

（3）皮损结痂时待其自然脱落。

3. 对症处理

（1）疼痛：遵医嘱给予镇痛剂，与患者交谈，分散其注意力。局部照射氦氖激光及红外线。

（2）发热：遵医嘱给予退热剂或物理降温，及时更换汗湿的衣服及床单，避免受凉，保持皮肤干燥。

（3）增强机体免疫力：支持疗法，酌情使用免疫调节剂。

（三）健康教育

（1）提高免疫力可以预防带状疱疹。建议保持充足的睡眠、均衡的饮食、适度运动，避免过度疲劳和压力。

（2）水疱破裂后，保持皮肤清洁，可使用无菌敷料覆盖，避免感染。如果有渗液或皮肤红肿，需要及时就医。

（3）带状疱疹患者在急性期需要充分休息，避免过度疲劳或剧烈活动。应根据病情调节工作与生活节奏，保证足够的休息时间。

第三节　湿疹

湿疹又称特应性皮炎，是一种常见的慢性、复发性、炎症性皮肤病，表现为皮肤的瘙痒、红斑、丘疹、鳞屑、渗液和结痂等症状。湿疹可以发生在任何年龄段，尤其是婴幼儿和儿童较为常见。湿疹的病因复杂，通常由遗传因素、免疫系统异常和环境因素相互作用引起。

一、病因

（一）遗传因素

（1）家族史：湿疹患者常有特应性疾病家族史，如哮喘、变应性鼻炎或湿疹等。特应性体质是指机体对某些变应原反应过度，这种特质往往有遗传倾向。

（2）基因突变：研究发现，某些基因（如 FLG 基因）突变会导致皮肤屏障功能的异常，使皮肤更容易失去水分，导致干燥和敏感，增加湿疹的发生风险。

（二）免疫系统异常

（1）免疫反应过度：湿疹患者的免疫系统对外界变应原和刺激物反应过度。具体表现为免疫系统异常激活，导致皮肤炎症加剧。这种异常反应与 IgE 抗体水平升高有关，常见于过敏性体质的人群。

（2）皮肤炎症：湿疹患者的皮肤中，炎症细胞（如 T 细胞）过度活跃，分泌大量炎症因子，引发局部皮肤的红肿、瘙痒、起疹等症状。

（三）皮肤屏障功能受损

（1）皮肤屏障功能缺陷：正常情况下，皮肤的外层角质层具有保护作用，防止水分丢失和外界刺激物侵入。但在湿疹患者中，皮肤屏障功能较弱，皮肤容易失去水分、变得干燥，易受环境中刺激物的侵袭。

（2）皮肤干燥：皮肤缺乏足够的油脂，使皮肤易受外界刺激，干燥的皮肤更容易引发湿疹。

二、临床表现

（一）急性湿疹

急性湿疹常表现为急性炎症，伴有明显的瘙痒和水疱，皮肤损害较为明显。

（1）瘙痒：湿疹的主要症状是剧烈瘙痒，常伴随整个病程。瘙痒感可能是持续的或间歇性的，通常在夜间加重。

（2）红斑：在初期，皮肤出现明显的红斑，伴随局部的肿胀。

（3）丘疹与水疱：红斑上逐渐出现小丘疹和水疱，水疱的液体透明，轻度搔抓可导致水疱破裂。

（4）渗液与结痂：水疱破裂后，皮肤表面渗出透明或黄色液体，随后干燥形成黄色痂皮或鳞屑。受累皮肤可能呈现湿润状态。

（二）亚急性湿疹

急性期症状缓解后进入亚急性阶段，此时炎症和渗液减轻，但仍存在瘙痒和皮肤损害。

（1）皮肤红斑与鳞屑：红斑逐渐减轻，丘疹和水疱减少，但皮肤表面变得干燥，并出现鳞屑或薄痂。

（2）瘙痒感持续：瘙痒依然存在，但较急性期稍有缓解。患者仍可能因搔抓引起新的皮肤损伤。

（3）轻度增厚：皮肤在亚急性阶段开始增厚，皮肤质地变粗糙。

（三）慢性湿疹

慢性湿疹是湿疹长期反复发作后的表现，通常是由急性和亚急性湿疹发展而来，皮肤改变较为顽固。

（1）皮肤苔藓样变：由于反复搔抓和慢性炎症，皮肤逐渐变得增厚、硬化，表面粗糙，皮纹加深，类似于苔藓的外观，称为苔藓样变。

（2）干燥与脱屑：皮肤干燥、脱屑明显，可能呈现灰白色或黄褐色的鳞屑。

（3）色素沉着或色素减退：患处皮肤常因反复发作而出现色素沉着，呈深褐色，或在部分区域有色素减退。

（4）持续性瘙痒：慢性湿疹的瘙痒通常较顽固，患者持续搔抓可能导致皮肤损伤和继发感染。

三、护理

（一）护理评估

1. 健康史

（1）既往病史：了解患者是否有湿疹、哮喘、变应性鼻炎等特应性疾病的病史。

询问是否有家族变态反应史或特应性体质。

（2）发病时间与频率：评估湿疹的发病时间、病程持续时间及发作频率，了解湿疹是否有季节性加重的趋势。

（3）诱发因素：询问患者是否接触过可能诱发湿疹的因素，如特定食物（如牛奶、坚果、海鲜等）、环境变应原（如尘螨、花粉、宠物皮屑等）或化学物质（如肥皂、洗涤剂、香水等）。

2．身体状况

（1）湿疹的部位和分布情况：常见的部位包括面部、颈部、手臂、膝窝、肘窝等。婴幼儿湿疹常见于面部、头皮，而成人湿疹常见于手部和四肢屈侧部位。

（2）皮疹的形态：评估皮肤损害的形态和程度，观察是否存在红斑、丘疹、水疱、渗液、结痂或鳞屑。评估皮肤是否有增厚、硬化或苔藓样变（皮肤变粗糙，纹理加深）。

（3）瘙痒程度：评估患者的瘙痒程度，瘙痒是湿疹的主要症状，需要了解瘙痒是否影响日常生活或睡眠。

（4）皮肤干燥情况：检查患处皮肤是否干燥、脱屑，并评估皮肤的屏障功能损害情况。

3．辅助检查

（1）皮肤点刺试验：通过将少量疑似变应原滴在皮肤上并进行轻微刺破，观察局部反应，评估患者对环境变应原（如尘螨、花粉、动物皮屑、霉菌等）或食物变应原（如牛奶、鸡蛋、坚果等）的敏感性。

（2）斑贴试验：主要用于评估接触性湿疹（接触性皮炎）的患者，帮助识别可能引发湿疹的化学物质（如洗涤剂、化妆品、染料、金属等）。通过将少量疑似变应原贴在皮肤上，观察是否引发局部皮肤反应。

4．心理－社会状况

（1）心理状态：湿疹患者常因长期的瘙痒和外观问题感到焦虑、烦躁甚至抑郁。评估患者是否有焦虑、情绪低落或失眠等症状，尤其是慢性湿疹患者。

（2）生活质量影响：了解湿疹是否影响患者的工作、学习和社交活动，评估湿疹对其生活质量的影响，帮助提供心理支持。

（二）护理措施

1．一般护理

（1）环境：保持室内适宜的温度、湿度，清扫时洒湿地面以减少飞尘；定时开窗通风，保持室内空气清新；室内禁止摆放花卉等物品；禁止喷洒杀虫剂、空气清新剂等化学物品。

（2）起居：保持床单位清洁、干燥，指导患者穿着棉质、宽松、柔软的内衣，修剪指甲，避免搔抓。避免生活或工作中接触可能存在的致敏因子，对植物花草过敏的患者，减少公园草地的游玩，如无法避免应及时使用清水清洁暴露部位皮肤。敏感体质可先试用护肤品或化妆品，避免湿疹的发生；一旦出现变态反应，应立即远离变应原，及时就医。

（3）饮食：宜清淡，少加盐和糖，不饮酒，忌食海鲜、牛肉、羊肉、酒、咖啡等食物，多食新鲜蔬菜、水果，如冬瓜、黄瓜、苦瓜、山药、梨、苹果、西瓜等。多饮水，保持大便通畅，减少肠道毒素吸收。

2. 专科护理

（1）病情观察。

密切观察患者体温及血象变化，如体温升高应通知医生予以对症处理。密切观察患者皮疹部位、颜色、形态及大小，渗出液色、质、量及气味，糜烂程度，瘙痒程度，发作及持续时间，肢体肿胀，睡眠、二便等情况。

（2）皮肤护理。

①嘱患者宜穿棉质、透气、宽松的衣裤，避免穿着粗、硬、厚及化纤衣裤，并做到勤换内衣裤。

②嘱患者应勤修剪指甲，患处瘙痒时，切勿搔抓，对于婴幼儿患者可使用保护性约束，以免搔抓造成的皮肤二次损伤及皮肤感染，同时也避免加剧瘙痒。护士应避免在患者皮疹处进行静脉输液或肌内注射等。

③合理沐浴，注意四忌，即忌太勤、忌水过烫、忌搓揉过频、忌用碱性沐浴用品。宜隔日沐浴，每次沐浴 10 分钟左右，水温 35 ～ 37℃，沐浴后可用护肤品涂抹，保持皮肤湿润。

④手部湿疹应保持局部皮肤清洁、干燥，避免接触洗洁精、洗衣粉、清洁剂等化学制剂的刺激。

（三）健康教育

（1）使用空气加湿器，尤其是在干燥的冬季。保持室内温度和湿度适中，避免极端气温变化。

（2）经常打扫居住环境，减少尘螨和宠物毛发。花粉季节尽量避免长时间户外活动。

第四节　特应性皮炎

特应性皮炎（AD）是一种慢性复发性的炎症性皮肤病，常伴有剧烈瘙痒，多见于儿童，但也可发生在成人。特应性皮炎通常与家族中其他特应性疾病（如哮喘、变应性鼻炎）相关，因此具有遗传倾向。其特征为皮肤干燥、红斑、瘙痒和苔藓样变。该疾病的病程较长，易反复发作，常对患者的生活质量造成较大影响。

一、病因

（一）遗传因素

（1）家族遗传倾向：特应性皮炎具有明显的家族聚集性，通常与哮喘、变应性鼻炎等特应性疾病有关。若家族中有类似病史，患者发生特应性皮炎的风险更高。

（2）FLG 基因突变：研究发现，FLG 基因突变会导致皮肤中丝聚蛋白生成不足，进而影响皮肤屏障功能，使皮肤更容易干燥、失水和受到外界变应原的侵袭，从而增加特应性皮炎的发病风险。

（二）免疫系统异常

（1）T 细胞功能失调：特应性皮炎患者的免疫系统对外界刺激反应过度，特别是 T 辅助细胞（Th2 型）的过度活跃。这种免疫失衡会导致皮肤炎症反应加剧，促进 IgE 抗体的生成，引发对环境中变应原的变态反应。

（2）IgE 抗体升高：是特应性皮炎的一个显著特征，患者对多种变应原（如尘螨、花粉、动物皮屑等）反应过度，引发或加重皮肤炎症。

（三）皮肤屏障功能受损

（1）皮肤屏障功能缺陷：特应性皮炎患者的皮肤屏障功能较弱，皮肤容易失去水分，导致干燥、开裂，并更容易受到外界物质（如变应原、细菌、病毒）的侵袭。屏障功能受损不仅促进湿疹的发生，还可能导致皮肤感染。

（2）皮肤干燥：由于皮肤中的天然保湿因子不足，皮肤水合作用减弱，皮肤易干燥、瘙痒，从而引发搔抓，进一步损伤皮肤屏障。

二、临床表现

（一）特应性皮炎的主要临床表现

1. 瘙痒

剧烈瘙痒是特应性皮炎最显著的症状，通常是持续性的，尤其在夜间瘙痒会加剧，导致患者频繁搔抓。搔抓会加重皮肤损伤，形成恶性循环，进一步诱发皮肤炎症和感染。

2. 皮肤干燥

皮肤干燥是特应性皮炎的典型特征之一，皮肤表面粗糙、脱屑，常伴有紧绷感。皮肤屏障功能的受损是导致干燥的主要原因，容易引发继发性瘙痒和皮肤破损。

3. 红斑与丘疹

受影响的皮肤部位通常表现为红斑（局部皮肤发红），伴有丘疹或小水疱。丘疹通常是小而突起的，分布在红斑的表面。皮损区域可能有渗液、糜烂，严重时可形成结痂或溃烂。

4. 苔藓样变

慢性患者由于长期反复搔抓，皮肤可能变厚、变硬，表面粗糙，皮肤纹理加深，呈现苔藓样外观，称为苔藓样变。这种变化多发生在容易受到摩擦和搔抓的部位，如肘部、膝盖、颈部等。

（二）不同病程阶段的临床表现

1. 急性期

急性期特应性皮炎表现为红斑、丘疹、水疱，伴有剧烈瘙痒。水疱可能破裂形成渗液、糜烂。皮损面积较大，皮肤变得敏感，容易受外界刺激而加重。

2. 亚急性期

在急性期症状减轻后进入亚急性期，皮肤的炎症和红肿减轻，但仍存在鳞屑、干燥和轻度瘙痒。皮损处的皮肤开始结痂和愈合，部分区域可能有轻度增厚。

3. 慢性期

慢性期皮炎表现为皮肤增厚、苔藓样变，皮肤纹理加深，伴有持续性瘙痒，瘙痒常导致患者反复搔抓，进一步损伤皮肤。患处皮肤色素改变，可能出现色素沉着或色素减退，皮肤变硬、变粗糙。

三、护理

（一）护理评估

1. 健康史

（1）家族变态反应史：了解患者是否有特应性疾病家族史，如哮喘、变应性鼻炎或湿疹等，这对于确定疾病的特应性背景非常重要。

（2）发病史和病程：评估特应性皮炎的发病时间、病程持续时间、症状的严重程度及是否有季节性加重的趋势。了解患者是否有慢性反复发作的病史。

（3）诱发因素：询问可能诱发或加重特应性皮炎的因素，如气候变化、接触变应原（尘螨、花粉、动物皮屑）、化学品、肥皂、洗涤剂等。了解患者的生活习惯，如洗浴频率和使用的洗护产品。

2. 身体状况

（1）皮肤干燥和损伤程度：观察患者的皮肤是否干燥、粗糙，有无脱屑和裂口。评估皮肤屏障功能的受损程度。

（2）皮损的部位和分布：检查皮损的分布是否对称，常见的受累部位有面部、颈部、肘窝、膝窝、手腕、脚踝等。评估皮损的类型，如红斑、丘疹、水疱、糜烂或结痂。

（3）瘙痒程度：评估瘙痒的强度及其对患者日常生活和睡眠的影响。瘙痒是特应性皮炎的核心症状，需要了解患者是否频繁搔抓患处。

（4）苔藓样变：长期搔抓可能导致皮肤增厚、变硬，表面粗糙，皮纹加深，需要观察是否有苔藓样变。

3. 辅助检查

（1）细菌培养：特应性皮炎患者的皮肤容易受到细菌感染，尤其是金黄色葡萄球菌感染。如果皮肤有渗液、红肿或脓液时，细菌培养可以帮助确认是否有继发细菌感染。

（2）病毒培养：在怀疑特应性皮炎合并单纯疱疹病毒（导致湿疹疱疹样皮炎）感染时，可以进行病毒培养。

（3）真菌培养：当怀疑皮肤真菌感染时，如马拉色菌感染，可能导致皮炎加重或表现出类似湿疹的皮疹，可以进行真菌培养排除真菌感染。

4. 心理－社会状况

（1）心理状态：特应性皮炎的长期瘙痒和反复发作常导致患者出现焦虑、烦躁、抑郁等心理问题。评估患者的心理状态，了解情绪波动是否加重病情。

（2）生活质量影响：评估瘙痒和皮损对患者日常生活的影响，尤其是对儿童和青少年的学习、社交活动的影响。成人患者可能因外观问题产生自卑或焦虑情绪。

（二）护理措施

1. 一般护理

（1）环境：保持居室安静、整洁、舒适，温湿度适宜，室内空气清新、流通。

（2）起居：保持床单位清洁、干燥，嘱患者穿宽松、棉质、柔软的衣物，以免摩擦皮损，造成不适或创面感染。避免接触各类变应原，告诉患者保证良好睡眠，保持大便通畅。

（3）饮食：培养正确健康的饮食习惯，进食清淡、易消化的食物，以低盐、少油为主。忌食海鲜、咖啡、浓茶等刺激性食物。对已知的食物变应原，应指导患者进行饮食调整。

2. 专科护理

（1）病情观察：观察皮损形态、大小、颜色、渗出、糜烂、瘙痒、刺痛、搔抓程度及全身情况。

（2）皮肤护理：特应性皮炎的患者皮肤表面常有大量的渗液、鳞屑、结痂，屏障功能及皮肤抵抗能力降低，易引起继发感染。宜每日洗澡，但洗澡时间不宜过长，水温不宜过烫，使用中性或刺激性小的肥皂清洁皮肤，以去除鳞屑、软化痂皮，沐浴后应立即涂抹护肤品以增加皮肤的水含量、缓解皮肤干燥，避免皮肤遭受外界刺激。

（3）治疗的护理：向患者详细讲解特应性皮炎的相关护理知识、发病因素、发病机制、临床表现等。切勿轻信偏方、土药，勿擅自停药或自行用药，以免加重病情。

①内服药：口服抗组胺药可出现头晕、嗜睡等症状，应做好防护措施，防止发生跌倒或坠床意外事件；司机、高空作业者在工作期间禁用此类药物，防止发生意外。

②外用药：急性期可外用 3% 硼酸溶液或依沙吖啶溶液冷湿敷，减少皮损部位的渗出，控制炎症反应，湿敷结束后可选用糖皮质激素或氧化锌乳膏外涂。根据患者的皮损严重程度患者的病情进展情况和皮损部位选用不同种类的激素，一般面部、颈部、腋下和腹股沟处等皮肤敏感部位应使用弱效激素制剂。顽固性患者可以使用钙调神经磷酸酶抑制剂，如 0.1% 他克莫司软膏，皮损合并感染时需要加用抗生素。

（三）健康教育

（1）常见的变应原包括尘螨、宠物毛发、花粉等。定期清洁居住环境，减少变应原暴露可以有效减少病情复发。

（2）避免接触刺激性化学品（如香料、染料、洗涤剂、化妆品等），穿着宽松、柔软的棉质衣物，避免穿羊毛或合成纤维等容易引起皮肤刺激的材质。

（3）保持规律的作息，避免熬夜。适当运动有助于提高免疫力，但要注意避免出汗过多，因为出汗后皮肤容易瘙痒或刺激皮疹。

第五节　荨麻疹

荨麻疹，俗称"风疹块"，是一种常见的变态反应性皮肤病，主要表现为皮肤上出现风团（红色或苍白色、隆起、边界清晰的斑块），伴有剧烈瘙痒。风团通常在 24 小时内消退，但新的皮损可以反复出现。荨麻疹可急性发作，也可发展为慢性。其病因复杂，可能与变态反应、感染、药物、食物等多种因素相关。

一、病因

（一）变态反应

（1）食物变应原：包括海鲜（如虾、蟹、鱼）、坚果、鸡蛋、牛奶、巧克力、水果（如草莓、香蕉、芒果等）等。食物过敏是儿童荨麻疹的常见原因。

（2）药物变应原：部分药物可引起变态反应，导致荨麻疹。常见的药物变应原包括抗生素（如青霉素、磺胺类药物）、非甾体类抗炎药（如阿司匹林、布洛芬）、疫苗和麻醉剂。

（二）感染

（1）病毒感染：如上呼吸道感染、乙型肝炎病毒、EB 病毒等，病毒感染在儿童急性荨麻疹中较为常见。

（2）细菌感染：如幽门螺杆菌感染、扁桃体炎、泌尿道感染等可能引发荨麻疹。

（3）寄生虫感染：如蛔虫、钩虫等寄生虫感染也与荨麻疹的发生有关。

（三）物理因素

荨麻疹的某些类型是由外部的物理因素引起，称为物理性荨麻疹。

（1）冷性荨麻疹：暴露于寒冷空气或冷水后，皮肤会出现风团和瘙痒。

（2）热性荨麻疹：暴露于高温环境、热水或剧烈运动引发皮肤风团。

（3）压力性荨麻疹：皮肤受到压力后出现风团，常见于皮肤摩擦部位，如穿紧身衣物或背负重物后受压的区域。

（4）胆碱能性荨麻疹：由于体温升高（如运动、出汗、洗热水澡、情绪激动等）引发，表现为小而密集的风团。

（5）日光性荨麻疹：暴露于阳光照射后，皮肤出现风团，属于光敏性疾病。

二、临床表现

（一）风团

（1）形状和大小多变：可为小如米粒或大如手掌，形状不规则，常呈圆形、椭圆形或地图状。风团可单独存在或融合成大片。

（2）颜色：通常是苍白色、粉红色或红色，并且边界清晰，中心可能是苍白色，周围带有红晕。

（3）表面隆起：风团是由皮肤小血管的扩张和液体渗出引起的，表现为皮肤表面隆起，有时风团区域摸起来感觉较硬。

（4）消退特点：风团一般在数分钟至数小时内消退，通常不会超过 24 小时，但新风团可能在其他部位反复出现。

（5）无残留：风团消退后，皮肤通常恢复正常，不留疤痕或色素沉着。

（二）瘙痒

（1）剧烈瘙痒：荨麻疹的风团通常伴随剧烈瘙痒，患者往往因搔抓而加重症状。瘙痒可能非常难忍，尤其在夜间可能加剧，影响睡眠和日常生活。

（2）瘙痒的局部或全身性：瘙痒可以局限于风团所在的部位，也可能发生在全身。

（三）局部水肿

在某些类型的荨麻疹中，尤其是血管性水肿，除了风团外，还会出现局部组织深层水肿，常见于眼睑、唇部、舌头、咽喉等部位，表现为肿胀和紧绷感。

严重的水肿可导致呼吸道梗阻，引发呼吸困难、吞咽困难等，需要紧急治疗。

三、护理

（一）护理评估

1. 健康史

（1）询问患者是否接触到可能的触发因素，包括变应原（如食物、药物、花粉、尘螨等），物理因素（如冷、热、压力、运动、日晒），或感染、应激等。

（2）评估患者有无变态反应史、哮喘、湿疹或其他自身免疫性疾病。是否有家族变应性疾病史。

2. 身体状况

（1）评估风团的形态：风团一般为局限性、暂时性的红肿，伴有明显的瘙痒。检查风团是否扩散、融合，是否在同一部位反复发作。

（2）评估皮肤的整体状况，如有无伴随的皮肤干燥、鳞屑或破溃。

（3）观察皮肤是否出现其他相关症状，如血管性水肿（表现为眼睑、口唇、咽喉部位的肿胀），这可能预示严重反应。

3. 辅助检查

（1）皮肤点刺试验：用于评估即刻变态反应，通常用于急性荨麻疹患者，帮助识别常见的吸入性或食物变应原。通过在皮肤表面滴加少量变应原提取物并轻刺皮肤，观察局部反应是否出现风团。

（2）斑贴试验：主要用于评估迟发性变态反应，特别是接触性荨麻疹患者。将可能的变应原贴在皮肤上，48 小时后观察皮肤反应是否出现红斑、肿胀或风团。

（3）血常规：部分荨麻疹患者（尤其是与过敏相关的）可能会出现嗜酸性粒细胞比例升高，提示存在变应性疾病或寄生虫感染。如果患者出现发热或疑似感染，则血常规可能显示白细胞计数升高，提示存在感染。

4. 心理－社会状况

（1）情绪状态：长期反复的荨麻疹可能影响患者的心理健康，评估患者是否有焦虑、烦躁、抑郁等情绪表现。

（2）生活质量：询问荨麻疹是否影响患者的日常生活和工作，如瘙痒导致睡眠质量下降、影响工作和社交活动。

（二）护理措施

1. 一般护理

（1）环境：根据不同荨麻疹类型注意安全的生活环境，物理性荨麻疹（如冷接触性荨麻疹）患者应注意冬季做好保暖，避免寒冷刺激。日光性荨麻疹患者应避免日光照射皮肤。接触性荨麻疹患者应避免接触引起皮疹的物质，以免发生变态反应。

（2）起居：为患者提供舒适、温暖的休息环境，保持空气流通，每日定时开窗通风。生活起居有规律，避免熬夜，注意休息，适当运动，提高机体免疫力，并保持身心放松。

（3）饮食：避免进食引起变态反应或可能引起变态反应的食物，如冷接触性荨麻疹者避免进食寒冷食物，发病期间注意饮食清淡，避免进食海鲜、烟酒等辛辣、刺激的食物。对于使用糖皮质激素治疗的患者应指导患者低糖饮食，少食甜食，避免食油炸食物或糖分过多的水果，并定时检测血糖。

2. 专科护理

（1）病情观察：观察皮疹数量有无减少，消退时间是否延长，有无新发皮疹，瘙痒症状是否好转。外用药物后密切观察皮肤反应，如出现新发风团、红斑，及时告知医生。

（2）皮肤护理：协助医生积极寻找一切可能的诱发因素，避免再次接触。冷接触性荨麻疹患者在冬季注意保暖，避开寒风冷气。热接触性荨麻疹患者夏季应保持皮肤舒爽，衣物宽大透气，尽量使皮肤干燥，避免湿黏的汗液使皮肤瘙痒而去抓挠，告知患者搔抓可引起局部皮肤温度升高，使血液释放出更多的组胺（变态原），反而会加重瘙痒症状。

（3）治疗护理：患者在急性发作期如有气急症状，根据医嘱给予氧气吸入；有胃肠道症状，根据医嘱给予解痉剂及抗组胺药。如患者发生喉头水肿，立即通知医生并积极配合抢救，予以平卧、吸氧，备气管切开包，根据医嘱皮下注射盐酸肾上腺素，监测患者生命体征。

（三）健康教育

（1）保持皮肤清洁、干燥，使用温和的洗浴产品，避免使用含有香料、染料的化妆品或洗护用品。洗澡时避免使用热水，洗澡后及时涂抹保湿剂，保持皮肤湿润。

（2）尽量避免摄入变应原含量较高的食物，如坚果、海鲜等。需要在医生指导下逐步排查可能的食物变应原，避免盲目忌口，保持均衡饮食。

（3）长期反复的荨麻疹可能对患者的心理产生影响，尤其是慢性荨麻疹患者，可能出现焦虑、抑郁等情绪问题。建议患者与家属保持良好的沟通，如有需要可寻求心理咨询或支持。

第六节　重症药疹

重症药疹，又称重症药物性皮肤不良反应（SCARs），是一类罕见但具有潜在危及生命风险的药物变态反应。重症药疹通常与药物的使用相关，表现为全身性皮疹、发热、器官损害，并伴有高病死率。

一、病因

（一）药物因素

药物是引发重症药疹的主要原因，某些药物的致敏性较强，容易引起严重的皮肤不良反应。

（1）抗生素：如磺胺类药物、青霉素、头孢菌素类、氟喹诺酮类等。

（2）抗癫痫药物：如卡马西平、苯妥英钠、拉莫三嗪，这些药物常与史蒂文斯－约翰逊综合征（SJS）和中毒性表皮坏死松解症（TEN）相关。

（3）非甾体类抗炎药（NSAIDs）：如布洛芬、萘普生等，可引发严重的药物变态反应。

（4）抗病毒药物：如奈韦拉平、阿昔洛韦。

（5）抗真菌药物：如氟康唑、特比萘芬。

（6）别嘌醇：是药物超敏反应综合征（DIHS）的常见致病药物，尤其在东南亚人群中高发。

（二）免疫机制

重症药疹通常由免疫介导的反应引发，可能涉及 T 细胞异常活化、细胞因子过度释放和炎症反应。

（1）Ⅰ型变态反应：某些药物可能引发 IgE 介导的变态反应，激活肥大细胞和嗜碱性粒细胞，导致大量释放组胺和其他炎症介质，从而引发皮肤和黏膜的广泛损伤。

（2）T 细胞介导的迟发性变态反应：药物或其代谢产物被 T 细胞识别，激活细胞毒性 T 细胞，引发严重的皮肤损伤和器官受累，这种机制在 SJS、TEN 和 DIHS 中较为常见。

（3）细胞因子风暴：在 DIHS 中，药物可能引发 T 细胞的过度活化，释放大量细胞因子，如肿瘤坏死因子（TNF）和白细胞介素（IL-4、IL-5 等），引发全身性炎症和多器官损伤。

（三）遗传易感性

遗传因素在重症药疹的发生中起着重要作用。某些药物与特定的 HLA 基因多态性密切相关，特定基因型的人群对某些药物反应异常，发生重症药疹的风险显著增加。

（1）HLA-B1502：与卡马西平引发的 SJS/TEN 密切相关，特别是在东南亚人群中风险较高。

（2）HLA-B5801：与别嘌醇引发的 DIHS 相关，尤其是在汉族人群中发病率高。

（3）HLA-A3101：与卡马西平引发的药物变态反应有关。

（四）药物代谢异常

某些个体因先天或后天的代谢酶缺陷，无法正常代谢某些药物，导致药物代谢产物在体内蓄积，进而引发毒性反应和免疫介导的皮肤损伤。

如细胞色素 P450（CYP450）酶系缺陷，药物通过 CYP450 酶代谢的个体差异显著，部分患者由于代谢能力差，药物的有毒代谢产物积累，可能引发重症药疹。

二、临床表现

重症药疹是一类危及生命的药物引发的严重皮肤不良反应，其临床表现复杂多样，通常伴有皮肤和黏膜损伤、发热及多器官损害。重症药疹包括多种类型，如中毒性表皮坏死松解症（TEN）、史蒂文斯 - 约翰逊综合征（SJS）、药物超敏反应综合征（DIHS）和急性泛发性发疹性脓疱病（AGEP）。每种类型的临床表现有所不同，以下是重症药疹的典型表现。

（一）史蒂文斯 - 约翰逊综合征（SJS）和中毒性表皮坏死松解症（TEN）

SJS 和 TEN 被认为是同一疾病的不同严重程度，两者的皮肤损害类似，但表皮剥脱面积不同。

1. 史蒂文斯 - 约翰逊综合征（SJS）

起病急骤，通常在用药后 1 ～ 3 周出现，首发症状常为发热、全身不适、咳嗽等类似感冒的症状。

（1）皮肤损伤：表现为靶形红斑，中央为紫色或黑色坏死，周围有红色环状边缘。皮损常伴有水疱、糜烂，皮肤触痛明显。

（2）表皮剥脱：皮肤剥脱面积小于 10% 体表面积。

（3）黏膜受累：超过 90% 的患者有口腔、眼、外阴等部位的黏膜损伤。口腔溃疡、角膜溃疡、结膜炎、外阴糜烂等常见。

（4）全身症状：伴有高热、乏力、全身疼痛等症状。

2. 中毒性表皮坏死松解症（TEN）

起病与 SJS 类似，但病情更为严重。

（1）皮肤大面积剥脱：剥脱面积超过 30% 体表面积，皮肤呈现大片坏死，类似二度烧伤。剥脱部位常有水疱或渗液，伴有严重疼痛。

（2）尼氏征阳性：轻轻按压皮肤可导致表皮剥离（尼氏征）。

（3）多器官损伤：常累及肝、肾、肺部、胃肠道等器官，导致急性肝衰竭、肾衰竭、呼吸困难等，病死率高。

（4）黏膜广泛受累：表现为严重的口腔溃疡、角膜溃疡、眼结膜炎、外阴溃疡等。

（二）药物超敏反应综合征（DIHS）

（1）延迟发病：DIHS 通常在药物使用后的 2 ～ 6 周内发病，病程较长。

（2）全身发热：是 DIHS 的首发症状，体温常高达 39℃以上。

（3）皮肤损伤：皮疹多表现为弥漫性红斑、丘疹、脓疱，皮肤可出现轻度水疱，但不发生大面积表皮剥脱。

（4）嗜酸性粒细胞增多：血液中常见嗜酸性粒细胞显著增多（> 1500/μL）。

（5）多器官受累：常累及肝、肾、心、肺等器官，表现为肝功能异常、肾衰竭、心肌炎等症状。肝功能损害是 DIHS 的常见表现，可导致急性肝衰竭。

（6）淋巴结肿大：约 50% 的患者伴有全身淋巴结肿大。

（三）急性泛发性发疹性脓疱病（AGEP）

（1）快速发病：AGEP 常在 24 ～ 48 小时内迅速发病，通常在药物使用后数小时至数日内出现。

（2）皮肤表现：全身性红斑上出现小脓疱，这些脓疱表浅，且不含细菌。脓疱的基底是弥漫性红斑，皮肤表面可脱屑。

（3）发热和全身症状：患者常伴有高热（体温可达 39 ～ 40℃），以及全身不适、头痛、关节痛等症状。

（4）轻度器官受累：AGEP 可能伴有肝肾功能损害，但通常较轻，停药后可迅速恢复。

三、护理

（一）护理评估

1. 健康史

（1）药物使用史：详细了解患者的药物使用史，特别是最近服用的新药（包括处方药、非处方药、草药或补充剂等），以及药物开始使用和出现皮疹的时间关系。询问是否有类似的药物变态反应史或药物不良反应史。

（2）发病情况：了解皮疹的起始时间、最初出现的部位及其演变情况（如是否迅速扩展，是否伴随水疱或剥脱性皮损）。询问患者是否有系统性症状，如发热、疲劳、关节疼痛等。

2. 身体状况

（1）观察皮肤损伤的范围和严重程度，评估是否出现大面积的红斑、水疱、表皮剥脱、坏死等。

（2）评估患者是否有呼吸困难、咳嗽、痰多等症状，特别是在药疹累及呼吸道时可能引发呼吸道损伤。

（3）观察是否有腹痛、腹泻、恶心、呕吐等消化道症状。黏膜损伤可能会影响消化系统功能，并增加胃肠道并发症的发生风险。

（4）监测尿量、尿色，评估是否存在急性肾损伤的迹象（如少尿、无尿、血尿），特别是药疹可能引发肾功能损伤时。

3. 辅助检查

（1）白细胞计数：在重症药疹患者中，白细胞计数可能升高，提示可能存在感染，尤其是在皮肤大面积损伤、继发感染的情况下。

（2）皮肤活检：是重症药疹诊断中的关键辅助检查，通过组织病理学检查可以帮助鉴别其他类型的皮肤病（如药疹样血管炎、天疱疮等）以及确定药疹的类型。

（3）细菌培养：由于重症药疹患者大面积的皮肤破损容易继发感染，因此需要进行皮肤创面或血液的细菌培养，以明确感染的病原菌并选择合适的抗生素治疗。

4. 心理－社会状况

（1）情绪状态：重症药疹对患者的身心健康有显著影响，评估患者是否有焦虑、抑郁等情绪问题，并提供必要的心理支持。

（2）生活质量评估：严重的皮肤损伤和疼痛可能影响患者的日常生活、睡眠和饮食。应评估疾病对生活质量的影响，并采取相应措施改善患者的舒适度。

（二）护理措施

1. 一般护理

（1）环境：病室环境安静、舒适，空气清新、流通，病室每日定时通风，冷暖适宜，防止受凉和继发感染。限制探视，防止交叉感染。

（2）饮食：鼓励患者多饮水，多进流质，使进入体内的药物代谢产物尽快排出。予以进食高热量、高蛋白质、高维生素、易消化的流质或半流质饮食，以煮熟炖烂为好。根据黏膜恢复情况逐渐过渡到软食、普食。忌食辛辣食物、海鲜及酒精、浓茶类饮料。

2. 专科护理

（1）病情观察。

密切观察生命体征的变化，严格记录24小时出入量，并及时记录每日皮肤黏膜的变化。急性期体温可高达39℃，给予药物降温、物理降温，并注意全身症状变化。严密观察药物的不良反应，注意有无腹痛或上消化道出血。严格执行无菌操作规程，换药及翻身动作要轻柔，外用治疗应根据皮损特点，选用合适的药物和剂型。

（2）黏膜护理。

口腔黏膜破溃者，予以口泰含漱液饭后漱口，疼痛明显者可在漱口液中加入利多卡因止痛。发现口腔黏膜上有白点或白斑，给予5%碳酸氢钠溶液漱口及制霉菌素甘油外涂。眼结膜烂渗出，并有大量分泌物，每日2次用生理盐水冲洗睑结膜，冲洗分泌物后滴入氧氟沙星滴眼液，夜间予以氧氟沙星眼膏涂双眼，预防感染和粘连。

（3）药物护理。

①合理安排输液顺序和准确调整补液速度，皮质激素药液宜静脉慢滴，每分钟大于或等于60滴，分批分量进入机体，以维持有效血药浓度。同时注意观察患者有无多语、亢奋等精神症状的发生。稳定期应用激素口服治疗时，应告知患者不可随意停药或减量，严格遵医嘱执行，以免出现病情反跳现象，即原病复发或恶化。

②对于药疹患者需要长期大剂量使用激素的可引起消化道溃疡、高血压、高血糖、水钠潴留、继发感染等不良反应。注意观察消化道出血的先兆，经常巡视病房，询问患者有否腹胀、腹痛、恶心、呕吐等情况。观察大便的颜色，次数、形态等，如有咖啡色

便应及时留取标本送检,并通知医生对症处理。

(三) 健康教育

(1) 向患者及其家属解释重症药疹的病因、诱因和预后,帮助他们理解治疗的过程和重要性。

(2) 帮助患者及其家属识别引发药疹的可疑药物,避免再次使用类似药物。建议患者在未来就诊时向医生提供详细的药物变态反应史,避免再次用药不当。

第七节　日光性皮肤病

日光性皮肤病是指由于皮肤对日光过敏或日光引起的异常反应而导致的皮肤病变。主要是紫外线(尤其是 UVA 和 UVB)导致皮肤炎症或免疫反应。

一、病因

(一) 紫外线的作用

紫外线是日光性皮肤病的主要诱因,尤其是紫外线 A(UVA,320 ～ 400nm)和紫外线 B(UVB,280 ～ 320nm)。UVA 和 UVB 能够穿透皮肤,引发皮肤细胞的损伤和免疫系统的反应。

(1) UVA:能够穿透皮肤的深层(真皮),引发光毒性反应和光敏反应。

(2) UVB:主要作用于表皮,导致皮肤细胞的直接损伤和炎症反应,常见于引发日光性皮肤病,如多形性日光疹。

(二) 光敏反应

1. 光毒性反应

(1) 机制。

紫外线照射后,某些物质产生自由基或其他有毒代谢物,直接损伤皮肤细胞,引发皮肤炎症。

(2) 常见光敏物质。

①药物:如四环素类抗生素、磺胺类药物、噻嗪类利尿剂、奎宁等。

②植物:如某些植物(如芹菜、柑橘、无花果)的成分在暴露于日光后可引发光毒性反应,称为植物性光敏反应(如葡萄柚、柑橘皮中含有的光敏物质)。

2. 光敏反应

(1) 机制。

光变态反应为免疫介导的迟发性变态反应,通常在紫外线激发光敏物质后,免疫系统识别其为抗原,从而引发皮肤炎症。

(2) 常见光敏物质。

①药物:如非甾体类抗炎药(NSAIDs)、抗生素、抗癫痫药、某些降压药。

②化妆品、香料:某些化妆品和香水中的成分在日晒后可引发光敏反应。

（三）免疫系统异常

1. 多形性日光疹（PMLE）

紫外线（尤其是 UVB）激发皮肤的异常免疫反应，导致炎症细胞（如 T 淋巴细胞）的激活，引发红斑、丘疹等皮肤病变。多形性日光疹通常是由于免疫系统对紫外线的耐受性降低，导致日晒后皮肤发生炎症反应。

2. 慢性光化性皮炎

患者对日光产生持续性免疫反应，导致皮肤出现慢性炎症，表现为长期的红斑、鳞屑、苔藓样变。

3. 日光性荨麻疹

日光诱发肥大细胞脱颗粒，释放组胺等炎症介质，导致皮肤快速出现风团和瘙痒等变态反应。

二、临床表现

（一）多形性日光疹（PMLE）

1. 发病特点

PMLE 是最常见的日光性皮肤病，通常在春季或夏季首次日晒后出现，症状多在数小时至数日内发生，通常有延迟反应。

2. 皮肤表现

（1）红斑、丘疹：暴露部位（如面部、颈部、手臂、手背等）出现红斑、丘疹或水疱，皮疹常呈对称性分布。

（2）多样性皮疹：表现形式多样，包括斑丘疹、结节性损害、水疱等，病变常伴随剧烈瘙痒。

（3）自限性：症状通常在停止日晒后数日内自行消退，但在再次暴露于日光后容易复发。

（二）光敏性皮炎

1. 发病特点

由日光和光敏物质共同作用引起，皮炎局限于接触光敏物质并暴露于日光的部位。

2. 皮肤表现

（1）红斑、丘疹、水疱：暴露部位出现局部红斑，伴有丘疹或水疱，类似接触性皮炎的表现。

（2）灼热和瘙痒：受累区域常伴有灼热感和剧烈瘙痒。

（3）常见部位：面部、颈部、手臂等，尤其是曾使用过含有光敏成分的化妆品、药物或植物后的皮肤。

（三）日光性荨麻疹

1. 发病特点

日晒后数分钟至数小时内，皮肤迅速出现风团，病情较为急性。

2. 皮肤表现

（1）风团：暴露于日光的部位（如面部、颈部、手臂）出现红色或苍白色的风团，伴有明显的瘙痒。

（2）快速反应：风团通常在日晒后数分钟至数小时内出现，并在数小时后逐渐消退，但可因再次暴露于日光而复发。

（3）系统症状：在严重情况下，患者可能伴有头痛、恶心、晕厥等全身症状。

三、护理

（一）护理评估

1. 健康史

（1）询问患者症状的发生是否与日晒相关，是否在暴露于紫外线后数小时至数日内出现皮疹、瘙痒、红肿等症状。

（2）了解是否有家族成员也患有类似的光敏性疾病，或患者是否有其他免疫性疾病史（如红斑狼疮、湿疹等），因为这些可能增加光敏性皮肤病的发生风险。

（3）询问是否近期服用了可能引发光毒性或光敏反应的药物，如抗生素（四环素、喹诺酮类）、非甾体类抗炎药（NSAIDs）、利尿剂或口服避孕药等。

（4）了解是否接触到可能引发光敏反应的化学物质或植物（如含香豆素的植物、某些香料或护肤品）。

2. 身体状况

（1）评估皮肤损伤的类型，包括红斑、丘疹、水疱、鳞屑、色素沉着或脱失等。观察皮损是否伴有瘙痒、疼痛或灼热感。

（2）重度光敏性皮肤病可能伴随全身症状，如发热、乏力、关节疼痛等。需要询问是否有类似症状，以评估是否存在全身系统受累。

3. 辅助检查

（1）光斑贴试验。

①光斑贴试验：用于评估皮肤对不同波长的光线（如紫外线A、紫外线B、可见光）的敏感性。在患者前臂或背部的小区域照射不同波长和强度的紫外线或可见光。数小时或数日后评估皮肤的反应，如红斑、丘疹、水疱等。

②光毒性反应评估：通过光斑贴试验评估药物、化学品或植物引起的光毒性反应，帮助明确患者是否因使用某些药物（如四环素、非甾体类抗炎药等）导致日光敏感反应。

（2）皮肤活检。

在皮损疑难或不典型情况下，通过皮肤活检和病理学检查可以帮助排除其他可能的皮肤疾病，如自身免疫性疾病或炎症性皮肤病。

4. 心理－社会状况

（1）情绪和心理影响：由于日光性皮肤病的反复发作和外观改变，患者可能会产生焦虑、抑郁等情绪问题。评估患者的心理状态，了解疾病对其生活质量的影响。

（2）社交和职业影响：询问疾病是否对患者的日常活动、社交关系或工作产生影响，帮助制定个性化的护理计划。

（二）护理措施

1. 一般护理

（1）环境：居住环境安静、舒适，空气清新、流通，每日定时通风，保持适宜温湿度，避免日光照射。

（2）起居：①保持床单、被套清洁，保护皮肤，勤修剪指甲。②保证充足睡眠，劳逸结合，避免过度劳累和精神紧张。③遵医嘱合理用药，不可滥用药物，以免加重病情。④指导患者瘙痒时可用手拍打瘙痒部位或立即涂抹润肤露，或与他人聊天、看书、听音乐等分散注意力，避免用手搔抓皮肤，以防引起破溃而继发感染；夜间可佩戴棉质不分指手套，以防抓破皮肤。如瘙痒剧烈影响睡眠者，可予以睡前温水泡脚，必要时遵医嘱予以镇静安神药口服。⑤急性期避免接触已知的光敏物质，包括手机、电脑等。

（3）饮食：宜清淡、易消化，多食新鲜蔬菜、水果，如西兰花、菠菜、生菜、小白菜、橘、柑、果、梨、橙子等，以减少炎症反应和光损伤。同时摄入适量脂肪，以保证皮肤富有足够的弹性，增强皮肤的抗皱活力。忌食海鲜及辛辣、刺激性食物。尽量避免进食茴香、苋菜、芹菜、芒果、木瓜、菠萝等具有光敏性的食物；禁饮各种酒类（包括白酒、啤酒、葡萄酒），保持大便通畅。

2. 专科护理

（1）病情观察。

观察局部皮损情况，有无新发皮疹，瘙痒的部位、程度、发作及持续时间特点等。外用药物后应密切观察皮肤反应，如果出现红肿、渗液、皮疹增多、刺痛、瘙痒感加重等，应及时告知医生。

（2）皮肤护理。

①保持周身皮肤干燥，禁用肥皂、热水擦洗。宜使用性质温和的中性肥皂或沐浴露沐浴。

②宜穿通气性好的棉质内衣裤，以防局部摩擦，加剧瘙痒。

③渗出多时可予以 0.9% 氯化钠或无菌蒸馏水纱布冷湿敷（温度为 4 ~ 15℃），皮肤干燥者可予以不含香料的润肤露外涂。

（3）治疗护理。

①内服药：口服免疫抑制剂以调节免疫，如雷公藤总苷有较强的抑制白细胞趋化、减轻毛细血管通透性、减少炎症渗出的作用。常见不良反应有骨髓抑制和胃肠道反应、口腔炎、脱发、骨质疏松症、肝肾功能损害。应定期检测血常规、尿常规及肝肾功能。口服抗组胺药以抗过敏、止痒，如盐酸左西替利嗪、咪唑斯汀缓释片等，常见不良反应有嗜睡、头痛、口干、疲乏和恶心。

②外用药物：首选非皮质类固醇类的外用免疫调节剂（如他克莫司软膏），可迅速缓解症状。外用炉甘石洗剂收敛水疱。此外，可外用中成药，如美宝湿润烧伤膏清热解

毒、祛腐生肌；京万红软膏活血解毒、消肿止痛；马应龙麝香痔疮膏清热解毒、燥湿止痒。涂药前用温水清洁涂药部位，涂药时注意将药物涂抹均匀，软膏类应适当按揉，以促进药物吸收；炉甘石洗剂涂药前应充分摇匀。

（三）健康教育

（1）评估患者及其家属对日光性皮肤病的认识，包括疾病的病因、诱发因素、预防措施及可能的并发症。

（2）了解患者是否清楚药物或其他化学品可能与日晒反应引起的光毒性反应的关联，是否知道如何避免这些诱因。

（3）向患者提供有关避免日光暴露和正确使用防晒措施的教育，帮助他们了解如何降低症状的复发风险。

第八节　银屑病

银屑病，俗称牛皮癣，是一种慢性、复发性、炎症性的皮肤病，具有免疫介导特征。银屑病的典型特征是皮肤上出现红斑、银白色鳞屑，通常伴随不同程度的瘙痒或疼痛。该病常见于青壮年，病程较长，且易反复发作，对患者的生活质量产生较大影响。

一、病因

（一）遗传因素

遗传易感性是银屑病的重要病因之一。银屑病患者中30%～40%有家族病史。如果父母一方患有银屑病，子女患病的风险增加；如果父母双方都患有银屑病，子女的患病风险更高。

研究表明，某些基因突变与银屑病的发病相关，如HLA-Cw6基因。这些基因突变可能影响免疫系统的功能，增加对外界刺激的反应性。

（二）免疫异常

银屑病是一种免疫介导的疾病，其发病机制与免疫系统的异常活化密切相关。主要是T细胞（尤其是Th1、Th17细胞）过度激活，导致免疫系统对皮肤细胞的攻击。

（1）T细胞异常：银屑病患者体内的T细胞被异常激活，产生大量细胞因子，如TNF-α、IL-17、IL-23，这些细胞因子促进炎症反应，引发皮肤细胞增殖过快，导致角质层过度增厚，形成鳞屑。

（2）角质形成细胞的过度增生：在银屑病患者中，皮肤中的角质形成细胞异常增殖，细胞更新速度加快，导致皮肤表面形成厚厚的鳞屑。

（三）环境因素

1. 感染

（1）细菌感染：特别是链球菌感染，是儿童和青少年银屑病的常见诱因，尤其是咽喉炎、扁桃体炎后，可能出现点滴状银屑病。

（2）病毒感染：如 HIV 感染，也与银屑病的发作或加重有关。

2. 精神压力

心理压力和情绪波动可以通过影响免疫系统，加重银屑病的症状。精神压力可以导致免疫系统过度反应，增加炎症因子的分泌，进而加剧皮肤炎症。

3. 药物

某些药物可能诱发或加重银屑病。

（1）β 受体阻滞剂：常用于治疗高血压等心血管疾病。

（2）锂盐：用于治疗精神疾病。

（3）抗疟药：如氯喹、羟氯喹。

（4）非甾体类抗炎药（NSAIDs）：如布洛芬、阿司匹林等。

（5）干扰素：用于某些病毒感染或肿瘤的治疗。

二、临床表现

（一）寻常型银屑病

寻常型银屑病是最常见类型，占银屑病患者的 80% ～ 90%，症状较为典型。

（1）红斑：皮肤上出现鲜红色或暗红色斑块，斑块边界清晰，表面覆盖银白色鳞屑，通常斑块较厚。

（2）银白色鳞屑：是银屑病的典型特征，刮除鳞屑后可见发亮的薄膜，进一步刮除后可能出现点状出血。

（3）常见部位：头皮、肘部、膝盖、背部和躯干的伸展侧多见。皮损呈对称分布。

（4）瘙痒：皮损通常伴随瘙痒感，病情加重时瘙痒明显。

（5）斑块形态：皮损形态多样，从点滴状、钱币状、地图状、环状到大片状斑块不等。

（二）脓疱型银屑病

1. 局限型脓疱型银屑病

（1）发病部位：多见于手掌和足底，皮肤出现红斑基础上的无菌性脓疱，脓疱破裂后形成鳞屑和结痂。

（2）疼痛与瘙痒：皮损处可能伴有剧烈的疼痛和瘙痒。

2. 泛发型脓疱型银屑病（急性全身性脓疱型银屑病）

皮损迅速蔓延至全身，皮肤上出现大范围的红斑和脓疱，伴随高热、寒战、全身不适等全身症状。这是银屑病的严重类型，病情危急，需要住院治疗。

（三）关节病型银屑病（银屑病性关节炎）

（1）关节受累：除皮肤症状外，还累及关节，表现为关节的肿胀、疼痛、僵硬，尤其在早晨关节僵硬更为明显。

（2）受累关节：常见于手指、脚趾的远端指间关节、膝关节、脊柱关节，严重者可导致关节畸形和功能丧失。

（3）皮肤表现：伴随典型的银屑病皮损，通常皮损较重且广泛。

（4）甲床受累：约 50% 的银屑病性关节炎患者伴有甲床改变，如甲床点状凹陷、增厚、变色。

三、护理

（一）护理评估

1. 健康史

（1）了解银屑病的发病时间、首次诊断时间及病程（急性、慢性或复发性）。评估患者症状的加重或缓解周期，是否有季节性变化（如冬季加重、夏季缓解）。

（2）询问家族成员中是否有银屑病患者，因为银屑病具有一定的遗传倾向。了解家族中是否有其他免疫相关疾病（如类风湿关节炎、红斑狼疮等）。

（3）了解患者是否近期有上呼吸道感染、咽喉感染等，因为这些感染可能会诱发或加重银屑病。

2. 身体状况

（1）红斑上覆盖银白色鳞屑，边界清晰。常见于头皮、肘部、膝盖、背部和四肢伸侧等部位。

（2）询问患者是否有发热、疲劳、全身乏力、体重减轻等全身症状，特别是在银屑病出现急性发作或伴随系统性疾病时。

（3）评估患者是否存在心血管风险（如高血压、糖尿病、高脂血症等）。

3. 辅助检查

（1）皮肤活检：用于确诊银屑病，尤其是当临床表现不典型时。

（2）血常规：评估全身炎症反应，检测是否存在感染或贫血。

（3）C 反应蛋白（CRP）和红细胞沉降率（ESR）：评估银屑病的全身炎症程度。CRP 和 ESR 升高提示炎症活动增加，常见于关节病型银屑病或严重的银屑病皮损。ESR 升高也可能与银屑病性关节炎相关。

4. 心理 - 社会状况

（1）情绪状态：由于银屑病的慢性复发性及其对外貌的影响，患者容易产生焦虑、抑郁、自卑等情绪。通过抑郁焦虑自评量表（如 PHQ-9、GAD-7）评估患者的心理状态。询问患者是否因银屑病而感到压力大、孤立或影响社交生活，并提供必要的心理支持。

（2）生活质量评估：使用皮肤病生活质量指数（DLQI）评估银屑病对患者日常生活、社交、工作、情感等方面的影响。评估皮肤症状（如瘙痒、疼痛、脱屑）是否影响患者的睡眠和工作效率。

（二）护理措施

1. 一般护理

（1）环境：居住环境安静、舒适，空气清新、流通，每日定时通风，保持适宜的室内温湿度。重症患者应实施保护性隔离，限制探视，用消毒剂擦洗桌面、地面和门把手。

（2）起居：保持床单平整、清洁、干燥，及时清扫皮屑。内衣、被服要柔软、舒适，以淡色的棉制品为佳。内衣、被服污染后及时更换，减少感染机会。

（3）饮食：由于患者皮肤大量脱屑，使角蛋白丢失过多，某些矿物质、维生素、叶酸等物质随之丢失，科学、合理的膳食能及时补充营养物质的消耗，有利于疾病康复，故需要注意补充优质蛋白质。鼓励患者宜进食高热量、高蛋白质、低脂肪和富含维生素的食物，建议多吃新鲜的水果和蔬菜。食用瘦肉、鸡蛋、豆腐、牛乳等补充优质蛋白质。忌食鱼腥海鲜及辛辣、刺激性食物。禁饮各种酒类（包括白酒、啤酒、葡萄酒）。

2. 专科护理

（1）病情观察。

观察皮肤色泽、鳞屑变化、有无新发皮疹和瘙痒是否好转等。外用药物后应密切观察皮肤反应，如果出现红肿、渗液、皮增多等，应及时告知医生。对关节病型银屑病，应注意关节肿痛和活动受限的程度。对泛发性脓疱型银屑病，应注意患者的体温、脉搏、呼吸及血压变化。并密切观察免疫抑制剂或糖皮质激素治疗不良反应，如各种感染、血象及肝肾功能等，发现异常应及时告知医生。

（2）皮肤护理。

患者进行温水浸浴或淋浴（急性进行期除外），可以去除鳞屑，一般使用比较柔和的沐浴液，避免使用去脂效力强的硫磺皂，洗澡水温不宜太高，洗澡后全身使用润肤剂头皮大量鳞屑覆盖者，需要剪短头发，以利于局部治疗。每日用温水洗头，忌用手揭痂皮，让其自然脱落。瘙痒明显的患者，嘱每周修剪指甲2次，尽量避免搔抓和肥皂热水烫洗。瘙痒难忍时可用纱布轻轻按压；瘙痒严重影响患者睡眠和情绪时，酌情给予抗组胺类药物或镇静药物。

（3）治疗护理。

①内服药：如免疫抑制剂的常见不良反应有骨髓抑制和胃肠道反应、口腔炎、脱发、骨质疏松症。每周复查血常规、尿常规及肝肾功能。维A酸类的不良反应有皮肤黏膜干燥、掌（趾）脱屑、甲脆性增加、多汗、瘙痒、毛发脱落、血脂增高、头晕、致畸、消化道症状、肝功能异常等。糖皮质激素服用采取顿服或早晨、中午分次服用。由于不良反应很大，也是重症银屑病的主要诱因，必须使用时也只能外用或在医生的指导下正规使用，否则会使病情更加恶化。内用甲氨蝶呤、羟基脲、雷公藤总苷等药物的患者，应定期检测血常规、尿常规及肝肾功能。

②外用药：宜低浓度、无刺激性，如以尿素脂、硅油霜等为主，以保护滋润皮肤，避免使用刺激性强的外用药。每次涂药前，先清除皮损处的鳞屑和痂皮，头部涂药时，剪短头发，以便能将药物涂于皮损处。对炎性浸润明显伴渗出处用0.1%依沙吖啶或3%硼酸溶液冷敷；急性进行期，避免使用刺激性强的药物，防止皮损突然加重，并扩散发展成红皮病。

（三）健康教育

（1）患者应保持均衡的饮食，避免过度摄入高脂、高糖、高热量的食物，适当增加蔬菜、水果摄入，有助于维持健康的体重和减少心血管并发症的发生。

（2）适度的有氧运动和力量训练有助于增强免疫功能、改善情绪、控制体重。建议患者选择适合自己的运动方式，如散步、游泳、练瑜伽等。

（3）银屑病患者的皮肤较为干燥，建议每日使用无香料、无刺激的保湿霜或乳液，保持皮肤湿润，避免皮肤破裂。

第九节 玫瑰糠疹

玫瑰糠疹是一种急性、自限性的炎症性皮肤病，通常表现为红色或粉红色斑疹，伴有轻度脱屑。该病常见于青少年和年轻人，女性多见，病因尚不完全清楚，但可能与病毒感染（如人类疱疹病毒 6 型和 7 型）有关。玫瑰糠疹一般呈良性自限性，即病程较短，通常在 6 ～ 8 周内自行缓解。

一、病因

（一）病毒感染

研究表明，玫瑰糠疹与人类疱疹病毒 6 型（HHV-6）和 7 型（HHV-7）感染有关。这类病毒也是引起婴儿玫瑰疹（幼儿急疹）的原因。病毒感染可能激发免疫系统，引发玫瑰糠疹的症状。

玫瑰糠疹患者在发病时，有时会出现类似病毒感染的前驱症状，如轻微的发热、头痛、咽喉痛，进一步支持病毒感染理论。

（二）免疫反应

在某些情况下，玫瑰糠疹可能是由于机体的免疫系统异常反应导致的，尤其是在个体免疫力降低时更容易发作。例如，病毒感染后，免疫系统被激活，可能引发自身的免疫反应，导致皮肤炎症。该病多见于青少年和年轻人，这可能与此年龄段免疫系统的活跃性有关。

（三）药物诱发

某些药物也可能诱发与玫瑰糠疹相似的皮疹，称为药物性玫瑰糠疹。常见的药物包括非甾体类抗炎药（NSAIDs）、抗生素（如阿奇霉素、青霉素）、抗真菌药（如特比萘芬）。

药物诱发的玫瑰糠疹与典型玫瑰糠疹的症状相似，但药物性玫瑰糠疹通常伴随药物使用史，且停止使用药物后皮疹可自行消退。

二、临床表现

玫瑰糠疹的临床表现以典型皮疹为主，伴随轻度瘙痒，有时会有轻微的全身症状。其皮疹通常在 6 ～ 8 周内自行消退，表现为特定的演变过程。以下是玫瑰糠疹的典型临床表现。

(一) 前驱症状

在出现皮疹前，部分患者可能会有轻度的全身症状，如轻微发热、头痛、咽喉痛、乏力。这些症状类似于轻度上呼吸道感染，但并不是每位患者都会出现前驱症状。

(二) 母斑 (先兆斑)

(1) 初期表现：在大多数患者中，玫瑰糠疹的首发症状是一个单一的母斑，通常出现在躯干或四肢。

(2) 母斑特征：直径较大，通常为 2 ～ 10cm 的红色或粉红色斑块，表面覆有细小鳞屑。常呈椭圆形或圆形，边界清晰，类似真菌感染，故容易被误诊为体癣。母斑的出现通常在其他皮疹出现前的 1 ～ 2 周，被认为是玫瑰糠疹的早期特征性表现。

(三) 继发性皮疹

继发皮疹通常在母斑出现 1 ～ 2 周后发生，表现为多发的粉红色或红色小斑疹。继发性皮疹主要分布在躯干和四肢近端，而头部和面部较少受累。皮疹通常沿着皮肤的自然纹理线对称分布，尤其在背部表现明显。

继发性皮疹为椭圆形或圆形红斑，直径较小（通常为 0.5 ～ 2.0cm），与母斑相似，但较小。皮损表面可能有细小鳞屑，且鳞屑的边缘常向内卷，形成领圈样鳞屑。大部分患者皮疹伴有轻度至中度瘙痒，但部分患者可能无明显瘙痒感。

三、护理

(一) 护理评估

1. 健康史

(1) 询问患者首次出现皮疹的时间及病程的演变，是否有前驱症状，如发热、疲劳或上呼吸道感染等。

(2) 评估皮疹是否有自然缓解的迹象，因为玫瑰糠疹通常在 6 ～ 8 周内自限，症状会自行消退。

(3) 询问患者近期是否有感染史（如上呼吸道感染），因为有研究表明病毒感染可能是玫瑰糠疹的诱因。

(4) 了解患者是否近期服用了新药，某些药物（如非甾体类抗炎药）可能与玫瑰糠疹相似的药疹相关。

2. 身体状况

(1) 评估是否有典型的"母斑"，通常为单个较大的斑片，边界清晰，呈淡红色或粉红色。

(2) 观察全身性皮疹的分布和形态，玫瑰糠疹的继发性皮疹通常沿皮肤张力线排列，形成所谓的"圣诞树"分布，常见于躯干、上肢和大腿。

(3) 检查皮疹表面是否有细薄的鳞屑，尤其是在边缘区域，鳞屑的出现是玫瑰糠疹的典型特征。

3. 辅助检查

(1) 血常规：评估是否存在感染或全身性炎症反应，尤其是在发病初期伴有全身症状或疑似感染的患者。

（2）病毒学检测：在玫瑰糠疹疑似由病毒感染引发时，可以进行病毒学检测（如 EB 病毒、HHV-6、HHV-7 等）。

（3）真菌检查：在玫瑰糠疹伴有不典型皮损或疑似真菌感染时，通过真菌检查可排除皮肤癣菌感染等疾病。

4. 心理－社会状况

（1）情绪状态：评估患者的情绪状态，特别是玫瑰糠疹较为明显时，可能会对患者的外貌和自尊心产生影响，导致焦虑、抑郁或社交回避。询问患者是否因病情对日常生活、工作或社交活动产生困扰，特别是瘙痒较为严重时是否影响睡眠和情绪。

（2）压力和情绪管理：了解患者是否因疾病感到压力，是否有应对压力的有效方法。精神压力可能是加重症状的重要因素。

（二）护理措施

（1）清淡饮食：避免食用过于油腻、辛辣等刺激性食物，以免加重病情。

（2）营养均衡：保证摄入足够的蛋白质、维生素和矿物质等营养素，有助于维持身体健康。

（3）保持皮肤清洁：每日用温水清洗患处，避免使用刺激性强的肥皂或沐浴露。

（4）避免搔抓：搔抓会加重皮损和瘙痒感，尽量克制搔抓的冲动。

（5）保持良好心态：保持积极乐观的心态有助于疾病的康复和减少复发。

（三）健康教育

（1）建议使用温水沐浴，避免热水或过度搓洗皮肤，因为这些会加重皮肤刺激和干燥。选择不含香料、酒精或其他刺激性成分的温和洗浴产品，以免加重皮损。沐浴后轻轻拍干皮肤，避免用力擦拭，以减少皮肤刺激。

（2）每日涂抹无香料的保湿霜或乳液，特别是在皮肤干燥的情况下，有助于减少瘙痒和保持皮肤湿润。

（3）过度日晒可能加重皮肤症状，建议患者避免长时间暴露在紫外线强烈的环境中，外出时采取适当的防晒措施，如打遮阳伞、戴宽边帽等。

第十节　多形红斑

多形红斑（EM）是一种急性、自限性、炎症性皮肤病，通常与感染或药物反应有关。它的特征是皮肤或黏膜上出现多样的皮损，如红斑、丘疹、靶形损伤，甚至水疱。根据病情的严重程度，多形红斑可分为轻度和重度，重度可能累及黏膜和全身症状。

一、病因

（一）感染因素

感染是多形红斑最常见的病因，尤其是病毒感染。

1. 病毒感染

（1）单纯疱疹病毒（HSV）：是多形红斑最常见的诱因，尤其是 HSV-1 型。多形红斑常在 HSV 感染后 1～3 周出现，部分患者会反复发作，伴随每次疱疹爆发或无症状的病毒激活。

（2）EB 病毒：可引起传染性单核细胞增多症，并与多形红斑发作相关。

（3）柯萨奇病毒：与手足口病相关的柯萨奇病毒感染，也可能导致多形红斑。

（4）其他病毒：如麻疹病毒、风疹病毒、带状疱疹病毒、流感病毒等。

2. 细菌感染

（1）肺炎支原体：可引起多形红斑，尤其在儿童中较为常见。

（2）链球菌：尤其是溶血性链球菌感染，也可能与多形红斑相关。

（二）药物因素

药物是多形红斑的另一重要诱因，尤其是严重的患者（如史蒂文斯－约翰逊综合征和中毒性表皮坏死松解症）。

（1）抗生素：如青霉素、磺胺类药物、四环素等。

（2）抗癫痫药物：如苯妥英钠、卡马西平等。

（3）非甾体类抗炎药（NSAIDs）：如布洛芬、阿司匹林等。

（4）抗结核药物：如异烟肼。

（5）其他药物：如巴比妥类药物、全身性皮质类固醇等。

（三）系统性疾病

多形红斑可能与部分系统性疾病相关联，通常这些疾病会导致免疫系统紊乱，从而引发皮肤反应。

（1）自身免疫性疾病：如系统性红斑狼疮、类风湿关节炎等免疫系统疾病，可能诱发多形红斑的发作。

（2）肿瘤相关：极少数情况下，多形红斑可能与恶性肿瘤有关，特别是与淋巴瘤等免疫系统相关的恶性肿瘤有关。

二、临床表现

（一）皮肤损害

（1）多形性皮损：多形红斑最显著的特征是皮损形式多样，通常同时存在红斑、丘疹、水疱、靶形损伤等不同类型的皮损。

（2）靶形损伤（标志性病变）：是多形红斑的典型特征，表现为同心圆样的损伤，通常为三圈。

①中心区：呈暗红色或紫色，可能形成小水疱或坏死。

②中间区：呈淡红色或粉红色环形。

③外围区：外围是一圈红色边界，边缘较清晰。

（3）皮损分布：皮疹主要出现在四肢的伸侧（如手掌、前臂、手背、脚背），但也可以累及面部、颈部和躯干。

（4）对称性：皮损通常呈对称分布，尤其是在四肢部位。

（5）瘙痒或疼痛：部分患者可能出现轻度的瘙痒或烧灼感，但通常不伴有严重的疼痛。

（二）黏膜受累

多形红斑可分为轻度型和重度型，黏膜受累是重度多形红斑（如史蒂文斯－约翰逊综合征）的主要特点。

（1）口腔黏膜：黏膜受累时，患者口腔可出现溃疡、红斑、水疱、糜烂，伴有疼痛和进食困难。

（2）眼部黏膜：结膜炎、眼红、眼痛、流泪、畏光等眼部症状，严重时可导致角膜溃疡，甚至影响视力。

（3）生殖器黏膜：外阴部或肛周可出现溃疡、疼痛、分泌物增加，影响排尿或排便。

（4）鼻腔黏膜：患者可能出现鼻塞、流鼻血、鼻腔溃疡等。

（三）全身症状

轻度多形红斑通常没有明显的全身症状，或者仅有轻微的全身不适。

（1）发热：某些患者，尤其是重症患者，可能会出现发热，体温常在38℃以上，伴有疲劳、头痛、全身乏力等。

（2）关节疼痛：少数患者可能会有关节疼痛，特别是伴随其他全身症状时。

（四）轻度与重度的临床区别

1. 轻度多形红斑

主要表现为典型的皮肤损伤，通常不累及黏膜或全身器官。靶形皮损是主要特征，分布于四肢、躯干、面部等部位，呈对称性分布。常无明显全身症状，病程较短，3～6周可自行缓解，预后良好。

2. 重度多形红斑（如史蒂文斯－约翰逊综合征）

皮损更加广泛、严重，伴随水疱、糜烂，可能广泛累及黏膜。黏膜受累较明显，口腔、眼部、生殖器等黏膜出现溃疡、糜烂，导致疼痛、吞咽困难、眼部症状等。伴有全身症状，如高热、乏力、关节疼痛等，病情较为严重，可能需要住院治疗。预后可能留有瘢痕，严重者影响生活质量或出现功能性损害，如视力下降、呼吸道或泌尿道狭窄等。

三、护理

（一）护理评估

1. 健康史

（1）感染史：了解患者是否有近期病毒或细菌感染的病史，尤其是单纯疱疹病毒（HSV）感染、肺炎支原体感染等，因为这些感染是多形红斑的常见诱因。

（2）药物使用史：询问患者近期是否服用了新药，常见诱发药物包括抗生素、抗癫痫药物、非甾体类抗炎药（NSAIDs）等。评估药物与皮疹的出现时间是否相关。

2. 身体状况

（1）评估是否有典型的靶形皮损，皮损中心为紫红色或水疱样病变，外周为粉红色或红色边界。

（2）其他皮损：评估是否有红斑、丘疹、水疱、糜烂等多形性损伤。记录皮损的大小、形态及分布特点。

（3）观察皮疹的分布是否对称，主要累及哪些部位（如手足、四肢、面部、躯干等）。评估皮损的广泛性，是否仅限于皮肤还是波及黏膜，记录皮损的面积和数量，特别是水疱和糜烂的部位。

3. 辅助检查

（1）C反应蛋白（CRP）和红细胞沉降率（ESR）：评估体内的炎症反应程度。CRP和ESR升高提示系统性炎症，常见于感染性或药物诱发的多形红斑，尤其是在病情较严重或伴随发热等全身症状时。

（2）病毒学检测：鉴别与病毒感染相关的多形红斑，尤其是单纯疱疹病毒（HSV）感染。

（3）微生物培养：在怀疑细菌感染时（如伴随发热、脓液或皮损感染），可以对皮损或血液进行细菌培养。肺炎支原体或细菌感染引发的多形红斑患者，培养可帮助确定病原菌，并指导抗感染治疗。

4. 心理-社会状况

（1）情绪状态：了解患者的情绪状态，询问是否因病情影响情绪或生活质量，是否感到焦虑、抑郁或压力大。评估疾病对患者日常生活和工作的影响，特别是症状严重者，是否因为外貌变化或疼痛影响社交和职业。

（2）心理支持需求：评估患者是否需要心理支持，鼓励患者表达情绪并提供适当的情感支持，特别是在长期病程或反复发作的患者中。

（二）护理措施

1. 一般护理

（1）环境：由于患者皮疹广泛及大剂量应用糖皮质激素后免疫功能低，患者很容易被感染，应将患者置于单间病房保护性隔离，室内温湿度适宜。每日空气消毒2次，桌面、地面、床体用500mg/L的含氯消毒液擦拭，床单位及所用被服全部高压灭菌消毒。

（2）起居：保持床单位平整、清洁、干燥，随时清理脱落痂皮，保持创面干燥，如有污染及时更换。内衣、被服要柔软、舒适，以棉织品为佳。内衣、被服污染后及时更换，减少感染机会。

（3）饮食：患者应该尽可能食用容易消化、高维生素、高热量、高蛋白质等食物，禁止食用刺激性或鱼虾等食物。因为患者口腔黏膜出现损伤等情况，患者常因为害怕疼痛等原因，不肯食用食物，要想确保合理摄入饮食，饮食上由流食、半流食、软食、普食逐渐过渡。

2. 专科护理

（1）病情观察。密切观察患者意识、体温、呼吸、心率、血压变化，观察皮疹的变化，渗血、渗液有无减少，糜烂面有无愈合，是否有新发皮疹，是否合并感染等，并做好记录。大剂量应用激素者应注意有无激素不良反应发生和消化道出血症状。

（2）皮肤护理。

①暴露疗法：保持室温恒定，可覆盖高压消毒的被套保暖。每 2 小时清理剥脱的坏死表皮、皮屑。为避免床单与创面粘连，受压部位可使用拱形支被架，将被罩覆盖在架子上，避免与皮肤接触，以减轻疼痛，减少渗出。如创面与床单粘连，更换床单时可用稀释的利多卡因局麻药喷湿后轻缓分离，防止用力牵扯而引起疼痛、出血。

②无糜烂创面皮肤：用 2% 聚维酮碘皮肤消毒剂消毒，每日 2 次。水疱部位可用无菌注射器抽取疱液，保持干燥抽取时先行消毒，从水疱最下端穿刺，尽量保持皮肤完好。

（3）黏膜护理。

①眼部护理：眼部分泌物增多，致眼睑粘连、睁眼困难，可以每日要用 0.9% 氯化钠溶液冲洗结膜囊 2～3 次，严密观察角膜有无溃疡、穿孔等，每隔 2 小时点抗生素滴眼液 1 次，睡前涂金霉素眼膏。对已有结膜粘连者在眼科医生的指导下用无菌玻璃棒分离，并指导患者经常转动眼球，防止粘连。

②口腔护理：由于患者口腔黏膜严重糜烂、疼痛剧烈，加上使用激素及抗生素，易发生真菌感染，进行有效的口腔护理极其重要。每日晨起时、午休后、晚睡前进行 1 次口腔护理，达到彻底清洁牙缝、防止致病菌生长的作用。

（3）治疗护理。

①轻症患者口服抗组胺药，该类药物有不同程度嗜睡、头晕等不良反应，因此口服后不得进行驾驶等操作。服药期间不宜饮酒或同时服用镇静、催眠及抗抑郁药物。

②外用药物以消炎、收敛、止痒及预防为主。无糜烂处可外用糖皮质激素霜，局部破溃者可外用 0.5% 新霉素霜或莫匹罗星防止感染。涂药过程中注意保暖，防止受凉，用力适宜，使药物渗透，药膏厚薄均匀，有渗出糜烂时可用 3% 硼酸溶液湿敷，湿敷过程中保持敷料有效的湿度，以其不滴水为宜。冬季注意保暖，可将湿敷液适当加温后使用，注意湿敷液的温度需要低于皮肤温度。

（三）健康教育

（1）评估患者对多形红斑的了解程度，解释其病因、自限性特点及预后。帮助患者理解疾病的治疗过程，并预防复发。

（2）如果多形红斑与感染（如 HSV）相关，教育患者如何预防复发感染，如避免诱因、加强免疫力等。

（3）传授患者如何正确护理皮肤、预防皮肤破损和感染，建议保持皮肤清洁、干燥、避免过度摩擦和刺激。

（4）如果多形红斑与药物相关，提醒患者在未来用药时应告知医生变态反应史，避免再次接触诱发药物。

第十一节　扁平苔藓

扁平苔藓（LP）是一种常见的慢性炎症性皮肤病和黏膜病变，具有自身免疫背景，表现为紫红色多角形扁平丘疹，伴有瘙痒。扁平苔藓可累及皮肤、口腔黏膜、头皮、甲床等多个部位，且病程多变，易反复发作。

一、病因

（一）免疫系统异常

（1）自身免疫反应：扁平苔藓被认为是一种 T 细胞介导的自身免疫反应。在该疾病中，T 细胞错误地识别并攻击皮肤和黏膜的角质形成细胞，导致基底层细胞受损、炎症反应及皮肤损害。

（2）炎症反应：免疫系统的异常反应会导致表皮－真皮交界处的炎症反应，进而引发典型的扁平丘疹和黏膜病变。

（二）感染因素

（1）病毒感染：某些病毒感染与扁平苔藓的发生有一定关联，尤其是丙型肝炎病毒（HCV）。研究表明，一部分扁平苔藓患者可能合并丙型肝炎感染，尤其是口腔扁平苔藓患者。

（2）其他病毒：尽管关联性较弱，但有研究提示，人乳头瘤病毒（HPV）、EB 病毒和疱疹病毒等可能与扁平苔藓的发病有关。

（三）药物诱发

部分药物可诱发类似扁平苔藓的皮肤反应，称为扁平苔藓样药物反应。这些药物包括非甾体类抗炎药（NSAIDs）、抗疟药（如氯喹）、β 受体阻滞剂、金属类药物（如金制剂）、抗癫痫药物（如卡马西平）。

药物反应导致的扁平苔藓样皮疹与真正的扁平苔藓临床表现相似，通常在停药后逐渐改善。

二、临床表现

（一）皮肤表现

1. 丘疹和斑块

（1）多角形扁平丘疹：扁平苔藓的皮疹呈多角形、扁平状，大小通常为 2～10mm，颜色为紫红色或淡紫色，表面常有蜡样光泽。

（2）威克姆（Wickham）纹：是扁平苔藓的典型特征，表现为丘疹表面出现细网状白色纹路，在湿润光线下更明显。

（3）皮疹的分布：皮疹通常呈对称分布，最常见于四肢的屈侧，如前臂、手腕内侧、脚踝、腰部和下背部。皮损偶尔也可见于颈部、躯干及其他部位。

（4）瘙痒：是扁平苔藓的常见症状，且可能较为严重，影响患者的生活质量。

2. 科贝纳（Koebner）现象

科贝纳现象是指皮肤在受到机械刺激、擦伤或轻微创伤后，原本正常的皮肤区域出现新的扁平苔藓皮损。这种现象在扁平苔藓患者中较为常见。

（二）黏膜表现

1. 口腔扁平苔藓

（1）白色网状或环状纹路：是口腔扁平苔藓的典型表现，常见于双侧颊黏膜，也可见于牙龈、舌、口底或唇部。

（2）红斑型：部分患者会出现红斑，黏膜发红，伴有疼痛或烧灼感，尤其是在进食辛辣、酸性或热的食物时加重。

（3）溃疡型：在严重的情况下，黏膜上会出现疼痛性溃疡，常伴有灼痛感，影响进食和说话。

2. 生殖器黏膜

扁平苔藓可累及外阴和阴茎黏膜，表现为白色纹路、红斑、糜烂或溃疡。女性患者的外阴和阴道黏膜可表现为疼痛、瘙痒，甚至影响性生活。

（三）甲表现

（1）甲损害：扁平苔藓可累及甲板，常见于手指甲和脚趾甲，表现为甲板变薄、甲板纵嵴、甲板翘起、甲剥离或甲板下角质堆积。严重时可能导致永久性甲床损伤。

（2）甲凹陷：甲表面出现多个小凹点，类似指甲上的"顶针"样凹陷。

（四）头皮表现（毛囊扁平苔藓／毛发扁平苔藓）

（1）头皮苔藓：头皮受累的情况下，毛囊区域出现炎症，导致局部头皮红斑、鳞屑和脱发。

（2）瘢痕性脱发：毛囊受累后可引起永久性瘢痕性脱发，表现为局部的斑片状脱发，通常不可逆。

三、护理

（一）护理评估

1. 健康史

（1）询问患者首次发病的时间、病情的演变及症状持续时间，了解是否有反复发作或持续性症状。

（2）评估是否有类似病史，如皮肤过敏、家族病史或其他免疫性疾病。

（3）询问患者是否近期使用新药，评估是否有药物诱发的可能（如非甾体类抗炎药、抗癫痫药物等）。

（4）了解是否有近期感染史（如病毒感染，尤其是丙型肝炎）、精神压力、机械刺激或外伤等诱发因素。

（5）评估患者的生活方式是否存在可能的诱发因素，如吸烟、饮酒、摄入刺激性食物等。

2. 身体状况

（1）观察皮肤是否出现典型的紫红色、扁平多角形丘疹，记录皮损的大小、形态及表面是否有白色网状纹（Wickham 纹）。

（2）评估皮损的分布是否对称，主要累及哪些部位（如前臂、手腕、脚踝、腰部等），以及皮损的面积和数量。

（3）通过视觉模拟评分法（VAS）评估瘙痒的严重程度，并了解瘙痒对日常生活的影响（如睡眠、工作等）。

3. 辅助检查

（1）免疫荧光检查：扁平苔藓的直接免疫荧光检查通常为阴性，但可在表皮－真皮交界处检测到纤维蛋白和免疫球蛋白沉积。

（2）丙型肝炎病毒（HCV）抗体检测：HCV 感染与扁平苔藓，尤其是口腔扁平苔藓存在关联，因此丙型肝炎抗体检测可能是必要的。

（3）皮肤活检：当临床表现不典型或怀疑其他皮肤病时，皮肤活检可帮助确诊。活检通过显微镜下观察皮肤组织，可以看到典型的病理改变。

4. 心理－社会状况

（1）评估患者的情绪状态，了解疾病是否导致焦虑、抑郁、压力大等情绪问题。慢性瘙痒和黏膜损伤可能严重影响患者的生活质量和心理健康。

（2）询问患者是否感到自卑或因外貌改变影响社交和日常活动，是否需要心理支持或心理辅导。

（二）护理措施

1. 一般护理

（1）环境：给患者创造舒适的环境，病室内保持清洁、安静、温湿度适宜。对于从事户外工作的患者，要注意自我防护，避免紫外线长时间照射。

（2）起居：养成良好的生活习惯，良好的生活方式是保证此疾病快速好转及痊愈的关键因素之一。指导患者早睡早起，睡前用热水泡脚 20 ～ 30 分钟，少量饮用牛乳，不观看有激烈场面的电视，保证充足睡眠时间。改掉不良生活习惯。

（3）饮食：戒烟，忌酒、咖啡、浓茶等刺激性饮料，忌食海鲜。避免食用过硬、过热食物，以减少对口腔黏膜的刺激。多食富含纤维素的蔬菜、水果，补充 B 族维生素，有利于疾病恢复。

2. 专科护理

（1）病情观察：密切观察患者皮疹的变化，包括观察患者的口腔黏膜情况，有无糜烂面局部是否存在充血、疼痛等情况。

（2）皮损护理：做各种护理操作时，动作要轻巧迅速，以防擦伤皮肤。局部外用糖皮质激素外用药物时，每日 1 ～ 2 次，涂抹后可轻揉片刻。超强效药膏一般使用时间不宜超过 3 周，中效或较强效药膏一般使用时间不宜超过 3 个月。

（3）口腔护理。

①保持口腔清洁，每次进食前后用清水漱口，选用头软毛牙刷刷牙，若局部黏膜有糜烂可用棉签洗拭代替刷牙，避免刷毛刺伤损害区黏膜。

②口腔卫生较差者，先进行全口洁治，去除牙石及附着的菌斑，减少口腔感染发生的机会。

③局部黏膜有充血、糜烂时，可用氯己定等漱口液含漱。若较长时间使用漱口液，应加用 2% ～ 4% 碳酸氢钠溶液含漱，两者交替使用，避免发生白假丝酵母菌感染。

（4）治疗护理。

①糖皮质激素：是目前治疗本病主要的或首选的药物，适用于治疗病情严重的患者，糜烂溃疡性黏膜损害或进行性甲破坏或脱发，尤其对急性泛发性扁平苔藓有很好的疗效。激素用量共 4 ～ 6 周，症状缓解后逐渐减量停药，停药后可复发，但不建议激素长期系统维持治疗。

②免疫抑制剂：适用于糖皮质激素治疗不敏感或有禁忌证或顽固难治的扁平苔藓，剂量宜小，注意其不良反应。沙利度胺常与糖皮质激素、雷公藤总苷和氨苯砜同时用于重型扁平苔藓，称为四联疗法。

（三）健康教育

（1）教育患者保持良好的口腔卫生，使用软毛牙刷轻柔刷牙，避免损伤口腔黏膜。建议患者使用无酒精的漱口水或生理盐水漱口，避免使用含刺激性成分的漱口液，以减少对口腔溃疡的刺激。

（2）建议患者保持均衡的饮食，增加蔬菜、水果、全谷物的摄入，减少高脂、高糖、高盐食物的摄入，有助于提高免疫系统功能。如果患者有口腔不适，应根据具体症状调整饮食，如避免硬质或粗糙的食物，以减轻对口腔的刺激。

（3）教育患者戒烟，因为吸烟可能加重口腔和皮肤的症状，且长期吸烟与口腔癌变风险有关。避免过量饮酒，酒精可能刺激口腔黏膜，尤其是伴有口腔溃疡的患者，酒精还会削弱免疫系统功能，建议戒酒或限制饮酒量。

第十二节　系统性红斑狼疮

系统性红斑狼疮（SLE）是一种慢性、全身性、自身免疫性疾病。它可以影响多个器官和系统，包括皮肤、关节、肾、血液系统和神经系统等。SLE 的病因复杂，主要与免疫系统异常引发的自身组织攻击相关。

一、病因

（一）遗传因素

（1）遗传易感性：SLE 具有遗传倾向，研究表明，SLE 患者的直系亲属患病风险更高，尤其是在双胞胎中同卵双胞胎的患病一致性更高（25%～50%）。某些与免疫调节相关的基因，如 HLA-DR2 和 HLA-DR3 等，可能与 SLE 的易感性相关。

（2）基因突变：与免疫系统功能调节相关的基因突变，如补体系统基因、干扰素通路基因等，可能影响人体的免疫应答，增加 SLE 的发病风险。

（二）环境因素

（1）紫外线暴露：是 SLE 的已知诱发因素。紫外线可导致皮肤细胞 DNA 损伤，激活免疫系统，导致自身免疫反应。很多 SLE 患者在暴露于阳光后，皮肤症状加重甚至出现全身病情恶化。

（2）感染：某些病毒感染可能触发 SLE 的发病或加重病情，如 EB 病毒感染与 SLE 的发病可能相关。感染可能通过激活免疫系统，引发异常的自身免疫反应。

（3）药物：某些药物（如异烟肼、普鲁卡因胺、肼苯达嗪等）可引发药物诱发性红斑狼疮，其症状类似 SLE，但通常在停药后病情缓解。

（三）免疫系统异常

（1）自身抗体的产生：SLE 的核心病理机制是免疫系统对自身组织的攻击，产生大量的自身抗体（如抗核抗体、抗双链 DNA 抗体等）。这些自身抗体结合体内的抗原，形成免疫复合物，沉积在不同器官中，导致炎症和组织损伤。

（2）免疫复合物沉积：发生于皮肤、肾、关节、血管等处，引发局部的炎症反应，如肾小球肾炎、皮肤红斑、关节痛等表现。

（3）免疫系统调节异常：SLE 患者的 T 细胞、B 细胞和其他免疫细胞功能失调，导致自身抗原耐受性破坏，促使自身抗体的大量产生和攻击。

（四）激素因素

（1）性激素：SLE 在女性中的发病率明显高于男性，尤其是在生育年龄段（15～45岁）的女性中，男女比例可高达 9:1。研究表明，雌激素在 SLE 的发病中起到了重要作用。雌激素可能通过影响免疫反应，促进 B 细胞产生自身抗体，从而加剧自身免疫反应。

（2）妊娠、月经周期和激素波动：可能影响 SLE 病情，部分女性患者在妊娠期间或产后出现病情加重的现象。

二、临床表现

（一）皮肤和黏膜表现

（1）蝶形红斑：在面部两颊和鼻梁处出现蝴蝶形状的红斑，不伴有瘙痒。常由日晒诱发或加重。

（2）盘状红斑：为盘状的红斑、鳞屑，边界清楚，常见于面部、头皮、耳等部位，可能会导致疤痕或色素沉着。可能会导致毛发脱落或瘢痕性秃发。

（3）光敏感：对阳光敏感，暴露于紫外线后，皮肤易发生红斑、皮疹或其他皮肤病变。通常累及暴露部位，如面部、颈部、手臂等。

（二）关节和肌肉表现

（1）关节炎／关节痛：常见于手、腕、膝关节等处的非侵蚀性、多关节疼痛或肿胀。与类风湿关节炎不同，SLE 关节炎不伴有关节变形。

（2）肌肉疼痛：可能出现肌肉疼痛和肌无力，尤其是在急性发作期。

（三）肾表现

狼疮性肾炎是 SLE 最常见的严重并发症之一，表现为蛋白尿、血尿、肾功能减退、水肿、高血压等。如果不及时治疗，可能进展为终末期肾病（尿毒症）。

（四）神经系统表现

（1）中枢神经系统症状：头痛、癫痫发作、意识模糊、精神异常（如抑郁、焦虑、精神病样症状）等。

（2）狼疮脑病：又称狼疮脑炎，可能导致认知功能障碍、注意力不集中等问题。

（3）外周神经病变：外周神经受累时可能出现感觉异常、麻木、无力等。

三、护理

（一）护理评估

1. 健康史

（1）询问患者确诊 SLE 的时间、最初的症状及病情的发展历程。了解患者目前的症状、受累系统和身体反应，如皮疹、关节痛、肾症状等。评估患者的病情波动情况，是否有明确的加重或缓解期，特别是疾病复发的频率和诱因（如日晒、感染、药物等）。

（2）了解患者的治疗方案，包括使用过的药物（如糖皮质激素、免疫抑制剂、抗疟药等）及治疗效果。评估患者是否经历过药物不良反应，如糖皮质激素引起的体重增加、骨质疏松症等。

（3）评估患者是否有家族中其他成员患有自身免疫性疾病，了解家族遗传背景。

2. 身体状况

（1）评估患者皮肤是否有典型的蝶形红斑、盘状红斑、光敏性皮疹或其他皮肤损伤，记录损伤的分布、面积和严重程度。

（2）询问患者是否对日晒特别敏感，日晒后皮疹或其他症状是否加重。

（3）评估是否存在无痛性或轻度疼痛的黏膜溃疡，了解溃疡对饮食、讲话、呼吸的影响。

3. 辅助检查

（1）胸部 X 线检查或 CT 扫描：评估肺部受累情况，如胸膜炎、间质性肺病或急性狼疮性肺炎等。胸膜腔积液或肺部炎症病变可能在 X 线片上显示。

（2）心脏超声：评估心脏是否受累，如心包炎、心瓣膜病或心肌炎。心包积液、心瓣膜增厚或心功能异常可以通过超声显示。

（3）关节超声或 MRI：评估关节受累，了解是否有滑膜炎、关节积液等表现。可显示 SLE 患者的关节滑膜增厚、积液，但通常不伴有侵蚀性改变。

（4）红细胞沉降率（ESR）和 C 反应蛋白（CRP）：SLE 患者常出现红细胞沉降率增快，尤其在疾病活动期间。ESR 升高常提示系统性炎症。CRP 与 SLE 活动性相关性较低，若显著升高，需要考虑其他炎症或感染。

4. 心理 - 社会状况

（1）心理状态：评估患者的情绪，了解是否存在焦虑、抑郁、无助感或社会孤立感。如果患者存在心理问题，应给予心理辅导，帮助其面对慢性病的压力。

（2）社会支持：了解患者是否有来自家人、朋友或社会的支持，评估患者是否能获得足够的帮助应对疾病。

（二）护理措施

1. 一般护理

（1）环境：为患者提供舒适、温暖的休息环境，保持空气流通，每日定时开窗通风。

（2）起居：红斑狼疮患者要注意避光，室内用窗帘遮挡阳光。外出时需要戴宽边帽子、穿长袖衣裤遮挡阳光，阳光强烈时尽量不要外出，如需要外出时可用伞遮挡，必要时使用避光剂。

（3）饮食：宜清淡饮食，禁忌食用海鲜、蘑菇及辛辣食物，必须戒烟、戒酒，禁忌饮用咖啡、浓茶等。避免食用光敏食物，如香菜、芹菜、韭菜等。对于系统性红斑狼疮伴有肾损害的患者，由于大量的蛋白质从尿中丢失，会引起低蛋白血症，需要补充足够的优质蛋白质食物，如牛乳、鸡蛋、瘦肉等。

2. 专科护理

（1）病情观察：每日观察患者皮损情况，如皮损的颜色、大小、有无新发皮疹等。对于系统性红斑狼疮患者可伴有多组织及多器官损伤，需要观察患者的生命体征，有无发热、乏力等。系统性红斑狼疮最早出现的症状是关节、肌肉和骨骼损害，需要观察患者有无晨僵和关节疼痛，并且观察患者有无口腔溃疡、眼干、咳嗽、呼吸困难、水肿、高血压等症状。遵医嘱予以定期进行患者血常规、尿常规、肝肾功能等血液检查。

（2）皮肤护理：保持皮肤清洁，洗澡时水温不宜过热，洗头发时不应用力搔抓头皮，有皮损时不应使用沐浴露、洗发水等刺激皮损。应穿棉质内衣裤，不穿丝质等化纤衣物。遵医嘱使用外用药膏，做好患者皮肤护理，协助患者每日擦药 2 次。向患者做好药物宣教，如使用激素药膏时，要注意涂抹均匀，不要过厚，如皮肤薄嫩处使用弱效或中效制剂，肥厚及疣状皮损选用强效制剂，含有激素的药膏不能涂抹在脸部。

（3）治疗护理：做好患者药物宣教，告知患者及其家属禁止使用可诱发本病的药物，避免服用光敏药物，如四环素、磺胺药、避孕药等。告知患者长期使用糖皮质激素时可出现水钠潴留、毛发增多、血压升高、骨质疏松、白内障、体重增加、水钠潴留等不良反应。嘱患者清淡饮食，少食多餐，注意保暖，防止感冒，特别是使用大剂量的激素时观察患者有无恶心、呕吐、黑便等不适。由于系统性红斑狼疮患者免疫力低下，同时在服用激素中，抵抗力差，易发生上呼吸道感染。患者冬天要注意保暖，外出时最好戴口罩、帽子。长期使用羟氯喹可引起视网膜改变，用药期间应每 3 个月进行眼底检查。使用免疫抑制剂时，要密切观察患者的不良反应，遵医嘱定期复查血白细胞及肝功能。计划妊娠或妊娠期妇女禁用沙利度胺。

（三）健康教育

（1）教育患者避免过度暴露在阳光下，因为紫外线是 SLE 发作的常见诱因。患者外出时应采取防晒措施，如使用广谱防晒霜（SPF 30 以上）、穿防护性衣物、戴帽子和太阳镜等。尽量减少户外暴露时间，尤其在中午时段紫外线最强时应避免出门。

（2）建议患者保持均衡饮食，摄入富含维生素、矿物质和抗氧化剂的食物，如新鲜水果、蔬菜、全谷物等。

（3）建议患者进行适度的运动，如步行、游泳、练瑜伽等，以增强体力、改善情绪和保持体重。避免过度劳累，运动时应适当调节强度，保持体力和关节功能。

第十三节　皮肌炎

皮肌炎（DM）是一种少见的自身免疫性疾病，主要累及皮肤和肌肉，属于肌炎的一种。其特征为皮肤炎症和进行性、对称性的近端肌无力。皮肌炎不仅可以影响皮肤和肌肉，还可能累及其他器官系统，如肺、心、胃肠道等。

一、病因

（一）自身免疫反应

（1）免疫系统异常：皮肌炎是一种自身免疫性疾病，患者的免疫系统错误地攻击自身的肌肉和皮肤组织，导致炎症和组织损伤。免疫系统中的 T 细胞和 B 细胞异常激活，导致肌纤维和血管受损。

（2）抗体：研究发现，皮肌炎患者血清中存在多种特异性自身抗体，如抗 Mi-2 抗体、抗 TIF1-γ 抗体等。这些抗体可攻击肌肉和皮肤组织，导致炎症和肌无力。

（二）感染因素

（1）病毒感染：某些病毒感染可能触发皮肌炎的发病，病毒可能通过激活免疫系统或引发异常免疫反应来诱发疾病。与皮肌炎相关的病毒包括柯萨奇病毒、埃博拉病毒、HIV、乙型肝炎病毒等。

（2）细菌感染：虽然较为少见，但某些细菌感染也可能与皮肌炎的发病有关。

（三）肿瘤相关性

皮肌炎在部分患者中与恶性肿瘤（尤其是老年患者）密切相关，这被称为肿瘤相关性皮肌炎。某些恶性肿瘤，如乳腺癌、肺癌、卵巢癌、胃癌、胰腺癌等，可能诱发皮肌炎的发生。

二、临床表现

（一）皮肤表现

（1）Gottron 丘疹：是皮肌炎最具特征性的皮肤表现之一。出现在指关节、手指背侧、肘部、膝盖、踝部等部位，呈紫红色或红色丘疹，常伴有鳞屑。手背、指关节是最常见的部位。

（2）Gottron 征：在关节上方出现对称性紫红色斑片，常见于手指关节、膝盖和肘部。与 Gottron 丘疹类似，但呈现为斑片状而非丘疹。

（3）眼睑紫红斑（Heliotrope 征）：患者的上眼睑出现紫红色或淡紫色的斑块，伴有眼睑水肿。这是皮肌炎的一个特异性表现。眼睑周围的皮肤会出现颜色变化和浮肿，常伴有轻微的不适。

（4）"V"字征和披肩征："V"字征是指在患者的颈部、胸部暴露在阳光下的区域出现红斑，通常呈"V"字形分布。披肩征是指肩膀和上背部暴露部位出现类似红斑。紫外线暴露可能加重这些皮肤病变。

（二）肌肉表现

（1）近端肌无力：是皮肌炎的核心症状之一。患者的近端肌肉（如肩部、髋部、股四头肌、上臂和大腿肌肉）出现对称性无力。日常活动（如站立、上楼梯、举手、梳头等）变得困难，严重时甚至无法从椅子上站起或抬头。

（2）肌肉疼痛：部分患者会感到肌肉疼痛和酸胀感，尤其在病情加重时更为明显，但肌无力是主要表现。

（3）肌肉萎缩：在疾病的慢性阶段，肌肉可能萎缩，尤其是在没有及时治疗的情况下。患者的四肢近端肌肉可能出现明显的肌肉体积减小。

（三）系统性表现

1. 肺部病变

（1）间质性肺病：是皮肌炎常见的并发症，表现为咳嗽、气短、呼吸困难等。肺功能检查可能显示限制性通气功能障碍，严重者可导致肺纤维化。

（2）肺部炎症：部分患者可能出现肺部感染或急性肺炎。

2. 心脏受累

（1）心肌炎：皮肌炎可能影响心脏，引起心肌炎、心包炎等。患者可能出现心悸、胸痛、心律失常等症状。

（2）心力衰竭：在极少数情况下，心肌受累可导致心功能不全。

3. 胃肠道症状

（1）吞咽困难：由于食管平滑肌受累，部分患者可能会出现吞咽困难，尤其是液体食物。

（2）胃肠道症状：部分患者可能出现腹痛、恶心、呕吐等胃肠道症状，严重时可能有胃肠道出血。

三、护理

(一)护理评估

1. 健康史

(1)询问患者何时出现皮肤症状和肌无力,家族中是否有类似病史或有无其他自身免疫性疾病。评估病情是否呈急性发作或慢性进展,了解是否有缓解和复发的病程。

(2)了解患者是否接受过糖皮质激素、免疫抑制剂、抗疟药等治疗方案,治疗效果如何。评估患者是否有药物不良反应或药物依从性问题。

(3)对老年患者特别要询问是否有肿瘤相关性皮肌炎的筛查史,包括是否进行过胸腹部影像学检查、肿瘤标志物检测等。

2. 身体状况

(1)评估是否有 Gottron 丘疹、Gottron 征、眼睑紫红斑(Heliotrope 征)等特征性皮损。

(2)观察皮疹的分布范围,是否累及手指、肘部、膝盖、眼睑、颈部等部位。评估皮损的严重程度(如鳞屑、破溃、结痂等)。

(3)评估患者是否有对称性近端肌无力,询问日常生活中的活动限制,如站立、上楼、抬手梳头、穿衣等动作是否困难。

(4)评估患者是否有关节疼痛或肿胀,尤其是手、膝关节等部位。了解关节疼痛对活动的影响,是否有晨僵等症状。

3. 辅助检查

(1)肌酸激酶(CK):是评估肌肉损伤的关键指标。大多数皮肌炎患者的 CK 水平显著升高,提示肌肉损伤。随着肌炎的加重或缓解,CK 水平可能会波动。

(2)抗核抗体(ANA):60%~80% 的皮肌炎患者 ANA 阳性,提示存在自身免疫反应,但 ANA 阳性不具有特异性。

(3)肌电图(EMG):用于评估肌肉的电活动,通过检查肌肉的功能状态来判断是否存在炎症性肌病。

(4)肌肉活检:是确诊皮肌炎的金标准,尤其在临床表现不典型或实验室检查不明确的情况下,肌肉活检可以帮助明确诊断。

4. 心理–社会状况

(1)评估患者的情绪状态,询问是否有焦虑、抑郁、无助感等心理问题。皮肌炎的慢性病程可能影响患者的情绪和心理健康。

(2)了解患者的心理支持系统,是否有来自家人、朋友或社交团体的支持。

(3)评估患者如何应对疾病带来的限制和挑战,是否有足够的应对资源或需要心理支持和辅导。

(二)护理措施

1. 一般护理

(1)环境:病室内保证空气的清新,定时开窗通风,保持室内适宜温湿度。

（2）起居：患者外出避免日晒，外出应做好防护，如撑伞、穿长袖衣裤，戴宽边帽，必要时涂避光剂。冬春季节要注意防寒防湿，切忌风吹受寒或雨淋受湿。夏季穿长袖长裤睡觉，不宜用竹席，不游泳，注意保暖不受凉，尤其关节部位要用护套保护。避免直接吹风，预防感冒。天阴欲雨时，病情往往剧增，此时尽量不外出活动。天晴时经常开门开窗，以通风祛湿。日常生活中要注意避风、御寒、防湿。

（3）饮食：做好患者饮食宣教，由于蛋白质摄入不足可导致肌力减退，告知患者以高蛋白质、高维生素、低盐饮食为主。如患者有哽咽感或伴有吞咽困难，可进流质或半流质饮食，进食时注意食物温度，不宜温度过烫，进食时速度不宜过快，以免引起呛咳。特别要注意的是有吞咽困难的患者进食时应取坐位或半卧位，防止食物呛入气管，引起吸入性肺炎。对于喉麻痹或呼吸肌麻痹患者遵医嘱予以鼻饲营养，做好患者鼻饲护理，待病情好转后可停止鼻饲，改适当饮食。

2. 专科护理

（1）病情观察。

①观察患者的肌力情况。一般将肌力分成6个级别，为0～5级。0级：完全瘫痪，无肌肉收缩。Ⅰ级：有轻微的肌肉收缩。Ⅱ级：肢体能在床上平行移动，但不能抵抗自身重力，不能抬离床面。Ⅲ级：肢体可以克服地心引力，能抬离床面，但不能对抗阻力。Ⅳ级：肢体可以对抗阻力，但不完全。Ⅴ级：肌力正常。根据患者的肌力分级，协助患者做好各项生活护理，防止患者发生跌倒、坠床等不安全事件发生，嘱患者家属尽可能陪伴患者。夜间睡眠时拉起床挡，注意护理安全。

②观察患者的血钾报告有无异常，如患者血钾降低，可遵医嘱予以补钾药物，嘱患者多食含钾丰富的食物，如橙汁、香蕉、紫菜及海带等。并遵医嘱定期复查血钾情况。

（2）皮肤护理。

避免日晒，强光时不要外出，一旦外出要做好防护，因为日晒后可使曝光部位的皮疹加重。嘱患者平时勤沐浴、勤更衣，勤剪指甲，皮疹处禁忌搔抓，需要遵医嘱使用外用药膏，协助患者擦药，观察患者每日皮损的变化，如有新发皮疹，要及时通知医生。

（3）治疗护理。

①由于糖皮质激素是治疗皮肌炎的主要药物，要告知患者激素的作用及不良反应。观察患者在治疗过程中有无恶心、呕吐、黑便等不适主诉，嘱患者清淡饮食，少食多餐，注意保暖，防止感冒。告知患者在糖皮质激素的治疗过程中，不得自行减量或停药，以免疾病复发或恶化，造成严重后果。遵医嘱定期检测血、尿液、粪便常规及肝肾功能。

②育龄妇女在病情不十分稳定时尽量避免妊娠和人流。

（三）健康教育

（1）预防骨质疏松，患者可增加富含钙质的食物摄入（如奶制品、绿叶蔬菜），并在医生建议下补充钙剂和维生素D。

（2）皮肌炎患者的皮肤对紫外线非常敏感，暴露在阳光下可能加重皮肤症状。建议患者尽量避免长时间日晒，尤其是在阳光最强的时段。

（3）鼓励患者进行适度的运动，保持肌肉的灵活性和力量，但要避免过度劳累。可以选择低冲击性运动如散步、游泳、练瑜伽等，有助于改善肌无力和全身疲劳。

（4）教导患者如何保护关节，避免过度劳损或受伤。例如，使用辅助设备（如手杖、助步器）帮助行动；需要频繁活动的患者可佩戴支具来减少关节负担。

第十四节　寻常型天疱疮

寻常型天疱疮（PV）是一种自身免疫性疾病，主要表现为皮肤和黏膜的水疱和糜烂。这种疾病是由于免疫系统产生针对自身皮肤细胞的抗体，破坏了细胞间的连接，导致皮肤和黏膜的分层和水疱形成。寻常型天疱疮如果不及时治疗，可能会严重影响生活质量，甚至威胁生命。

一、病因

（一）自身免疫反应

1. 核心机制

寻常型天疱疮的主要病因是由于患者的免疫系统异常，产生了自身抗体，这些抗体主要攻击皮肤和黏膜上表皮棘层细胞间的连接蛋白（如去皮质素 1 和去皮质素 3）。这些蛋白质负责维持皮肤细胞的正常黏附，抗体的攻击会导致细胞之间的连接破坏，最终导致皮肤细胞分离（棘层松解）和水疱形成。

2. 抗去皮质素抗体

（1）抗 Dsg1 抗体：主要攻击皮肤表层细胞的连接，造成皮肤上的水疱。

（2）抗 Dsg3 抗体：主要影响口腔等黏膜组织的细胞连接，导致口腔黏膜糜烂和溃疡。

（3）联合抗体：抗 Dsg1 和抗 Dsg3 同时存在时，患者会同时表现为皮肤和黏膜的病变。

（二）遗传因素

（1）HLA 相关性：研究表明，寻常型天疱疮与 HLA 基因密切相关，特别是 HLA-DR4、HLA-DR14 和 HLA-DQ1 等基因变异。这些基因与免疫调节密切相关，可能增加个体发生天疱疮的风险。

（2）家族遗传背景：虽然寻常型天疱疮不是直接的遗传病，但某些家族具有较高的患病率，这提示了遗传因素在疾病发病中的作用。

（三）环境因素

（1）药物诱发：某些药物被认为可以诱发或加重天疱疮的发生。例如，青霉胺、卡托普利、硫脲类药物等已被报道与天疱疮的发生相关。这些药物可能通过引发免疫系统的异常反应，导致自身抗体的产生。

（2）感染：某些病毒或细菌感染可能是寻常型天疱疮的诱发因素，感染可能会通过激活免疫系统，增加自身抗体的产生。

（3）紫外线暴露：有证据表明，紫外线暴露可能会诱发或加重天疱疮，尤其是在皮肤上形成新的水疱。

二、临床表现

（一）皮肤表现

1. 水疱

（1）特征：最典型的表现是松弛性水疱，即水疱壁松软，容易破裂。水疱内充满清亮或略浑浊的液体。

（2）部位：水疱常出现在正常皮肤上，也可能发生在皮肤轻微受刺激的地方，如摩擦或按压区域。典型部位包括头皮、面部、背部、胸部、腋窝、腹股沟等。

（3）尼氏征阳性：用手轻轻摩擦患者的正常外观皮肤，皮肤表皮层会发生剥离，显示为阳性尼氏征，这是天疱疮的一个特征性体征。

2. 皮肤糜烂

（1）水疱破裂：寻常型天疱疮的水疱容易破裂，导致表皮层脱落，形成疼痛的糜烂面和渗出。破损的水疱区域可能发生感染。

（2）愈合缓慢：皮肤的糜烂面愈合较慢，并且容易反复出现新的水疱和糜烂。

3. 结痂和色素沉着

水疱破裂后，皮肤糜烂处可能会结痂，随之形成色素沉着。虽然病情控制后水疱和糜烂会逐渐消失，但色素沉着可能长期存在。

（二）黏膜表现

1. 口腔黏膜病变

（1）早期症状：口腔病变是寻常型天疱疮的早期和常见表现，通常比皮肤症状更早出现。患者常感觉到口腔内部疼痛、糜烂、溃疡，尤其在进食时加重。

（2）病变部位：常见于口腔黏膜、舌头、牙龈和软腭，表现为糜烂和溃疡。

（3）慢性化：口腔黏膜的损伤常呈慢性持续状态，反复发作，愈合后容易留下瘢痕。

2. 其他黏膜病变

（1）鼻腔黏膜：可能会影响鼻腔黏膜，导致鼻腔溃疡、鼻塞、鼻出血等症状。

（2）咽喉、食管和气管：在严重情况下，寻常型天疱疮可能累及咽喉、食管或气管，导致吞咽困难、声音嘶哑甚至呼吸困难。

（三）眼部表现

（1）结膜受累：虽然较为罕见，但寻常型天疱疮可能累及眼部黏膜，导致结膜炎、眼睑溃疡、眼部疼痛等症状。

（2）视力受损：在极少数情况下，若眼部病变严重，可能影响视力。

（四）全身症状

（1）发热：部分患者在疾病活动期间可能出现轻度发热，特别是在水疱广泛破裂、糜烂时，提示可能存在继发感染。

（2）疲劳和虚弱：由于反复的水疱形成、破裂和糜烂，患者可能感到极度疲劳和虚弱。这种虚弱感常与营养不良、失水或继发感染有关。

（3）疼痛：皮肤和黏膜的糜烂面常伴有剧烈的疼痛，特别是在口腔和咽喉部位，进食、讲话时疼痛明显。

三、护理

（一）护理评估

1. 健康史

（1）询问患者何时首次出现皮肤或黏膜症状，是否有家族中类似病史或其他自身免疫性疾病。

（2）了解病情的严重程度、发作频率及是否有复发史。

（3）评估患者是否接受过相关治疗，如糖皮质激素、免疫抑制剂等药物的使用情况，了解治疗效果和不良反应。

（4）询问患者是否有其他疾病史（如糖尿病、高血压等）及药物变态反应史。了解是否曾有药物诱发天疱疮的病史，如青霉胺、卡托普利等。

2. 身体状况

（1）评估皮肤上是否有典型的松弛性水疱，水疱的大小、数量、分布范围及是否存在新的水疱形成。

（2）观察水疱是否破裂，是否存在渗液、结痂、感染或疼痛。记录皮肤糜烂面愈合情况。

（3）检查皮肤是否有感染迹象，如红肿、热痛、脓性分泌物，必要时采集渗液进行细菌培养。

3. 辅助检查

（1）皮肤活检：通过取皮肤组织样本进行显微镜下检查，是诊断寻常型天疱疮的关键手段之一，尤其在临床表现不典型时帮助确诊。

（2）直接免疫荧光检查（DIF）：是确诊寻常型天疱疮的重要方法，可以检测皮肤组织中免疫复合物的沉积。

（3）抗去皮质素抗体检测：血清学检测用于检测患者血液中的抗去皮质素抗体（抗Dsg1 和抗 Dsg3 抗体），这些抗体是寻常型天疱疮的特异性标志物。

4. 心理 - 社会状况

（1）情绪状态：评估患者的情绪状况，了解是否有焦虑、抑郁、孤独感等心理问题。寻常型天疱疮的慢性病程和外观改变可能对患者的心理健康产生负面影响。询问患者是否有应对疾病和慢性疼痛的有效策略，是否需要心理支持或心理咨询。

（2）自我形象和社会支持：评估患者对皮肤和黏膜损伤的反应，了解外观变化对其自我形象和社交活动的影响。评估患者是否有充足的社会支持（如家人、朋友的支持）。

（二）护理措施

1. 一般护理

（1）环境：患者因本身机体抵抗力低下及皮肤完整性受损，故应给予保护性隔离措施，限制家属的探视，病室内保证空气的清新，每日开窗通风，病室内地面、桌面、门把手等物体表面每日用含有效氯含量为 500mg 消毒液擦拭消毒 2 次。室内温湿度保持适宜，拉好病床间的分隔帘，保护患者隐私。

（2）起居：注意天气变化，及时增减衣服，预防上呼吸道感染。渗液多时及时更换床单及病服，保持患者皮肤、衣裤、被单的清洁、干燥，穿棉质、柔软、宽松衣裤，勤换勤洗；患者及护理人员应经常修剪指甲，勿搔抓皮肤；洗浴时水温不宜过高，不用刺激性大的碱性肥皂。

（3）饮食：食物温度温凉适宜，避免受损的口腔黏膜刺激疼痛，治疗期间水的摄入量不低于 2500mL/d，宜给予高蛋白质、高维生素、高纤维素、易消化、低盐低脂饮食，维持机体正氮平衡。避免辛辣、刺激性食物，如烟、酒、蒜、姜。老年及消化吞咽功能差的患者，尽量采用炖、煮的方法。

2. 专科护理

（1）病情观察。

①在治疗和护理过程中应密切观察、准确记录皮损变化情况，包括有无新发水疱或糜烂、尼氏征、创面分泌物量及形状等；有无表皮剥脱等现象出现；同时观察口腔、眼部、生殖器黏膜有无糜烂及溃疡；外用药物后应密切观察皮肤反应。

②密切观察免疫抑制剂或糖皮质激素的治疗不良反应，如血糖、肝肾功能、电解质，粪便的色、质、量等，发现异常应及时告知医生。

（2）皮肤护理。

①保持被服清洁、干燥，如被渗液污染应及时更换。对于大面积水疱糜烂者，可采用支架暴露疗法，避免被服与皮肤的摩擦。皮损瘙痒时勿搔抓，保持患处皮肤清洁、干燥。指导患者翻身时尽量抬离皮损部位，防止水疱擦破。避免局部受压。水疱较多的患者，夜晚卧床休息取侧卧位；病情允许条件下日间取坐位或站立或适当床旁活动，同时启用高危跌倒因子评估，防止跌倒或坠床，做好安全护理。

②严格执行无菌操作规程，张力高的水疱，直径大于 1cm，聚维酮碘消毒后，用无菌注射器在水疱的低位穿刺抽出疱液；对直径小于 1cm 的水疱，用无菌针头刺破疱壁后用无菌干棉签吸出疱液，保持疱壁完整，外涂氧化锌糊剂；张力不高的小水疱，直径 1~2cm 内，一般无须特殊处理，让其自行吸收，保持水疱局部清洁和疱壁完整，避免受压和破溃而继发感染。

（3）治疗护理。

①糖皮质激素是治疗本病首选药物。一般根据疾病的严重程度和患者体重，尽量做

到及时治疗，足量控制，正确减量，用最小维持量。应用糖皮质激素的患者，会产生一系列不良反应，如库欣综合征、药物性高血糖、高血压、骨质疏松等。遵医嘱按时监测生命体征、血压、血糖；正确留取各类标本，注意大便颜色，有无黑便，谨防消化道出血；遵医嘱定期复查电解质，询问患者有无腹胀、乏力，防止低钾血症、低钙血症。

②免疫抑制剂是本病主要的辅助治疗方法，与糖皮质激素联合应用，可提高疗效，减少激素的控制量和维持量。用药前，全面评估患者的病情及免疫功能，按原则用药。常用者为环磷酰胺、环孢素、硫唑嘌呤和甲氨蝶呤。

（三）健康教育

（1）长期使用激素可能引起体重增加、骨质疏松、高血糖、高血压等不良反应。患者应定期检测血压、血糖，并采取措施预防骨质疏松（如补充钙和维生素D、适度负重运动）。

（2）皮肤水疱和糜烂面容易感染，应注意保持破裂水疱和糜烂部位的干燥和清洁，必要时进行无菌敷料包扎。观察皮肤是否有红肿、流脓等感染迹象，若有应及时就医。

第十五节　过敏性紫癜

过敏性紫癜（HSP），又称IgA血管炎，是一种以小血管炎为特征的疾病，主要累及皮肤、肾、胃肠道和关节。其病因尚不完全明确，通常与免疫反应、感染或药物等因素相关。HSP多见于儿童，但成人也可发病。

一、病因

（一）免疫系统异常

1. IgA免疫复合物沉积

过敏性紫癜的核心病理机制是IgA免疫复合物在小血管壁（尤其是皮肤、肾、肠道的毛细血管）沉积，引起血管炎症。IgA免疫复合物激活补体系统和炎症介质，破坏血管壁，增加血管通透性，导致出血和炎症反应。

2. 免疫反应异常

患者的免疫系统异常反应导致IgA免疫复合物生成过多，并沉积在血管壁中。免疫系统对这些复合物进行攻击，导致血管炎。免疫反应异常可能与遗传易感性相关，部分患者在家族中有类似的自身免疫性疾病。

（二）感染诱因

1. 细菌感染

（1）链球菌感染：尤其是A组溶血性链球菌引起的咽炎、扁桃体炎等，是诱发过敏性紫癜的常见原因。感染后，免疫系统产生大量IgA抗体，形成免疫复合物，沉积在小血管壁上，导致炎症。

（2）其他细菌感染：如肺炎链球菌、沙门菌等，也可能诱发过敏性紫癜。

2. 病毒感染

腺病毒、呼吸道合胞病毒、麻疹病毒、EB病毒等病毒感染，可能通过刺激免疫系统异常反应，引发过敏性紫癜。

（三）药物和疫苗

1. 药物诱发

（1）抗生素：如青霉素、头孢类菌素等，可能引发免疫系统异常反应，导致 IgA 沉积和小血管炎。

（2）非甾体类抗炎药（NSAIDs）：如布洛芬、阿司匹林等，也被报道与过敏性紫癜发病相关。

（3）其他药物：如噻嗪类利尿剂、磺胺类药物等，可能引发免疫反应，导致紫癜发作。

2. 疫苗接种

某些疫苗接种后可能诱发免疫反应，导致过敏性紫癜发作。这种情况较为罕见，但某些疫苗（如麻疹、腮腺炎、风疹疫苗，或流感疫苗）在个别敏感个体中可能引发紫癜。

（四）自身免疫性疾病

过敏性紫癜的发病与自身免疫机制密切相关。患者可能同时存在其他自身免疫性疾病，如系统性红斑狼疮（SLE）、类风湿关节炎等，这些疾病也可能通过免疫异常引发 IgA 复合物沉积和血管炎。

二、临床表现

（一）皮肤表现

（1）紫癜：是过敏性紫癜最具特征性的表现，通常为对称性红色或紫色斑点或斑块，压之不褪色，提示小血管出血。主要分布在下肢、臀部，有时也见于上肢或躯干。严重时，紫癜可累及全身。紫癜大小不一，常伴随轻微的瘙痒或疼痛。病情较重时，紫癜可能融合形成大片出血区或出现水疱、坏死。

（2）皮肤溃疡：在少数严重患者中，皮肤紫癜可能破裂形成溃疡，特别是老年患者或病情较重者。

（二）关节表现

关节疼痛和肿胀，主要累及大关节，如膝关节、踝关节，但也可影响肘部或手腕等部位。关节症状表现为对称性疼痛和肿胀，偶尔伴随轻微的活动受限。关节炎通常是暂时性的，不会引起关节变形。关节症状通常在数日到数周内缓解，无长期后遗症。

（三）胃肠道表现

（1）腹痛：是过敏性紫癜常见的症状之一，表现为阵发性腹痛，多位于脐周或下腹部，可能伴随恶心、呕吐。腹痛通常由胃肠道小血管炎症引起，导致肠壁缺血、肠痉挛或肠黏膜出血。严重时可引起肠壁水肿或肠道出血。

（2）胃肠道出血：部分患者可能出现便血或黑便，提示消化道出血。出血量不等，从轻微到大量不等。极少数情况下，病情严重时可引发肠梗阻、肠穿孔等，表现为剧烈腹痛和急腹症症状，需要紧急治疗。

（四）肾表现

1. 血尿和蛋白尿

（1）血尿：肾受累是过敏性紫癜的一个重要并发症，表现为镜下血尿或肉眼血尿。肾病变可能与 IgA 沉积有关，类似于 IgA 肾病。

（2）蛋白尿：随着病情进展，部分患者可能出现蛋白尿，提示肾损伤。蛋白尿程度从轻微到严重不等。

2. 肾病综合征

少数患者可能发展为肾病综合征，表现为大量蛋白尿、低蛋白血症、浮肿等症状。虽然大多数患者肾受累较轻微，能够自行缓解，但少数患者肾受损较严重，可能导致肾功能不全，甚至肾衰竭。

三、护理

（一）护理评估

1. 健康史

（1）询问患者的发病时间、病程进展，了解是否有感染、药物使用史或变态反应等诱因。

（2）评估患者是否有反复发作的病史或之前是否曾诊断过过敏性紫癜。

（3）了解患者既往是否有肾病或自身免疫性疾病的病史。

（4）询问患者是否有药物变态反应史、食物变态反应史或其他变态反应史。

2. 身体状况

（1）检查皮肤紫癜的分布范围和严重程度，记录紫癜的大小、形态及是否融合成片。

（2）观察紫癜的颜色变化，评估是否有水疱、溃疡或坏死情况。紫癜主要出现在下肢和臀部，严重时可能扩散至上肢和躯干。

（3）评估皮肤破损部位是否存在感染的风险，如有红肿、热痛、渗液或化脓等感染迹象。

3. 辅助检查

（1）免疫学检查：血清中的 IgA 水平在许多过敏性紫癜患者中升高，尤其是在病情活跃期。IgA 沉积在血管壁是该疾病的特征之一。

（2）尿常规：尿中可见红细胞，提示肾受累，常为镜下血尿或肉眼血尿。尿中可出现蛋白，提示肾小球损伤。蛋白尿程度从轻度到严重不等，严重者可能发展为肾病综合征。在尿沉渣中发现红细胞管型，提示肾小球源性血尿，反映了肾小球的炎症和损伤。

（3）直接免疫荧光染色（DIF）：可以检测皮肤组织中 IgA 的沉积，帮助确诊过敏性紫癜。在患者的皮肤血管壁中可见 IgA 免疫复合物沉积，通常伴随少量 C3 补体和纤维蛋白沉积。

4. 心理 – 社会状况

（1）了解患者的心理状态，评估是否有焦虑、抑郁等情绪。疾病的反复发作可能对患者心理健康产生不良影响。

（2）了解患者是否有家人或朋友的支持，评估社会支持系统是否充足。对于儿童患者，需要特别关注家庭护理能力和家长的心理状态。

（二）护理措施

1. 一般护理

（1）环境：保持病室内温湿度适宜，注意空气流通，每日定时开窗通风。活动范围内尽量避免放置坚硬家具或生活物品，避免碰撞伤害。

（2）起居：保持床单位清洁、干燥、柔软，穿宽松柔软的棉质内衣，如被单、衣裤污染时应及时更换，减少感染的机会。关节型过敏性紫癜患者应注意卧床休息，抬高患肢，避免劳累。

（3）饮食：鼓励患肢多进食富含维生素 C 的食物，因维生素 C 有降低毛细血管通透性和脆性的作用。有肾损害的患者应限制盐分和水分摄入。腹型紫癜患者应少量多餐，进食柔软、易消化的半流质或流质饮食，多食新鲜水果和蔬菜，鼓励患者多饮水，保持大便通畅。

2. 专科护理

（1）病情观察：观察皮肤紫癜的分布部位、颜色、性质、程度，是否反复出现。观察关节疼痛及肿胀部位和程度。观察有无腹部绞痛、呕吐、血便，注意患者粪便颜色及呕吐物的色、质量。注意观察患者有无血尿、蛋白尿等。

（2）皮肤护理：保持皮肤清洁，操作时动作轻柔，防止出血和感染，去除可能存在的变应原。

（3）腹痛护理：禁止腹部热敷，防止肠内出血。腹型紫癜患者应给予无动物蛋白、无渣的流质饮食，严重者禁食。如出现血便应及时测量患者生命体征，记录便血量、肠鸣音。如肠鸣音消失，出现腹胀或腹肌紧张，则有肠梗阻或肠穿孔发生的可能。仅有肠鸣音活跃，提示再次出血可能。

（三）健康教育

（1）教育患者和家属识别疾病的常见症状，包括下肢和臀部的紫癜、关节疼痛和肿胀、腹痛、便血或黑便、血尿或尿量减少等。

（2）教育患者在有腹痛或胃肠道出血时，应食用易消化、温和的软食或流质食物，避免辛辣、油腻、刺激性食物。

（3）如出现蛋白尿或肾功能异常，建议低盐、低蛋白饮食，并根据医生建议调整饮食结构，避免肾功能进一步恶化。

第十六节　结节性红斑

结节性红斑（EN）是一种以皮下脂肪炎症为特征的急性皮肤病，表现为在皮肤表面出现红色、触痛的结节，常见于小腿前侧。它通常是多种疾病或感染的反应性症状，而不是独立的疾病。

一、病因

（一）感染因素

1. 细菌感染

（1）链球菌感染：是最常见的病因之一，尤其是由 A 组溶血性链球菌引起的咽炎或扁桃体炎，常诱发结节性红斑。

（2）结核感染：尤其是肺结核和结核性淋巴结炎，与结节性红斑有密切关系。结核菌素皮试阳性或活动性结核常提示结节性红斑。

（3）衣原体和支原体感染：也可能引发结节性红斑，尤其是在免疫力较低的患者中。

（4）肠道感染：如沙门菌、耶尔森菌和志贺菌感染，常通过胃肠道炎症诱发结节性红斑。

2. 病毒感染

（1）呼吸道病毒：如腺病毒、呼吸道合胞病毒、流感病毒等，尤其在儿童中常见。

（2）EB 病毒：可引起传染性单核细胞增多症，EB 病毒感染与结节性红斑之间有一定关联。

（3）肝炎病毒：如乙型或丙型肝炎病毒感染，可能通过引发全身免疫反应导致结节性红斑。

（二）药物因素

（1）抗生素：磺胺类药物、青霉素和头孢菌素等抗生素被认为是结节性红斑的重要诱因之一。

（2）口服避孕药：雌激素类药物有时会引起结节性红斑，尤其是在服用较高剂量的雌激素时，可能通过改变体内免疫反应或激素水平而诱发炎症。

（3）其他药物：碘化钾、非甾体类抗炎药（NSAIDs）、丙硫氧嘧啶（用于甲状腺疾病的药物）等药物也被报告与结节性红斑的发生相关。

（三）系统性疾病

（1）结节病：是一种以肉芽肿为特征的全身性疾病，常累及肺、淋巴结等器官。结节性红斑是结节病的常见皮肤表现之一，特别是在急性结节病发作时。

（2）炎症性肠病：克罗恩病和溃疡性结肠炎等炎症性肠病患者中，结节性红斑的发病率较高。这些疾病的慢性炎症反应可能通过免疫系统引发皮下脂肪层的炎症。

（3）结缔组织病：在系统性红斑狼疮（SLE）、类风湿关节炎、血管炎等结缔组织病患者中，结节性红斑也较为常见，可能与免疫系统的异常激活有关。

二、临床表现

（一）皮肤表现

1. 结节

（1）特征：结节性红斑的典型皮肤表现是对称性红色或紫红色结节。这些结节位于皮肤的真皮深层或皮下组织，表面光滑、触痛，且无水疱或溃疡。

（2）大小：结节直径通常在 1 ～ 5cm，较大的结节可能融合成片。

（3）形态变化：初期为鲜红色，随着时间推移，逐渐转变为紫红色、蓝紫色，最终在恢复期呈现黄绿色，类似瘀伤的色彩变化。这种颜色的演变与红细胞降解和炎症吸收有关。

（4）压痛：结节具有明显的触痛，患者通常在按压或走动时感到疼痛。触感坚硬，且常伴有轻微的局部肿胀。

2. 分布

（1）典型部位：最常见的发病部位是小腿前侧，尤其在胫骨周围。也可以出现在大腿、臀部、前臂或其他部位，但下肢是最常见的部位。

（2）对称性：结节通常为对称性分布，左右两侧下肢同时出现。

3. 皮肤瘢痕

结节性红斑的结节在愈合后通常不会留下瘢痕。皮肤逐渐恢复正常外观，结节可能在 3 ～ 6 周内自行消退。

（二）全身症状

1. 发热

结节性红斑的急性发作常伴有全身症状，尤其是发热。患者可能出现低热至中等程度的发热，通常在结节出现前或同时出现。发热的程度通常与结节性红斑的严重性和诱发原因相关，尤其是在由感染引起的患者中更为常见。

2. 疲倦和乏力

大多数患者在疾病急性期会感到全身不适、疲倦和乏力，常伴随发热、炎症和疼痛反应。

3. 关节症状

（1）关节疼痛和肿胀：约有 50% 的患者会出现关节症状，尤其是膝关节和踝关节。关节症状通常表现为轻度的关节疼痛、肿胀或僵硬。

（2）无关节变形：尽管关节可能受累，但通常不会引起关节畸形或持久的功能障碍。

（3）自限性：关节疼痛通常是暂时的，随着结节的消退，关节症状也会逐渐缓解。

三、护理

（一）护理评估

1. 健康史

（1）询问患者何时出现结节性红斑症状，结节的出现时间、位置和变化。了解患者的病程，是否有反复发作的病史。

（2）了解是否有诱发因素，如最近的感染、药物使用史（如抗生素、口服避孕药等）或妊娠。

（3）评估患者是否有感染史（如链球菌感染、结核、病毒性咽炎等），这类感染是结节性红斑的重要诱发因素。

（4）了解患者是否有系统性疾病，如结节病、炎症性肠病（克罗恩病、溃疡性结肠炎）、结缔组织疾病（类风湿关节炎、系统性红斑狼疮等），这些疾病与结节性红斑的发生密切相关。

2. 身体状况

（1）检查结节的数量、大小（通常为 1 ~ 5cm），并记录结节的分布位置。通常，结节性红斑主要发生在小腿前侧，但也可能累及大腿、臀部、上臂等。评估结节的对称性，通常为双侧对称分布。

（2）观察结节的颜色是否为鲜红色、紫红色或蓝紫色，随着时间推移，结节颜色会转变为黄绿色，这是结节性红斑的典型变化。评估结节的质地，结节通常是坚硬的，表面光滑，并伴有明显的触痛。

3. 辅助检查

（1）血常规：了解血常规检查结果，评估是否有白细胞计数升高或红细胞沉降率（ESR）增快，提示炎症反应的存在。

（2）胸部 X 线检查或 CT 扫描：对于伴有呼吸道症状或怀疑结节病的患者，胸部 X 线检查或 CT 扫描可以帮助评估肺部情况，排查是否有双侧肺门淋巴结肿大或其他病变。

（3）皮肤活检：在诊断不确定时，了解是否进行了皮肤活检，活检可显示皮下脂肪层的炎症浸润和纤维化，有助于明确结节性红斑的诊断。

4. 心理-社会状况

（1）心理状态：了解患者是否因疼痛、外观变化或反复发作感到焦虑、抑郁或情绪低落。慢性病的反复发作可能对患者的心理健康产生负面影响。评估患者的应对策略和社会支持系统，了解患者是否有足够的家庭支持和社会资源来应对病情。

（2）生活质量：评估结节性红斑对患者日常生活的影响，特别是在行走、站立或工作时是否受到限制。了解疼痛和疲劳对患者生活质量的影响。

（二）护理措施

1. 一般护理

（1）环境：保持室内温湿度适宜，每日定时开窗通风，保持室内空气清新。

（2）起居：发病期间应减少活动，适当卧床休息，抬高患肢，减轻下肢水肿。注意保持皮肤清洁，注意气温变化注意保暖，防止受凉感冒。

（3）饮食：食用清淡、性凉、利湿的食物，如芹菜、番茄、谷类、薏苡仁、绿豆等食物，忌食辛辣、油腻、海鲜等食物。

2. 专科护理

（1）病情观察：注意观察皮肤情况，保持床单元舒适、整洁。患者应穿宽松、棉质衣裤，并勤换衣裤。避免用过热的水及碱性肥皂清洗患处，应用温水清洗患处皮肤，适当按摩双下肢肌肉、皮肤，促进血液循环，注意动作轻柔。定期修剪指甲，嘱患者勿搔抓、按压患处，避免碰撞，防止皮肤破损。观察疼痛的部位、性质、程度、时间，必要时汇报医生。

（2）皮肤护理：皮肤破损者注意根据创面的情况进行护理，一般创面者每日用聚维酮碘消毒即可，创面较大者可用新霉素软膏纱布封包处理，若创面经久不愈伴渗出者可用硼酸洗液湿敷护理，皮肤溃疡处每日加强换药，预防感染，观察皮疹变化。

（3）治疗护理：结节性红斑局部疼痛明显，故在实施外涂药物过程中注意动作轻柔，冬季进行湿敷护理前注意保暖，避免药液过冷刺激患者皮肤，加重患者不适。

（三）健康教育

（1）教育患者保持皮肤的清洁和干燥，尤其是结节部位。避免搔抓或刺激结节，以防继发感染。

（2）对于疼痛的结节，可以使用冷敷或热敷缓解疼痛。冷敷有助于减轻肿胀，热敷可帮助缓解肌肉紧张。

（3）结节性红斑急性发作时，患者应适当休息，减少站立和行走，尤其是结节主要发生在下肢时，避免长时间负重活动。建议患者在休息时抬高下肢，帮助缓解下肢肿胀和疼痛。

（4）随着病情好转，患者可以逐渐恢复正常活动，但应避免剧烈运动和长时间的体力劳动。

第七章　神经外科疾病患者的护理

第一节　脑卒中康复

脑卒中（中风）是由于大脑血液供应中断，导致脑细胞损伤的一种疾病，常见后果包括身体的运动功能、语言、认知等方面的障碍。康复是脑卒中患者恢复功能、提高生活质量的关键部分。康复的目标是帮助患者尽可能恢复正常的功能和独立性。以下是脑卒中康复的要点。

一、康复的意义与目标

（一）康复的意义

脑卒中康复旨在通过多元化的方式推动患者大脑与身体功能的复原。其意义重大，不仅能够显著提升患者的生活质量，助力患者重新掌握日常生活技能及恢复社交能力，而且能有效降低并发症出现的概率。此外，康复过程还有助于增强患者的心理适应能力，使其更好地应对因残疾而产生的各类情感困扰，促进患者在生理和心理层面的全面恢复，为回归正常生活奠定坚实基础，在脑卒中患者的治疗与恢复过程中发挥着不可或缺的关键作用。

（二）康复的目标

1. 恢复功能

脑卒中康复致力于最大限度地促使患者在运动、语言、认知及吞咽等诸多方面的功能得以恢复。通过科学的康复训练方案，刺激神经再生与功能重塑，以逐步改善患者各方面的功能障碍状况，使其尽可能接近患病前的状态。

2. 提高独立性

帮助患者重新获取基本生活能力，如穿衣、进食、行走等日常活动能力的恢复。这不仅增强了患者的自主生活能力，还提升了其自我效能感和自信心。

3. 预防并发症

借助运动疗法与精心护理，降低因长期卧床等原因导致的肌肉萎缩、压疮、关节挛缩等并发症的发生风险。合理的运动安排可维持肌肉力量与关节活动度，细致的护理则能有效预防皮肤破损等问题。

4. 改善生活质量

经由全方位的康复治疗，涵盖生理与心理层面，提升患者的自我照顾能力及心理健康水平，进而全面改善其生活质量，使患者能够更好地融入社会生活。

二、康复的时机和阶段

(一) 康复的时机

康复宜尽早启动，一般于患者病情稳定后的 24～48 小时内开展早期康复，实际时间依患者身体状况而定。早期康复旨在防范并发症，降低残疾程度，推动早期功能恢复。通过及时干预，为患者功能恢复创造有利条件，促进身体机能的良性转变，提升康复效果。

(二) 康复的阶段

1. 急性期康复

一般于发病后的前数日至数周内实施，此阶段重点在于预防各类并发症的发生，同时积极促进肢体活动，维持肌肉张力。通过适当的被动运动、体位摆放等措施，为后续康复奠定基础，避免因病情初期的制动导致肌肉萎缩、关节僵硬等不良后果，保障身体机能的基本稳定。

2. 恢复期康复

处于发病后数周至数月的时段，是功能恢复的关键阶段。借助物理治疗、作业治疗等多种方法，针对性地训练患者的肌肉力量、关节活动度及日常生活技能，帮助患者逐步恢复日常活动能力，如自理能力、工作能力等，促进身体功能的全面改善和提升，加快康复进程。

3. 长期康复

在发病 6 个月后，患者功能恢复渐趋稳定，此时康复重点转为功能的维持及进一步提升生活质量。通过持续的康复训练、定期评估和调整康复方案，使患者在现有功能基础上，更好地适应生活，提高生活的满意度和幸福感，实现康复效果的长效巩固和优化。

三、康复团队

脑卒中的康复往往依赖于多学科合作的团队模式。该康复团队由众多专业人员构成，各自发挥着不可或缺的作用。

（1）康复医生：作为团队的核心领导者，负责制定全面且个性化的康复计划。他们依据患者的病情及身体状况，综合评估康复进展情况，适时调整科学合理的治疗方案，以确保康复治疗的有效性和安全性。

（2）物理治疗师：专注于帮助患者恢复运动功能，通过系统的训练方法，逐步增加患者的肌力，提升其身体的协调性与灵活性，促进肢体功能的恢复和重建。

（3）作业治疗师：致力于训练患者恢复日常生活活动能力，从穿衣、吃饭到洗澡等细节入手，使患者能够重新适应日常生活，提高自理能力和生活质量。

（4）语言治疗师：针对有语言或吞咽障碍的患者，运用专业技术和方法，帮助他们恢复正常的沟通和进食能力，改善患者的交流状况和营养摄入。

（5）心理治疗师：为患者提供必要的心理支持，帮助患者应对因疾病带来的情感问题、焦虑或抑郁情绪，引导患者保持积极的心理状态，增强康复的信心和动力。

（6）护理人员：承担着提供基本护理的重任，精心预防各类并发症的发生，同时积极开展健康教育，提高患者和家属的康复护理知识水平。

（7）社会工作者：在团队中扮演着协调社会资源的角色，协助患者和家属应对康复期间面临的社会和经济问题，全力帮助解决家庭照顾和支持方面的难题，为患者营造良好的康复环境和社会支持体系。

四、康复方法

（一）运动功能康复

1. 物理治疗

（1）被动和主动运动：在康复初期，被动运动起着关键作用。被动运动能帮助患者维持关节活动范围，避免因长期卧床或缺乏运动导致肌肉萎缩和关节僵硬。随着患者病情逐渐稳定并恢复一定功能后，主动运动训练适时开展，如抬臂、屈膝等动作的练习，有助于激发患者自身的运动潜能，促进神经肌肉的协调性恢复，提高肢体的运动控制能力。

（2）平衡和步态训练：对于脑卒中患者而言，重建站立和行走的平衡感至关重要。通过专业的平衡训练方法，结合使用辅助器械，患者可逐步找回身体的平衡感知，进而恢复步行能力。这不仅有助于患者恢复日常生活的行动能力，还能增强其自信心和独立性。

（3）肌力训练：针对性的肌力训练是物理治疗的重要组成部分。通过设计科学合理的运动方案，对患者的肢体进行有目的的训练，能够增强肢体肌力和肌肉耐力，改善肌肉的功能状态，为患者的整体功能恢复提供有力支持，使其在日常生活中能够更好地完成各种动作和活动。

2. 功能性电刺激

功能性电刺激是一种有效的康复治疗手段，通过向特定肌肉施加适当的电刺激，激活神经传导通路，帮助恢复受损神经功能。这种电刺激能够促使肌肉收缩，增强肌力，从而改善肢体的运动功能。在脑卒中康复过程中，功能性电刺激可与其他康复治疗方法相结合，共同促进患者的康复进程，提高康复效果，为患者的功能恢复和生活质量改善提供积极的助力。

（二）作业治疗

作业治疗师采用模拟日常生活场景的方式，涵盖吃饭、洗澡、穿衣等活动，帮助患者重获基本生活技能。对于上肢功能存在障碍的患者，专注于手部精细运动训练，如抓握、旋转物体等练习，以刺激神经肌肉的协调性与灵活性，促进手部功能的有效改善，提升患者自理能力及生活质量，使其更好地适应日常生活。

（三）语言和吞咽康复

1. 语言训练

语言治疗师致力于患者语言功能的恢复。通过系统地训练发音、单词及句子表达，促使患者语言能力逐步提升。针对语言理解有困难的患者，开展认知和理解能力训练，以增强其对语言信息的处理能力。同时，借助图片、图标等辅助工具，搭建起患者与外界沟通的桥梁，有效降低语言障碍导致的交流困境，促进患者语言交流功能的重建与改善。

2. 吞咽训练

对于存在吞咽困难的患者，吞咽训练至关重要。进行吞咽肌肉的强化训练，可增强肌肉力量和协调性，防止误吸及肺炎等并发症的发生。吞咽治疗师依据患者具体情况，提供多种适宜的姿势和技术指导，助力患者安全进食，保障营养摄入的同时，提高患者的生活质量和康复信心。

（四）认知康复

针对脑卒中引发的认知功能障碍，开展认知训练，包括解决问题训练、记忆训练及注意力集中训练等。借助游戏、计算、阅读等多样化活动形式，激发大脑神经活动，促进神经可塑性，逐步改善患者的认知功能，助力其更好地应对日常生活与学习等活动。

（五）心理康复

在脑卒中康复过程中，关注患者的情绪问题至关重要。针对患者出现的抑郁、焦虑等不良情绪，专业人员为其提供心理辅导和认知行为疗法。通过深入的心理沟通与引导，帮助患者识别和改变负面思维模式及行为习惯，缓解情绪困扰。同时，积极鼓励患者以积极的心态面对康复过程，使其充分认识到自身的潜力和康复的可能性，从而增强信心，主动参与到各项康复活动中，促进身心的全面康复，提高生活质量和适应能力，更好地回归社会生活。

五、预防并发症的护理

（一）预防肌肉萎缩和关节挛缩

在康复过程中，每日实施肢体的被动运动和主动运动至关重要。被动运动可由护理人员或家属协助进行，能有效帮助患者维持关节的活动度，预防关节挛缩的发生。同时，适当的肌肉按摩与拉伸不可或缺，这有助于促进血液循环，防止肌肉萎缩和僵硬，维持肌肉的正常弹性和功能，为患者后续的康复训练奠定良好的生理基础。

（二）预防褥疮

为避免长期卧床引发压疮，需要定期为患者翻身，一般每 2 小时左右一次，以减轻局部皮肤的压力。保持皮肤清洁干燥，使用防压疮床垫等辅助器具，能有效分散压力。此外，还应密切检查皮肤状况，尤其是骨突处等易受压部位，若发现有压痕、红肿等情况，需要及时进行专业护理，如涂抹药膏、局部减压等，以保障皮肤的完整性。

（三）预防肺炎

对于吞咽困难的患者，进食姿势的调整尤为关键。应采取合适的体位，如半卧位或坐位，以降低误吸风险。必要时，采用鼻饲管喂养可确保患者的营养摄入，同时减少食物反流误吸的可能性。鼓励患者进行深呼吸和咳嗽练习，有助于增强肺部的通气功能，促进呼吸道分泌物的排出，从而有效预防肺部感染，保障呼吸系统的正常功能。

（四）预防深静脉血栓

早期开展下肢的被动或主动运动，对于预防深静脉血栓意义重大。被动运动可在患者卧床期间进行，如按摩下肢肌肉、活动关节等。患者具备一定活动能力后，鼓励其积极进行主动运动。此外，使用弹力袜或压力装置，可对下肢施加一定的压力，促进血液循环，防止血液在下肢静脉中淤积，降低深静脉血栓形成的风险，保障患者的血液循环系统健康。

六、家庭康复教育

（一）家庭康复训练

家庭在脑卒中患者康复过程中扮演着关键角色。专业人员应教导患者家属掌握在家中协助患者进行康复训练的方法。在肢体运动方面，指导家属如何协助患者进行正确的关节活动和肌肉锻炼；语言训练上，传授简单有效的沟通训练技巧；日常生活技能恢复中，示范如穿衣、洗漱等活动的协助方式。同时，为家属提供心理支持，缓解长期照护的压力，开展护理培训，使其具备良好的护理技巧，以便在家庭环境中为患者提供持续、有效的康复支持。

（二）家庭安全环境

营造安全的家庭环境对于患者至关重要。需要改善家中环境以降低跌倒风险，安装扶手可为患者行动提供支撑，清除通道内的绊倒物体，在易滑区域使用防滑垫。调整家中设施也是必要的，合理调整床的高度方便患者上下床，使用方便的坐便器利于患者如厕，通过这些措施帮助患者更好地适应日常生活，减少意外发生。

（三）饮食和生活方式

健康的饮食和生活方式对患者康复及预防复发意义重大。指导患者和家属遵循健康饮食原则，避免高盐、高脂饮食，鼓励多食用新鲜蔬果和富含纤维的食物，以维持身体营养均衡，控制血压、血糖和血脂水平。同时，鼓励患者戒烟、限酒，保持规律的作息和适度的运动，培养健康的生活方式，从而降低脑卒中复发的风险，促进患者整体健康状况的改善和维持。

第二节　脑血管造影治疗（取栓治疗）

脑血管造影治疗（取栓治疗）是用于治疗急性缺血性脑卒中的关键方法之一。急性缺血性脑卒中是由于大脑动脉被血栓阻塞，导致脑组织缺血性坏死。取栓治疗可以通过机械手段清除阻塞血管的血栓，恢复血流，从而减少脑损伤，改善患者预后。

一、脑血管造影和取栓治疗概述

（一）脑血管造影

脑血管造影是一种影像学检查，通过在血管内注入对比剂，然后进行 X 线检查，显示脑部血管的形态及阻塞情况。造影可以精确确定血管闭塞的部位、血栓的大小及周围血流情况，为接下来的取栓治疗提供明确的诊断依据。

（二）取栓治疗

取栓治疗，又称机械取栓，是一种通过微创介入方式进入脑血管，使用特殊的装置将堵塞血管的血栓取出，以恢复大脑的血流。取栓治疗通常与静脉溶栓联合使用，尤其是在溶栓治疗效果不佳或血栓较大时，取栓治疗可提供额外的血栓清除手段。

二、适应证和禁忌证

（一）适应证

1. 大血管闭塞

通过脑血管造影或 CT 血管造影等影像学手段，可明确观察到大脑动脉存在血栓栓塞情况。这种大血管的闭塞会严重影响脑部血液供应，导致相应区域脑组织缺血缺氧，进而引发一系列神经功能障碍。

2. 发病时间

一般而言，发病时间在 6 小时以内是取栓治疗的黄金时间窗。然而，部分患者在发病 6 ~ 24 小时内，若经过严格的病情评估，仍有机会接受取栓治疗。这是因为在这段时间内，脑组织的损伤可能尚未完全不可逆，及时取栓有可能恢复血液灌注，挽救部分脑组织功能。

3. 影像学证据

CT灌注成像（CTP）或磁共振灌注成像（MRP）能够显示是否存在可逆性缺血脑组织，即"半暗带"。"半暗带"内的脑组织虽然处于缺血状态，但仍有一定的代谢活性，若能及时恢复血供，这些脑组织有望恢复正常功能，这为取栓治疗提供了重要的影像学依据，提示仍有可挽救的脑组织。

4. 神经功能缺损严重

当患者出现显著的神经功能缺损表现，如肢体无力、言语困难、意识障碍等时，往往意味着脑部病变对神经功能造成了较大影响。此时，若符合其他取栓条件，积极进行取栓治疗有望改善神经功能，提高患者的生活质量和预后。

（二）禁忌证

1. 大面积脑梗死

在进行影像学检查时，若发现大面积脑组织呈现梗死状态，此时实施取栓治疗需要谨慎。因为大面积梗死的脑组织血管壁可能已严重受损，取栓操作可能会破坏脆弱的血管结构，进而增加出血风险，导致病情恶化，影响患者预后。

2. 严重出血倾向

当患者存在未得到有效控制的出血状况，如活动性消化道出血等，或者血小板数量显著减少，凝血功能出现障碍时，进行取栓治疗是不合适的。这是由于取栓过程中可能会进一步破坏血管内皮，在患者本身凝血功能欠佳的情况下，极易引发严重的出血并发症，危及患者生命安全。

3. 严重的基础疾病

对于患有重度心脏衰竭、严重肾功能不全等严重基础疾病的患者，其身体机能和耐受性较差，无法承受取栓手术带来的应激。手术可能加重心脏、肾等重要器官的负担，导致功能进一步衰竭，从而对患者整体健康状况造成严重影响，甚至危及生命。因此，在这些情况下，通常不考虑取栓治疗。

三、取栓治疗的操作步骤

（一）术前评估

（1）影像学检查：通过 CT 血管成像（CTA）或磁共振血管成像（MRA）确认大脑动脉的阻塞部位，并评估是否有大面积梗死或出血。

（2）血管造影：在介入手术室中通过导管注入对比剂，进行脑血管造影，进一步明确血栓的位置和血管情况。

（二）术中操作

（1）股动脉穿刺：通常在患者的腹股沟部位穿刺股动脉，插入导管并沿动脉送至脑部阻塞的血管位置。

（2）使用导管系统：导管通过血管送入闭塞的脑动脉，定位到血栓附近，使用取栓设备（如支架取栓器或吸引导管）清除血栓。

1）支架取栓器：类似网状装置的取栓器可通过导管送到血栓部位，将血栓"网住"，然后连同导管一起将血栓取出。

2）吸引导管：使用负压吸引的导管，通过强力吸附直接将血栓抽出。

（3）血流恢复：取栓后，医生会再次进行脑血管造影，确认血流恢复情况，确保脑血管的通畅。

（三）术后处理

（1）密切监护：术后患者需要在重症监护病房（ICU）或脑卒中单元进行密切监护，监测神经功能变化、血压、心率等生命体征。

（2）药物治疗：术后通常使用抗血小板药物或抗凝药物，预防再次血栓形成。

（3）影像学复查：术后可能需要再次进行 CT 扫描或 MRI，评估脑梗死范围、出血情况及脑组织恢复情况。

四、治疗效果与预后

（一）治疗效果

及时取栓治疗可以显著降低脑卒中患者的死亡率和致残率。研究显示，在发病 6 小时内接受取栓治疗的患者，能够显著提高神经功能恢复的机会。早期血流恢复是取栓成功的关键，早期干预可以挽救更多的"半暗带"脑组织，减少不可逆性损伤。

（二）预后

1. 恢复情况

取栓治疗后患者的神经功能恢复状况受多种因素影响。其中，脑组织的损伤范围起着关键作用，若损伤范围较小且血流恢复迅速，患者的恢复前景相对较为乐观。部分患者在数周至数月的时间内，有可能实现较好的功能恢复，逐渐恢复日常生活能力，如自主行走、进行基本的言语交流及完成日常自理活动等。然而，若脑组织损伤严重，即使血流得以恢复，功能恢复也可能较为有限。

2. 并发症

尽管取栓治疗对改善预后具有重要意义，但不可忽视其存在的并发症风险。术后可能出现脑出血、血管损伤、动脉痉挛等情况。脑出血作为主要并发症，常在术后早期发生，这与取栓操作对血管壁的影响及脑组织血流再灌注后的病理生理变化有关。血管损伤可能影响脑部血液供应的稳定性，而动脉痉挛则可能进一步加重局部脑组织缺血。

3. 长期管理

即便取栓手术取得成功，患者仍需要进行长期的脑卒中管理。药物控制是重要环节，通过服用抗血小板聚集、降压、降糖等药物，维持血管健康，预防血栓形成及控制基础疾病。康复训练需要持续进行，以促进神经功能的进一步恢复和重塑。同时，严格的血压血糖管理至关重要，保持血压、血糖在合理范围内，可有效降低脑卒中复发风险，提高患者的生活质量和远期预后。

五、并发症与风险控制

（一）脑出血

脑出血作为取栓治疗后极为严重的并发症，在梗死面积较大的患者身上更需要高度警惕。术后，对患者神经功能的密切监测必不可少，通过定期评估患者的意识状态、肢体活动能力、语言表达等方面，可及时察觉神经功能的异常变化。同时，影像学检查如头颅 CT 扫描等也需要频繁进行，以便精准地发现脑出血的迹象。一旦发现出血，应立即采取相应的治疗措施，如控制血压、止血、减轻脑水肿等，以防止病情进一步恶化，最大程度减少脑出血对患者造成的损害。

（二）血管损伤

在取栓操作过程中，导管或取栓器械与血管内膜的接触可能导致血管内膜受损。这种损伤可能引发严重后果，如血管破裂出血，危及患者生命；或形成假性动脉瘤，增加后续治疗的复杂性和风险。当血管损伤风险升高时，医生会在操作中倍加谨慎，运用先进的影像技术进行实时监控。通过影像学的可视化引导，医生能够更精准地操作器械，避免不必要的血管损伤，确保手术的安全性和有效性。

（三）血栓复发

术后患者体内仍存在血栓再形成的风险。为降低这一风险，术后通常会采用抗血小板或抗凝药物进行长期管理。抗血小板药物可抑制血小板的聚集功能，减少血栓形成的基础；抗凝药物则通过干扰凝血过程，降低血液的凝固性。同时，医生会根据患者的具体情况，如凝血功能、基础疾病等，合理选择药物种类和剂量，并定期监测凝血指标，以调整治疗方案，确保既能有效预防血栓复发，又能避免出血等不良反应的发生，从而实现对再次脑卒中的有效防范。

六、术后康复与长期管理

（一）术后康复

患者在术后需要进行早期的康复训练，包括物理治疗、语言治疗、作业治疗等。康复的重点在于帮助患者恢复运动、语言和认知功能。

（二）脑卒中二级预防

（1）控制血压、血糖、血脂：术后长期管理应包括对高血压、糖尿病、高脂血症等危险因素的控制，预防再次脑卒中的发生。

（2）抗血栓药物：根据患者情况，长期使用阿司匹林、氯吡格雷等抗血小板药物，预防再次血栓形成。

（3）生活方式调整：鼓励患者保持健康的生活方式，包括戒烟、限酒、适量运动、健康饮食等，降低脑卒中复发风险。

第三节　脑肿瘤

脑肿瘤是指在大脑或其周围组织中生长的异常细胞团块，可能是良性（非癌性）或恶性（癌性）。脑肿瘤可原发于脑部组织，也可以是由其他部位的癌症通过转移引起。脑肿瘤的症状、治疗方法和预后取决于肿瘤的类型、大小、位置及扩散程度。

一、脑肿瘤的分类

（一）根据来源分类

1. 原发性脑肿瘤

原发性脑肿瘤是指起源于大脑或脊髓组织及其周围结构的肿瘤。其在颅内直接发生，而非由其他部位转移而来。其中，肿瘤可以从大脑实质内的各种细胞成分或者脑膜等结构开始形成。这些肿瘤的发生机制较为复杂，可能与遗传因素、环境因素及细胞的异常增殖和分化等多种因素相关。

2. 胶质瘤

胶质瘤是一类较为常见且具有重要临床意义的原发性脑肿瘤。它包含多种亚型，如星形细胞瘤、胶质母细胞瘤、少突胶质细胞瘤等。这些肿瘤起源于支持大脑神经细胞的胶质细胞。胶质细胞在维持神经系统的正常功能方面起着关键作用，但当其发生异常增殖和恶变时，就会形成胶质瘤。其中，胶质母细胞瘤通常具有高度的侵袭性和恶性程度，患者预后较差；而其他亚型的恶性程度和临床特点也有所不同。

3. 脑膜瘤

脑膜瘤来源于包裹大脑和脊髓的脑膜。大多数情况下，脑膜瘤是良性的，生长较为缓慢，对周围组织的侵犯相对有限。然而，在少数特定情况下，脑膜瘤也可能发生恶变，表现出更具侵袭性的生长方式和不良的生物学行为，对患者的健康造成严重威胁。

4. 垂体腺瘤

垂体腺瘤位于垂体部位，这是人体内分泌系统的一个重要器官。垂体腺瘤通常为良性肿瘤，但能够影响垂体的正常功能，导致激素分泌失衡。激素失衡会引发一系列的临床症状，如内分泌紊乱、生长发育异常、视力障碍等，对患者的身体健康和生活质量产生显著影响。

5. 神经鞘瘤

神经鞘瘤的典型代表是听神经瘤，来源于神经周围的鞘细胞。神经鞘瘤通常是良性肿瘤，生长相对缓慢，早期可能仅引起轻微的症状，如耳鸣、听力下降等。随着肿瘤的逐渐增大，可能会对周围的神经结构产生压迫，导致更严重的神经功能障碍，如面神经麻痹、眩晕等。

6. 继发性脑肿瘤（转移性脑肿瘤）

继发性脑肿瘤，即转移性脑肿瘤，是指癌症从身体其他部位转移到脑部形成的肿瘤。常见的原发部位包括肺癌、乳腺癌、黑色素瘤等。由于这些肿瘤细胞已经具有恶性生物学特性，在转移到脑部后，往往会迅速生长并侵犯周围脑组织，导致严重的神经功能损害和不良预后。在脑部肿瘤中，转移性脑肿瘤是最常见的恶性肿瘤类型，其治疗难度较大，需要综合考虑原发肿瘤的特点和患者的整体情况进行个体化治疗。

（二）根据病理分类

1. 良性肿瘤

良性肿瘤在脑肿瘤中具有一定特点。其生长速度较为缓慢，这使患者在早期可能症状相对较轻或不明显。通常局限于特定的部位，边界相对清晰，对周围组织仅产生压迫等影响，而不会主动侵袭附近的组织。如脑膜瘤、垂体腺瘤等良性肿瘤，在一定程度上通过合适的治疗手段可获得较好的治疗效果和预后，对患者的生命威胁相对较小。

2. 恶性肿瘤

恶性肿瘤则表现出截然不同的特性。生长迅速，具有很强的侵袭性，能够侵犯并破坏邻近的脑组织，还可能通过血液、淋巴等途径扩散到身体的远处器官。以胶质母细胞瘤为例，其恶性程度高，病情进展快，治疗难度大，给患者的生命健康带来严重威胁，患者的预后往往较差，需要更为复杂和综合的治疗策略来应对。

二、脑肿瘤的症状

（一）头痛

特征：头痛是脑肿瘤的常见症状之一，通常在早晨或夜间加重。随着肿瘤增大和压力增加，头痛可能会变得更加严重，并伴随恶心和呕吐。

类型：头痛可能是持续性或阵发性的，伴随恶心、呕吐或视物模糊。

（二）癫痫发作

特征：脑肿瘤可能引起癫痫发作，尤其是新发的成人癫痫发作，应警惕潜在的脑部病变。

类型：可能包括部分性或全身性癫痫发作，表现为肌肉抽搐、意识丧失或感觉异常。

（三）神经功能障碍

1. 运动功能丧失

脑肿瘤可能导致运动功能出现异常，表现为手臂、腿或身体一侧的肌无力甚至瘫痪。这是由于肿瘤对负责运动控制的神经通路或脑组织产生压迫、破坏等影响，使神经冲动的传导受阻，肌肉无法正常接收指令进行收缩和运动，从而严重影响患者的肢体活动能力和日常生活自理能力。

2. 语言障碍

脑肿瘤引发的语言障碍较为常见，患者难以准确表达自己的想法和意图，以及理解问题，无法正确理解他人的话语。这是因为肿瘤累及语言中枢或相关神经传导通路，干扰了语言的生成和理解过程，对患者的交流沟通造成极大障碍。

3. 视力问题

当肿瘤压迫视神经或影响大脑的视觉区域时，会引发视力问题。患者可能出现视物模糊，看东西不清晰；复视，即看到双重影像；或者视野缺损，部分视野范围内的物体无法看到。严重影响患者的视觉感知和日常生活，如阅读、行走等活动都会受到限制。

4. 平衡和协调困难

若肿瘤压迫小脑，会影响患者的平衡和协调功能。患者可能出现走路不稳，步伐摇晃，容易摔倒；手部精细动作也会变得困难，如无法准确抓取物品、书写不流畅等。这使患者在日常活动中面临诸多挑战，对其生活质量产生明显影响。

（四）认知和心理变化

肿瘤若影响大脑前额叶等区域，会引发诸多症状。认知方面，可致认知能力下降、记忆力减退及判断力下降；人格也可能改变。情绪上，患者会有波动，表现为抑郁、易怒等，行为异常，严重影响患者生活及心理状态。

（五）其他症状

（1）恶心和呕吐：通常是由颅内压升高引起的，特别是在早晨较为严重。

（2）听力丧失或耳鸣：听神经瘤等肿瘤可能压迫听觉神经，导致听力问题。

（3）吞咽困难：如果肿瘤影响脑干，患者可能会出现吞咽困难。

三、脑肿瘤的诊断

（一）影像学检查

1. MRI

MRI 在脑肿瘤诊断中占据核心地位。MRI 利用强大的磁场和无线电波，能够生成高分辨率的脑部图像，清晰地呈现脑内肿瘤的细节，包括肿瘤的形态、大小、确切位置及与周围组织的关系。增强 MRI 更是通过注射造影剂，进一步凸显肿瘤组织与正常组织的差异，为区分肿瘤的性质提供重要依据。

2. CT 扫描

CT 扫描也是评估脑肿瘤的重要手段。CT 扫描通过 X 射线对脑部进行断层扫描，能够快速确定脑肿瘤的大小和位置。在急性情况下，如检测脑出血或颅内压升高时，CT 扫描具有独特优势。其可以清晰显示出血部位和出血量，以及脑部因肿瘤等原因导致的结构变化，为紧急诊断和治疗提供关键信息。

3. 正电子发射断层扫描（PET）

PET 有助于评估肿瘤的代谢活动。PET 通过检测肿瘤细胞对特定放射性示踪剂的摄取情况，反映肿瘤的生物学活性。在分辨恶性肿瘤的活动性方面具有重要价值，因为恶性肿瘤通常具有较高的代谢率，会摄取更多的示踪剂，在 PET 图像上呈现出高代谢区域，从而帮助医生更准确地判断肿瘤的恶性程度和治疗效果。

（二）脑脊液检查

在特定情况下，医生会通过腰椎穿刺获取脑脊液样本。脑脊液是环绕在脑和脊髓周围的液体，当中可能含有肿瘤细胞或癌症标志物。检测脑脊液有助于了解肿瘤是否发生扩散，以及评估肿瘤的相关生物学特性，为诊断和治疗提供辅助信息。但腰椎穿刺是有创操作，需要严格掌握适应证和禁忌证，以确保操作的安全性和有效性。

（三）活体组织检查

组织病理学检查是确诊脑肿瘤性质的金标准。通过外科手术或穿刺等方法获取肿瘤样本，然后在显微镜下观察肿瘤细胞的形态、结构及生物学特征，进行详细的病理分析。这能够准确判断肿瘤是良性还是恶性，以及其具体的病理类型，为制定个性化的治疗方案提供最可靠的依据。不同的获取样本方式各有优缺点，医生会根据患者的具体情况选择最合适的方法，以确保诊断的准确性和患者的安全。

四、脑肿瘤的治疗

（一）手术治疗

（1）肿瘤切除术：对于大多数脑肿瘤，手术是首选的治疗方式。目标是尽可能切除肿瘤，同时保护大脑的正常功能。对于某些良性肿瘤，完全切除可能是治愈性的；对于恶性肿瘤，手术有助于减少肿瘤体积，缓解症状。

（2）微创手术：利用内窥镜技术或神经导航系统，微创手术可以减少对周围脑组织的损伤，降低并发症风险。

（二）放射治疗

（1）外照射放疗：通过高能射线直接作用于肿瘤部位，杀死肿瘤细胞，适用于恶性脑肿瘤或无法完全切除的肿瘤。

（2）立体定向放射治疗：适用于小型肿瘤或难以手术的肿瘤。通过高精度的放射线束集中照射肿瘤，最大程度减少对周围正常组织的损伤。

（三）化疗

化疗通常用于治疗恶性脑肿瘤，特别是无法通过手术完全切除或复发的肿瘤。常用的化疗药物包括替莫唑胺等。化疗药物可以通过口服、静脉注射或直接注入脑脊液。

（四）靶向治疗

对于特定类型的脑肿瘤，靶向治疗药物可以阻断肿瘤细胞的生长信号，减少肿瘤的扩散。例如，贝伐单抗可用于治疗复发的胶质母细胞瘤。

（五）免疫治疗

免疫治疗通过增强患者的免疫系统来攻击肿瘤细胞，适用于某些类型的恶性脑肿瘤，如胶质母细胞瘤。

（六）对症治疗

（1）激素治疗：肿瘤压迫脑组织或引起脑水肿时，使用糖皮质激素（如地塞米松）可以减少炎症和水肿，缓解头痛和神经功能障碍。

（2）抗癫痫药物：对于有癫痫发作的患者，使用抗癫痫药物控制发作。

（3）止痛药物：用来缓解肿瘤引起的头痛或术后疼痛。

五、康复和护理

（一）术后康复

（1）物理治疗：帮助恢复运动功能和力量，特别是对于术后出现偏瘫或运动障碍的患者。

（2）语言治疗：对语言功能受损的患者进行语言康复训练。

（3）心理支持：肿瘤治疗可能带来情绪困扰或抑郁，心理辅导和支持对于患者的康复至关重要。

（二）长期随访

对于恶性脑肿瘤，治疗后需要定期随访，通过影像学检查评估肿瘤是否复发。良性肿瘤也需要长期观察，防止复发或增大。

第四节　危重患者护理管理

危重患者护理管理是对生命体征不稳定或存在严重器官功能障碍的患者进行全面的监护、治疗和护理，目的是维持生命、稳定病情、促进康复并预防并发症。危重患者通常在重症监护病房（ICU）或特殊护理单元接受治疗和护理。

一、生命体征监测与支持

(一) 监测生命体征

1. 心率、血压、呼吸频率、体温

心率、血压、呼吸频率和体温作为基本的生命体征，在重症患者护理中至关重要。需要借助先进的监护设备进行持续监测并实时记录。任何细微的异常变化都可能预示着患者病情的改变，因此要密切观察。

2. 血氧饱和度监测

对于呼吸功能受损的患者，血氧饱和度（SpO_2）的监测尤为关键。通过脉搏血氧仪可便捷地监测患者的血氧水平。正常的血氧饱和度对于维持机体的氧供和代谢至关重要，若 SpO_2 下降，可能提示肺部通气或换气功能障碍，需要及时采取相应的治疗措施，如调整吸氧方式或改善呼吸功能等，以保障患者的氧合状态。

3. 尿量监测

尿量监测是评估患者肾功能和体液平衡的重要手段。通过留置导尿管可准确记录出入量。尿量的变化能反映肾的灌注和滤过功能，若尿量减少，可能提示肾缺血或肾功能不全；而尿量过多也可能存在潜在的病理生理问题。同时，根据尿量情况可判断患者的体液平衡状态，为合理调整输液量和速度提供依据，以维持患者内环境的稳定。

(二) 呼吸支持

（1）氧疗：对于出现低氧血症的患者，通过鼻导管、面罩或无创呼吸机提供氧气支持，保持血氧水平在正常范围。

（2）机械通气：对于自主呼吸衰竭或呼吸功能严重受限的患者，需要采用有创机械通气，通过气管插管或气管切开维持通气和氧合。

（3）气道管理：保持气道通畅，定期清除呼吸道分泌物，预防呼吸道阻塞和感染。

(三) 循环支持

（1）血流动力学监测：使用中心静脉压（CVP）监测、动脉导管、心电监测等方法，评估心脏功能和血流动力学状态。

（2）输液治疗：根据患者的液体需求进行精准补液，维持血容量稳定，防止休克。需要时使用晶体液、胶体液或血液制品。

（3）升压药物：对于有低血压、休克的患者，使用升压药物如去甲肾上腺素、多巴胺等，以维持心输出量和血压。

(四) 营养支持

（1）肠内营养：当患者具备肠道喂养的耐受能力时，应尽早开展肠内营养支持。这有助于维持肠道黏膜的完整性和正常功能，防止肠道功能因长期缺乏食物刺激而退化。通过鼻饲或经胃肠道造瘘等方式给予营养物质，可促进肠道的消化吸收功能，为患者提供必要的能量和营养，利于身体康复。

（2）肠外营养：对于无法经口进食或不适合肠内喂养的患者，则需要采用静脉营

养支持，即肠外营养（PN）。通过静脉途径为患者输注必要的营养素、维生素和电解质等，以满足机体的代谢需求。这种方式能在患者不能正常摄取食物的情况下，维持身体的正常生理功能和营养平衡，为疾病的治疗和康复提供基础保障。

二、预防和处理并发症

（一）预防感染

（1）手卫生：护士和医护人员在每次接触患者前后必须严格进行手部消毒，减少院内感染的风险。

（2）无菌操作：所有侵入性操作（如气管插管、留置导尿管、静脉穿刺等）必须严格按照无菌操作规程进行，防止感染。

（3）抗感染治疗：根据感染病原检测结果使用抗生素，预防或治疗感染，并定期评估药物效果和耐药性。

（二）压力性损伤预防

（1）定期翻身：对于卧床患者，应严格遵循每2小时翻身一次的原则。这是预防压疮的关键措施，通过定时改变患者体位，可防止局部皮肤持续承受压力，避免因长时间压迫导致血液循环障碍，从而降低压疮发生的风险。

（2）使用减压床垫：选用气垫床或其他减压设备，能有效分散身体对床面的压力，尤其是减轻骨突部位如骶尾部、足跟等的压力。这有助于保护皮肤完整性，为患者提供更舒适的支撑，减少因压力导致皮肤损伤的可能性。

（3）皮肤护理：保持患者皮肤干燥、清洁至关重要。要及时清理皮肤表面的汗液、分泌物等，对湿润或破损部位迅速进行处理。通过保持良好的皮肤状态，可有效防止感染和溃疡形成，促进皮肤的健康，为患者的康复创造有利的皮肤条件。

（三）深静脉血栓预防

（1）早期活动：在患者病情允许的情况下，积极鼓励早期下床活动。对于无法下床的患者，应在卧床时进行下肢的被动活动。通过这些方式，可有效促进下肢静脉血液回流，减少血液在下肢静脉内淤积，降低深静脉血栓形成的风险，有助于患者身体功能的恢复和整体健康状况的改善。

（2）弹力袜和间歇性气压装置：对于长期卧床或具有血栓形成高危因素的患者，使用弹力袜和间歇性气压装置是重要的预防措施。它们能够对下肢施加一定的压力，促进静脉血液回流，防止血液凝固和血栓形成，为患者提供额外的保护，减少血栓相关并发症的发生。

（3）抗凝治疗：针对高危患者，预防性应用低分子量肝素或其他抗凝药物是必要的。这些药物可以抑制血液凝固过程，降低血栓形成的可能性。但在使用过程中需要密切监测患者的凝血功能等指标，确保治疗的安全性和有效性，有效预防深静脉血栓形成及其带来的严重后果。

（四）胃肠功能维护

（1）预防应激性溃疡：危重患者由于机体处于应激状态，应激性胃肠道溃疡风险增加。此时可采用质子泵抑制剂（PPI）或 H_2 受体拮抗剂进行干预，能有效抑制胃酸分泌，保护胃黏膜，降低应激性溃疡的发生概率，保障胃肠道的正常功能。

（2）肠内营养：应尽早开展肠内营养，以促进胃肠功能恢复。通过给予肠内营养支持，可为消化功能提供必要的营养物质，维持肠黏膜的结构和功能完整性，防止肠黏膜萎缩及细菌移位，减少肠道相关并发症的发生，对患者的康复具有重要意义。

三、心理护理

（一）患者的心理支持

1. 情绪疏导

危重患者在面对自身严重的病情时，常会陷入焦虑、恐惧和无助的情绪中。护士需要定期与患者进行深入沟通，耐心地向他们解释详细的治疗方案和每一步治疗措施的目的及预期效果。通过这样的方式，让患者对自身疾病的治疗有更清晰的认知，从而缓解其内心的不安情绪，增强他们战胜疾病的信心。

2. 家庭支持

家属的探视和支持对患者的心理康复有着不可估量的作用。在重症病房中，家属的陪伴能让患者感受到亲情的温暖和力量，给予他们精神上的慰藉和鼓励，使其更有勇气和动力去战胜病痛。护士应积极创造条件，在符合病房管理规定的前提下，合理安排家属探视时间，促进患者与家属之间的情感交流。

（二）家属的心理支持

1. 家属教育

向家属详细讲解患者的病情状况、整体的治疗计划及可能的预后情况是非常必要的。这有助于家属全面了解患者的疾病治疗过程，减少因信息不足而产生的焦虑和担忧。

2. 心理辅导

对于因患者病情而焦虑或情绪紧张的家属，可以为他们安排专门的心理辅导。或者组织家属与医生进行面对面的讨论，让医生解答家属心中的疑问，提供专业的医学知识和情感支持。这样能够有效地缓解家庭焦虑情绪，使家属在照顾患者的过程中保持相对稳定的心理状态，更好地配合医院的治疗工作，共同为患者的康复创造良好的家庭和医疗环境。

四、病情评估和护理计划调整

（一）病情评估

（1）定期评估病情：通过监测生命体征、实验室检查和影像学检查，护士应每日评估患者的病情变化，尤其是心肺功能、肾功能和神经系统状态。

（2）意识评估：采用格拉斯哥昏迷评分（GCS）或其他神经评估工具，监测意识水平的变化，及时发现神经系统功能恶化。

（3）体液平衡评估：通过监测每日出入量、尿量及体重变化，判断患者的水、电解质平衡状态，防止脱水或液体潴留。

（二）护理计划调整

根据病情的变化和治疗效果，定期更新护理计划，确保护理措施及时有效。评估患者的恢复情况，适时调整营养支持、药物治疗及护理干预。

五、患者出院及康复指导

（一）出院准备

（1）转出 ICU：在病情稳定后，患者会从 ICU 转至普通病房继续观察。出院前需要确认患者生命体征稳定，能够自主呼吸、进食或经过有效的康复训练达到日常生活自理的程度。

（2）健康教育：向患者和家属传授出院后的护理知识，包括伤口护理、药物使用、饮食调节、康复训练等。

（二）康复护理

（1）功能康复：对于长期卧床或肢体功能受损的患者，出院后需要进行持续的物理治疗和康复训练，帮助患者恢复日常活动能力。

（2）定期随访：安排出院后的随访计划，定期评估患者的康复进展，调整治疗方案和护理计划。

六、医护团队协作

（一）多学科协作

危重患者的护理管理需要多学科协作，包括重症监护医生、护士、呼吸治疗师、物理治疗师、营养师、心理医生等。通过定期召开病情讨论会，评估患者的综合状态，制定最佳治疗和护理计划。

（二）持续培训

护士在急危重症护理中扮演着重要角色，因此应持续接受相关培训和教育。培训内容涵盖广泛，包括危急情况的处理策略，如心肺复苏、休克抢救等；最新护理技术的学习与实践，如先进的伤口护理技术、重症监护设备的操作等；以及设备使用的熟练掌握，如各种生命支持设备、监测仪器等。通过不断学习和实践，护士能够提升自身专业素养和应急处理能力，更好地应对复杂多变的临床情况，为危重患者提供高质量、安全有效的护理服务，保障患者的生命健康和康复进程。

第八章　介入手术室护理

第一节　胸主动脉 B 型夹层覆膜支架腔内隔绝术

胸主动脉 B 型夹层覆膜支架腔内隔绝术（TEVAR）是一种微创手术，用于治疗胸主动脉 B 型夹层动脉瘤。B 型夹层是指夹层动脉瘤发生在左锁骨下动脉以下的胸主动脉区域，属于远端夹层。覆膜支架腔内隔绝术是通过导管引导覆膜支架到达夹层的位置，将撕裂的主动脉内膜覆盖并隔绝，重建血流通道，从而减少动脉内膜进一步撕裂和夹层扩大，防止夹层破裂。

一、适应证

（一）急性 B 型主动脉夹层

对于发病时间在两周以内的患者，若伴有胸背部剧烈疼痛，且主动脉内膜存在破裂或扩张高风险的情况，此时病情危急。急性发作意味着病情进展迅速，需要及时干预。剧烈疼痛是身体发出的警示信号，而内膜破裂或扩张风险高则随时可能危及生命，因此这类患者适合进行相应治疗。

（二）慢性 B 型主动脉夹层

当夹层发展至一定程度，可能引发动脉瘤形成、血流异常或其他并发症。动脉瘤的形成会增加破裂风险，血流异常可影响器官供血，并发症的出现会严重影响患者生活质量和健康状况。对于这类患者，积极治疗有助于阻止病情恶化，改善预后。

（三）药物治疗效果不佳

若药物控制血压无法有效缓解症状，或夹层仍进一步恶化，说明单纯药物治疗已不能满足病情需要。此时需要采取更有效的治疗手段，以控制病情发展，减轻患者痛苦，防止病情危及生命。

（四）存在并发症

如夹层导致器官供血不足、主动脉扩张、假腔扩大或破裂风险增加等情况。器官供血不足会影响其正常功能，主动脉扩张和假腔扩大都增加了破裂的可能性，这些并发症严重威胁患者生命安全。针对此类患者，及时治疗并发症及处理原发病变至关重要，以降低死亡风险，提高患者生存质量。

二、手术原理

胸主动脉夹层的主要问题是主动脉内膜撕裂，血液进入撕裂处形成真假腔分离，覆膜支架腔内隔绝术的目的是通过支架覆盖破裂的内膜，将夹层动脉瘤假腔封闭，重建主动脉的正常血流通道，达到以下效果。

（1）封闭夹层破口：通过支架将撕裂的内膜破口封闭，防止血液继续进入假腔。

（2）重建血流通道：支架支持主动脉内壁，使血流只通过真腔，减少对动脉壁的压力，防止夹层进一步扩大。

（3）降低破裂风险：假腔被封闭后，动脉壁受到的压力减少，从而降低夹层破裂的风险。

三、手术过程

（一）术前准备

术前通常需要进行详细的影像学检查，如 CT 血管成像（CTA），评估主动脉夹层的范围、血管直径、撕裂口的位置及真假腔情况。术前还需要调整血压，避免血压过高加重夹层。

（二）手术步骤

（1）麻醉：手术通常在全身麻醉下进行。

（2）股动脉入路：通过股动脉或腋动脉建立手术通道，在导丝和导管的引导下，将支架输送到夹层位置。

（3）支架释放：在影像引导下，将覆膜支架准确释放在夹层的破口处，支架扩展后贴附在主动脉内壁，封闭破口并隔绝假腔。

（4）确认效果：术中通过造影确认支架位置是否合适，是否成功封闭破口，血流是否恢复正常。

（5）术后监测：手术完成后，患者需要在 ICU 中进行密切监测，特别是血压、心率和支架的定位。

四、术后护理

（一）血压控制

术后血压的监测与控制至关重要。需要进行严密的血压监测，通过合理运用降压药物，将血压维持在相对较低的水平，以避免过高的血压对支架造成不良影响，防止支架移位或夹层进一步扩大。这有助于确保支架在血管内的稳定性，为血管的修复创造良好的环境。

（二）影像学随访

术后要定期开展 CTA 或 MRI 随访检查。其目的在于持续监测支架的长期效果，全面评估假腔的闭合状况，以及及时发现是否有新的夹层形成。这些影像学检查能够为医生提供直观的血管内部情况，以便根据实际情况调整治疗方案和给予相应的指导。

（三）并发症监测

术后应密切留意是否有并发症显现，如支架移位、血管破裂、假腔未完全闭合等情况。对这些可能出现的并发症进行及时监测和准确判断，能够采取有效的干预措施，降低并发症对患者健康的危害，保障手术治疗的效果和患者的生命安全。

（四）恢复与生活管理

患者出院后需要严格遵循医嘱，保持低血压状态，坚决戒烟限酒，避免从事重体力活动，并按时定期复诊。良好的生活管理和规律的复诊有助于患者身体的恢复，减少疾病复发的风险，提高生活质量，促进患者逐步恢复到正常的生活轨道。

五、并发症

（1）支架移位：支架在植入后可能移位，导致假腔未完全隔绝或出现新的夹层。

（2）内漏：支架未能完全封闭破口，血液继续进入假腔，导致夹层未愈合。

（3）动脉损伤：导管操作或支架植入过程中可能导致血管损伤或破裂。

（4）感染：术后可能出现感染，特别是局部动脉穿刺处感染或全身性感染。

（5）神经系统并发症：在罕见情况下，手术可能导致脊髓缺血，进而引发神经损伤，出现下肢瘫痪等症状。

六、优点

（1）微创：相较于传统的开放式手术，覆膜支架腔内隔绝术具有显著的微创优势。该手术方式仅需要在局部进行较小的创口操作，极大地减少了对患者身体的整体创伤程度。这种微创特性使得手术过程中对周围组织的损伤降至最低，为患者术后的快速恢复奠定了基础。

（2）高效隔绝：所植入的支架能够精准且有效地封闭夹层破口，从而阻止假腔的进一步扩展及动脉破裂的潜在风险。通过这种方式，可为病变血管提供有力的支撑和保护，促进血管结构和功能的逐步恢复，保障血液循环的正常运行。

（3）恢复快：患者在接受该手术后，通常术后住院时间相对较短。这是因为微创手术的创伤小，身体恢复机能能够更快地发挥作用。患者能够较快地恢复日常生活能力，生活质量也因此得到明显改善，减少了疾病对患者生活和工作的长期影响。

第二节　腹主动脉夹层覆膜支架腔内隔绝术

腹主动脉夹层覆膜支架腔内隔绝术（EVAR）是一种微创手术，用于治疗腹主动脉夹层或动脉瘤。其目的是通过腔内技术，利用覆膜支架封闭主动脉内膜的破裂处或动脉瘤假腔，防止血液进入假腔，减轻主动脉壁压力，避免夹层进一步扩展或动脉瘤破裂。

一、适应证

（一）急性或慢性腹主动脉夹层

当腹主动脉夹层处于急性发作期或慢性进展过程中，尤其是夹层存在破裂的高风险，或者假腔呈现持续扩张态势，且单纯依靠药物治疗难以有效控制时，覆膜支架腔内隔绝术是重要的治疗选择。这种情况下，手术干预能够及时阻止病情恶化，降低主动脉破裂等严重后果的发生概率。

（二）腹主动脉动脉瘤

若动脉瘤的直径超过 5.5cm，或者其扩张速度较快，意味着破裂风险显著增加。此时，采用覆膜支架腔内隔绝术进行治疗具有重要意义。该手术可以有效地对动脉瘤进行隔绝，防止其进一步扩张和破裂，从而保障患者的生命安全和身体健康。

（三）药物治疗无效

当药物治疗无法有效遏制夹层的发展，患者的症状持续加重，或者动脉瘤在药物治疗下仍然逐渐扩大时，需要考虑采用覆膜支架腔内隔绝术。该手术能够直接对病变部位进行干预，改善血管状况，为患者提供更有效的治疗手段。

（四）腹部主动脉夹层并发症

如夹层引发的下肢缺血、器官供血不足等情况，以及假腔不断扩大或动脉破裂风险增高时，覆膜支架腔内隔绝术可发挥关键作用。通过该手术能够修复受损血管，恢复正常血液供应，减轻并发症的危害，提高患者的生活质量和预后效果。

二、手术原理

腹主动脉夹层的主要病理改变是主动脉壁的内膜撕裂，血液进入撕裂的内膜破口，导致真假腔分离，增加动脉破裂的风险。通过覆膜支架将破口封闭，隔绝假腔，重建主动脉的正常血流通道，达到以下目的。

（1）封闭夹层破口或动脉瘤：通过覆膜支架覆盖破裂的内膜，将动脉瘤或夹层破口隔绝，防止血液继续进入假腔或动脉瘤。

（2）重建血流通道：支架恢复主动脉的正常血流，减少对动脉壁的压力。

（3）减少破裂风险：支架通过减少假腔扩张和动脉壁压力，有效降低动脉瘤或夹层破裂的风险。

三、手术过程

（一）术前准备

术前进行详细的影像学检查，如 CT 血管成像（CTA），评估腹主动脉的解剖结构、夹层或动脉瘤的范围、直径及破裂情况。调整血压，避免血压过高，导致夹层进一步撕裂或动脉瘤破裂。

（二）手术步骤

（1）麻醉：手术通常在全身麻醉或局部麻醉下进行。

（2）股动脉入路：通过股动脉建立操作通道，将导丝、导管插入动脉，在影像引导下将覆膜支架输送至夹层或动脉瘤的破裂部位。

（3）支架释放：在造影引导下，将支架精确释放到破裂处，支架扩展并贴附在主动脉壁上，封闭破裂处或动脉瘤，隔绝假腔。

（4）术中评估：通过术中造影确认支架位置、血流是否正常，确定支架完全封闭破口，假腔无继续扩张。

（三）术后监测

手术结束后，患者需要在重症监护室（ICU）或术后病房进行密切监测，主要观察血压、心率及支架定位等。

四、术后护理

（1）血压控制：术后严格控制血压，保持在较低水平，防止血压过高导致支架移位或夹层恶化。通常通过降压药物来维持血压稳定。

（2）影像学随访：术后需要定期进行 CT 血管造影或 MRI，评估支架的长期效果，监测假腔闭合情况及动脉瘤是否有新的变化。

（3）并发症监测：观察是否有并发症，如支架移位、内漏、血管破裂或假腔未完全闭合等。

（4）生活方式调整：出院后，患者应根据医生建议改变生活习惯，包括控制血压、戒烟、避免剧烈运动等。

五、并发症

（1）支架移位：支架未能固定在预定位置，导致假腔未完全隔绝或动脉瘤继续扩张。

（2）内漏：支架未能完全封闭假腔或动脉瘤，导致血液继续进入假腔或动脉瘤，增加破裂风险。

（3）动脉破裂或损伤：手术过程中可能导致主动脉或其他血管损伤，造成严重出血。

（4）感染：手术后可能出现感染，特别是在手术切口或血管穿刺处，应及时处理。

（5）下肢缺血：由于手术中使用支架覆盖分支动脉，可能导致下肢血液供应减少，引起缺血症状。

六、优点

（1）微创手术：相较于传统的开放性腹主动脉手术，覆膜支架腔内隔绝术具有明显优势。它是一种微创手术方式，对患者身体造成的创伤极小。这不仅减少了手术过程中的组织损伤，还降低了术后感染等风险，使得患者术后能够更快地恢复，住院时间也大幅缩短。

（2）封闭效果好：所使用的支架能够精准地对假腔或动脉瘤进行有效隔绝。通过这种方式，可为病变部位提供良好的支撑和保护，有力地阻止了动脉破裂的发生，同时也防止了夹层的进一步扩展，保障了血管的正常结构和功能。

（3）手术恢复快：患者在接受该手术后，通常能够在较短的时间内进入恢复期。身体机能能够较快地恢复正常，生活质量也随之得到显著改善。患者可以更快地回归日常生活和工作，减少了疾病对生活的长期影响。

七、术后随访和管理

（1）定期影像学检查：术后定期进行 CT 扫描或 MRI 检查，确保支架位置稳定，假腔或动脉瘤闭合良好，避免支架移位或内漏。

（2）血压长期控制：严格控制血压是避免夹层再次发生或支架移位的关键。应定期测量血压，遵医嘱使用降压药物。

（3）预防并发症：患者应避免剧烈运动、保持健康生活方式，定期复查防止术后并发症的发生。

第三节 肝硬化门静脉腔静脉分流术

肝硬化门静脉腔静脉分流术，通常称为经颈静脉肝内门体分流术（TIPS），是一种微创的内科介入手术，主要用于治疗因肝硬化引起的门静脉高压及其并发症，如顽固性腹水、反复出血的食管胃底静脉曲张等。

一、手术目的

肝硬化导致肝内的血管受损和纤维化，肝内血流阻力增加，进而引起门静脉高压。门静脉高压会导致食管胃底静脉曲张破裂出血和腹水等并发症。TIPS 手术的目的是通过在肝内建立一条通道，将门静脉血流直接引流到下腔静脉，从而减轻门静脉高压，降低并发症发生的风险。

二、适应证

（一）食管胃底静脉曲张破裂出血

当食管或胃底静脉曲张反复出血，常规内镜治疗（如套扎或硬化剂注射）无效时，可考虑 TIPS 以缓解门静脉压力，减少出血风险。

（二）顽固性腹水

肝硬化患者如果腹水难以通过常规利尿治疗控制，或腹水反复积聚，影响患者生活质量时，TIPS 可以通过减轻门静脉压力来改善腹水的形成。

（三）门静脉血栓形成

部分肝硬化患者可能伴有门静脉血栓，TIPS 可通过重新建立门静脉血流，防止进一步血栓形成。

（四）肝肾综合征

肝硬化导致的顽固性腹水长期存在可能导致肾功能损伤，称为肝肾综合征。TIPS 可能通过减轻门静脉压力和改善肾血流来延缓肾功能的恶化。

三、手术原理

TIPS 手术是一种具有重要临床意义的介入治疗手段。它借助先进的影像技术进行精确引导，在患者的肝内部构建起一条特殊的通道，该通道将门静脉与下腔静脉紧密相连。其原理在于，通过这条人工建立的通道，使得门静脉中原本需要经过肝复杂处理的血液，能够绕过肝的部分血流阻力区域，直接流入下腔静脉。这样的血流路径改变，有效地降低了门静脉系统所承受的压力。门静脉压力的降低对于缓解因门静脉高压症导致的一系列并发症，如食管胃底静脉曲张破裂出血、腹水等，具有关键作用，为患者的病情改善和后续治疗提供了有力的支持。

四、手术过程

（1）麻醉：手术一般在局部麻醉或轻度镇静下进行，患者保持清醒但无明显疼痛。

（2）经颈静脉入路：医生通过患者右侧颈静脉插入导管，利用影像学引导，将导管通过静脉送入肝内部。

（3）建立通道：在影像引导下，医生使用特制的针穿刺肝，在门静脉和肝静脉之间建立通道。

（4）放置支架：通过导管引导，将金属支架（通常是覆膜支架）放置在新建立的通道中，保持通道的开放，使门静脉血流直接进入下腔静脉。

（5）术后监测：通过造影剂检查，确认支架通道的血流情况，确保门静脉血流通畅。

五、术后护理与随访

（1）术后监测：术后需要密切监测患者的生命体征、肝功能和肾功能，观察有无并发症如出血或感染。

（2）肝性脑病监测：由于 TIPS 将部分血液绕过肝，毒素未经过充分的肝代谢，可能增加肝性脑病的风险，患者应定期随访肝功能和精神状态。

（3）支架通畅性监测：术后应定期进行超声或 CT 扫描，监测支架是否通畅，有无血栓或狭窄现象。如果支架闭塞或狭窄，可能需要再次介入治疗或调整药物。

（4）药物治疗：术后患者可能需要继续接受利尿剂、β 受体阻滞剂或其他降压药物的治疗，以进一步控制门静脉高压。

六、术后并发症

（1）肝性脑病：30% ～ 40% 的患者可能发生肝性脑病，表现为意识模糊、行为异常，通常可以通过饮食控制（低蛋白饮食）或药物（如乳果糖、抗生素）进行治疗。

（2）支架狭窄或闭塞：术后支架可能出现狭窄或血栓，导致通道功能下降，应定期随访，必要时进行支架扩张或重新置入支架。

（3）出血：肝穿刺或术中操作可能引起肝内出血、腹腔出血等，但发生率较低。

（4）感染：穿刺和置入支架的过程中，可能引发感染，应术后预防性使用抗生素。

（5）心脏负荷增加：TIPS 术后由于大量门静脉血液直接进入下腔静脉，可能会增加心脏负担，尤其是有心脏功能不全的患者应特别注意。

七、优点

（1）微创手术：TIPS 是一种介入性微创手术，较传统的外科手术创伤小、恢复快。

（2）有效减轻门静脉高压：TIPS 可以迅速有效地降低门静脉压力，减少食管胃底静脉曲张出血和腹水的发生。

（3）改善生活质量：对于顽固性腹水患者，TIPS 手术可以有效改善症状，提高生活质量。

第四节　肺栓塞介入治疗

肺栓塞介入治疗是一种通过微创手术解除或缓解肺动脉中的血栓，以恢复正常的肺血流量，预防并发症和降低死亡率的方法。肺栓塞（PE）是由于肺动脉或其分支被血栓阻塞，导致部分肺组织缺血缺氧，严重时可能危及生命。介入治疗的目的是通过导管直接清除或溶解血栓，恢复肺动脉的血流。

一、适应证

（一）高危肺栓塞

当患者呈现低血压、休克或右心衰竭等症状时，意味着其处于高危肺栓塞状态。此时病情已极为严峻，随时可能危及生命，迫切需要紧急干预措施。这些症状表明患者的心肺功能受到严重影响，身体循环系统面临崩溃风险，必须迅速采取有效手段来缓解肺栓塞对机体造成的严重危害，以稳定患者的生命体征和病情。

（二）次高危肺栓塞

患者虽未出现明显休克或低血压情况，但右心室功能受损或心肌标志物升高，提示存在心脏受损的潜在风险。此类患者的病情亦较为危急，在病情进一步恶化时，同样可能对生命构成威胁，因而需要积极进行干预。对右心室功能和心肌标志物的监测，可为病情评估提供重要依据，以便及时制定合理的治疗方案，防止病情向更严重的方向发展。

（三）溶栓治疗禁忌或效果不佳的患者

对于因自身出血风险较高而无法使用全身性溶栓药物的患者，或者在接受溶栓治疗后效果欠佳的情况下，介入治疗可作为一种替代选择。出血风险限制了溶栓药物的应用，而介入治疗则能在避免增加出血风险的同时，对血栓进行针对性处理。当溶栓效果不理想时，介入治疗可通过直接作用于血栓部位，提高治疗的有效性，为患者提供更多的治疗可能性。

（四）血栓负荷较重

若肺动脉内的血栓负荷处于较重状态，常规药物治疗难以实现有效的控制时，介入治疗或许是一种更为合适的策略。此时，大量的血栓严重阻碍了肺动脉的血液流通，单纯依靠药物可能无法迅速缓解病情。介入治疗能够通过特定的技术手段，如机械取栓等，快速去除血栓，恢复肺动脉的通畅，从而改善肺部血液循环，减轻患者的症状和病情严重程度。

二、介入治疗的类型

（一）导管接触性溶栓

（1）原理：通过导管直接将溶栓药物注入肺动脉中的血栓部位，使血栓局部溶解。

（2）优点：局部用药减少了全身性溶栓的出血风险，同时能更有效地作用于血栓。

（3）过程：医生通过股静脉或颈静脉插入导管，定位到肺动脉血栓部位，然后注入溶栓药物，溶解血栓。治疗时间较为短暂，一般数小时内完成。

（二）导管机械性血栓清除术（血栓抽吸术）

（1）原理：利用导管设备直接接触和清除血栓，通过负压吸引装置将血栓抽吸出来，从而迅速恢复肺动脉的血流。

（2）适应证：适用于溶栓治疗风险较高或需要快速去除血栓的患者。

（3）过程：在影像引导下，将带有抽吸装置的导管插入肺动脉，通过负压吸引血栓，清除血栓后改善血流。治疗时间根据血栓大小和数量而异。

（三）导管碎栓术（血栓机械碎解）

（1）原理：通过导管尖端的机械装置将血栓碎解成更小的颗粒，使其随血流分散，进而被身体自然代谢。

（2）适应证：适用于肺动脉内血栓较大且需要快速清除的患者。

（3）过程：医生通过导管将机械装置送至肺动脉血栓部位，通过振动或机械旋转等方式将血栓打碎，恢复血流。此类治疗有时与局部溶栓治疗联合进行，以提高效果。

（四）导管辅助溶栓加碎栓联合治疗

（1）原理：将机械碎栓术和局部溶栓结合使用，通过导管先将血栓打碎，再局部注入溶栓药物，使血栓更容易被溶解。

（2）适应证：适合大血栓且存在急性症状的患者，以达到快速溶解血栓并恢复血流的目的。

（3）过程：通过导管系统先进行机械性碎栓，然后注入溶栓药物以加速溶解血栓，结合两种技术以提高疗效。

三、手术过程

（1）局部麻醉：手术通常在局部麻醉下进行，患者保持清醒，但无疼痛感。

（2）穿刺血管：医生通过穿刺患者的股静脉或颈静脉，插入导管到达肺动脉的血栓部位。

（3）影像引导：在影像引导下，医生精确定位血栓部位。

（4）清除血栓：根据治疗方案，医生通过导管进行局部溶栓、机械性碎栓、血栓抽吸等，清除肺动脉中的血栓。

（5）血流恢复：术后进行造影检查，确认血流是否恢复正常，血栓是否被完全清除。

（6）术后观察：手术结束后，患者需要在监护室密切观察数小时到数日，以监测血流情况和并发症。

四、术后护理

（1）监测生命体征：术后需要密切监测患者的心率、血压、血氧饱和度等生命体征，观察有无并发症如再栓塞或出血。

（2）肝功能和肾功能评估：定期检查肝肾功能，监测溶栓药物可能引起的器官负担，特别是在使用溶栓药物的情况下。

（3）抗凝治疗：术后患者通常需要长期抗凝治疗，如口服华法林、肝素或新型口服抗凝药物，以防止新的血栓形成。

（4）肢体护理：如果通过股静脉穿刺操作，术后需要卧床休息数小时，并保持穿刺部位肢体的制动，以预防出血和血肿。

（5）定期随访：定期进行血管超声或 CT 扫描，以监测血流状况，确认血栓是否完全清除，评估是否有支架狭窄、再栓塞等并发症。

五、并发症

（1）出血：特别是在使用溶栓药物的患者中，出血的风险增加，可能发生消化道出血、颅内出血或穿刺点出血。

（2）血栓再栓塞：术后如果血栓未完全清除或新的血栓形成，可能导致再次肺栓塞。

（3）穿刺相关并发症：穿刺血管过程中可能引发血管损伤、血肿或假性动脉瘤。

（4）感染：手术部位或导管可能引发局部感染，需要注意预防和处理。

（5）心律失常：手术操作可能引发心律不齐，尤其在心功能受损的患者中更为常见。

六、优势

（1）微创性：肺栓塞的介入治疗是通过血管内操作完成的，创伤小，患者恢复快，住院时间较短。

（2）快速恢复血流：介入治疗能够迅速清除肺动脉中的血栓，快速恢复肺血流，减少急性并发症。

（3）适用于高危患者：对于急性高危肺栓塞患者，介入治疗可以在短时间内显著降低病死率，是溶栓无效或禁忌患者的重要选择。

第五节 肝癌肝动脉灌注化疗术

肝癌肝动脉灌注化疗术（HAIC）是一种针对肝癌的局部化疗方法，旨在通过肝动脉直接输注高浓度的化疗药物至肿瘤部位，提高药物在肝肿瘤中的局部浓度，同时减少全身药物毒性。此方法主要用于治疗不能手术切除的原发性肝癌（如肝细胞癌）或肝转移瘤。

一、适应证

（1）原发性肝癌：尤其是晚期或无法手术切除的肝癌患者。

（2）肝内复发的肝癌：如肿瘤术后或肝移植后的局部复发患者。

（3）多发性肝转移瘤：当肿瘤从其他部位转移至肝，且无法通过手术切除时。

（4）手术切除、消融治疗或经动脉化疗栓塞术（TACE）效果不佳的患者。

（5）肝功能相对良好：通常患者的肝功能需要达到 Child-Pugh A 级或 B 级，才能耐受此类局部化疗。

二、手术原理

肝癌具有独特的血供特点，其血供主要来源于肝动脉，约占 80%，而正常肝组织的血供主要依赖门静脉，约达 75%。基于此生理特性，经肝动脉将化疗药物直接输注至肝动脉，能够使高浓度的药物精准地输送至肝癌组织。这种靶向给药方式，一方面可显著提高肿瘤局部的药物浓度，增强对肿瘤细胞的杀灭作用；另一方面，又能减少药物对正常肝组织的不良影响，降低全身不良反应的发生率。从而在有效治疗肝癌的同时，尽可能保护正常肝组织的功能，为肝癌患者提供更为精准、有效的治疗策略，提高治疗效果和患者的生活质量。

三、化疗药物

在肝动脉灌注化疗中，常用的化疗药物包括阿霉素、顺铂、氟尿嘧啶、奥沙利铂、表柔比星。根据具体的肿瘤类型、患者的全身情况及肝功能状态，医生会选择合适的化疗方案，并通过肝动脉将药物直接输注至肿瘤部位。

四、手术过程

（一）导管置入

手术一般通过局部麻醉进行。医生通过股动脉或肱动脉插入导管，利用影像引导将导管送至肝动脉。确认导管位置后，将导管固定在合适的部位，使化疗药物能够直接进入肝动脉，灌注至肿瘤部位。

（二）药物灌注

根据肿瘤的大小、位置和患者的具体情况，医生通过导管缓慢注入化疗药物，药物通过肝动脉进入肿瘤血管，并持续作用于肿瘤细胞。灌注化疗通常在多个疗程中进行，每个疗程间隔数周。

（三）监控与评估

手术过程中通过影像学（如造影或 CT 扫描）监测化疗药物的输注情况，确保药物精确到达肿瘤部位。

五、术后护理

（1）生命体征监测：术后密切监测患者的血压、心率、血氧饱和度等生命体征，防止出血或感染等并发症。

（2）肝功能监测：术后应定期检测肝功能，评估肝对化疗的耐受情况，防止肝功能恶化。

（3）血常规监测：监测白细胞、血小板、红细胞等，防止化疗引起的骨髓抑制。必要时进行白细胞提升治疗或输血。

（4）肠胃反应处理：化疗常会引起恶心、呕吐等胃肠道反应，患者可以服用止吐药以缓解不适。

（5）营养支持：由于化疗药物的不良反应，患者可能食欲下降，应提供充足的营养支持，帮助患者维持体重和抵抗力。

六、并发症与不良反应

（1）肝功能损伤：虽然 HAIC 对正常肝组织的影响较小，但在治疗过程中，化疗药物仍可能对肝造成一定损伤，表现为肝功能指标升高。

（2）骨髓抑制：化疗药物可能导致白细胞、红细胞和血小板减少，出现骨髓抑制，增加感染、出血的风险。

（3）胃肠道不良反应：患者可能出现恶心、呕吐、腹泻等症状，尤其在高剂量化疗药物灌注时，这些症状更为常见。

（4）局部并发症：导管置入的部位可能出现血管损伤、血肿或感染，应注意术后局部护理。

（5）肝内胆管炎或胆管损伤：由于化疗药物的直接作用，有些患者可能会发生肝内胆管炎或胆管损伤，表现为发热、黄疸等症状。

（6）血栓形成：在导管置入期间或术后，部分患者可能出现肝动脉或其他血管血栓，需要警惕并密切监测。

七、优点

（1）局部高浓度化疗：通过直接向肝动脉输注化疗药物，可在肿瘤局部形成高浓度的药物分布，增加治疗效果。

（2）全身不良反应少：与全身性化疗相比，肝动脉灌注化疗的药物主要集中在肝肿瘤部位，全身毒性相对较小，尤其是对免疫系统、胃肠道和骨髓的影响较轻。

（3）对无法手术的患者有效：对于无法手术切除的肝癌或肝转移瘤患者，HAIC 是一种有效的局部治疗手段，可以显著延缓病情进展。

八、效果评估与预后

（1）影像学检查：定期开展 CT 扫描或 MRI，以此精确评估肿瘤的缩小状况。通过这些影像学手段，能够清晰地观察肿瘤在形态、大小等方面的变化，进而深入了解肿瘤对化疗药物的反应情况，为后续治疗方案的调整提供重要依据。其在监测肿瘤治疗效果中具有不可或缺的作用，能够直观地呈现肿瘤在体内的变化动态。

（2）肿瘤标志物监测：如甲胎蛋白（AFP）等特定指标，在反映肝癌治疗效果方面具有重要意义。它们的数值变化与肝癌病情的发展和治疗反应密切相关，可作为判断治疗有效性的重要参考，有助于医生及时了解治疗对肿瘤细胞活性的影响。

（3）症状缓解：患者腹痛、黄疸等症状的改善程度，同样是判断治疗效果的关键指标之一。这些症状的减轻或消失，往往意味着治疗对缓解病情、改善患者身体状况起到了积极作用，从患者的临床表现方面为评估治疗效果提供了直观的依据。

第六节　肝癌肝动脉栓塞术

肝癌肝动脉栓塞术，通常称为经动脉化疗栓塞术（TACE），是一种介入治疗肝癌的微创手术，通过将化疗药物和栓塞剂直接注入供养肝肿瘤的肝动脉，达到局部高效杀灭肿瘤细胞并减少肿瘤供血的目的。TACE 主要适用于肝细胞癌（HCC）及某些肝转移瘤的治疗，尤其是无法通过手术切除的中晚期肝癌患者。

一、适应证

（1）不能手术切除的原发性肝癌：适用于由于肿瘤位置、大小或多发性病灶等原因，无法进行手术切除的肝癌患者。

（2）肝癌术后复发或转移：适用于术后肿瘤复发或发生肝内转移的患者，作为局部治疗手段。

（3）术前降期治疗：对于部分肝肿瘤较大或无法立即进行手术的患者，TACE 可以通过缩小肿瘤来降低手术难度，进而提高手术治愈率。

（4）门静脉高压或门静脉癌栓不伴主干完全阻塞：在肿瘤未完全堵塞门静脉主干的情况下，TACE 可以有效减少肿瘤血供，控制病情发展。

（5）肝转移瘤：适用于某些原发肿瘤（如结直肠癌、乳腺癌等）转移至肝的患者，尤其是多发性肝转移患者。

二、手术原理

（1）化疗药物局部高浓度作用：经肝动脉直接灌注化疗药物，可使药物在肿瘤组织内高度聚集。这种局部高浓度的药物环境，能极大地增强对肿瘤细胞的杀伤力，提高药物的抗肿瘤效果，同时减少对正常组织的不良影响。

（2）栓塞剂封堵肿瘤血供：栓塞剂作用于肝动脉，可有效封闭肿瘤的血液供应途径。肿瘤因血供被阻断，会逐渐缺血、缺氧，进而发生坏死，达到抑制肿瘤生长的目的。

三、手术过程

（1）导管置入：手术在局部麻醉下进行，通常从患者的股动脉穿刺进入，使用导管在影像引导下将导管送至肝动脉的分支，定位到供养肿瘤的肝动脉血管。

（2）化疗药物注入：将化疗药物（如阿霉素、顺铂或表柔比星等）通过导管直接注入肝动脉内，使其作用于肿瘤部位。

（3）栓塞剂注入：紧接着注入栓塞剂（如明胶海绵、聚乙烯醇颗粒或碘油等），通过堵塞肿瘤的血供，进一步抑制肿瘤生长。

（4）监控与评估：术中通过造影技术评估栓塞效果，确保肿瘤的血供被有效阻断。必要时可重复注射栓塞剂以提高栓塞效果。

四、术后护理

（一）监测生命体征

术后患者的生命体征监测至关重要。在术后的前 24 小时内，应对血压、心率、血氧饱和度等进行严密且持续的监测。血压的波动可能提示出血或循环系统问题，心率的异常变化可能反映心脏负荷或机体应激状态，血氧饱和度则关乎肺部气体交换及全身氧供情况。通过密切监测这些生命体征，能够及时察觉潜在的术后并发症，并迅速采取相应的治疗措施，保障患者的生命安全和术后恢复的顺利进行。

（二）肝功能监测

术后定期检测肝功能指标是评估肝功能状态的关键环节。ALT、AST 反映肝细胞的损伤程度，胆红素则体现肝的代谢及排泄功能。了解肝对化疗药物和栓塞的耐受情况，有助于及时发现肝功能损伤的风险。若这些指标出现异常升高，可能提示肝受到药物毒性或缺血再灌注损伤等影响。此时，应根据具体情况调整治疗方案，如给予保肝药物、调整化疗药物剂量或间隔时间等，以减轻肝负担，促进肝功能的恢复。

（三）疼痛管理

肿瘤栓塞后因缺血性坏死，患者常出现术后肝区疼痛。这不仅影响患者的舒适度，还可能导致机体应激反应增加，不利于恢复。因此，应给予适当的止痛药物缓解疼痛。在用药过程中，需要根据患者的疼痛程度和对药物的反应调整剂量，以达到最佳的止痛效果，同时避免药物不良反应的发生。同时，可采用多模式镇痛方法，如结合非药物镇痛措施，如心理疏导、放松训练等，提高患者的疼痛耐受能力。

（四）感染预防

术后感染是一个需要高度关注的问题，尤其是对于术后肝区存在坏死组织或伴有其他并发症的患者。坏死组织为细菌滋生提供了适宜环境，增加了感染的风险。必要时应合理使用抗生素进行预防或控制感染。在使用抗生素前，需要根据患者的具体情况进行病原菌评估和药物敏感试验，以选择针对性强、疗效好且不良反应小的抗生素。同时，加强病房环境管理，严格执行无菌操作技术，减少外源性感染的机会，对于预防术后感染也具有重要意义。

（五）营养支持与生活管理

术后患者常出现食欲下降、乏力等症状，影响身体恢复。因此，提供合理的营养支持至关重要。应根据患者的营养状况和口味偏好，制定个性化的营养方案，包括富含蛋白质、维生素、碳水化合物等营养成分的食物。必要时，可通过肠内营养或肠外营养途径补充营养物质，以满足机体代谢需求，增强免疫力，促进身体康复。此外，还应指导患者进行适当的生活管理，如保证充足的休息和睡眠，避免过度劳累；鼓励患者在身体条件允许的情况下进行适量的活动，如散步等，以促进胃肠蠕动和身体机能的恢复。同时，关注患者的心理状态，给予心理支持和安慰，帮助患者树立战胜疾病的信心，提高治疗依从性。

五、并发症与不良反应

（1）肝功能损伤：TACE 可能对正常肝组织造成一定程度的损伤，尤其是原本肝功能较差的患者，可能出现肝功能恶化的风险。

（2）肝区疼痛：由于肿瘤栓塞后发生坏死，患者可能在术后数日内感到明显的肝区疼痛，通常需要止痛药物缓解。

（3）发热和乏力：由于肿瘤组织坏死引发的全身反应，部分患者会出现低度发热和乏力等症状，通常在术后数日内逐渐缓解。

（4）肝内胆管损伤：少数患者可能由于栓塞剂进入非肿瘤部位，导致胆管损伤，引发胆管炎、胆道狭窄等并发症。

（5）胃肠道反应：化疗药物可能引发恶心、呕吐、腹泻等胃肠道不良反应，通常可通过药物对症处理。

（6）肝外栓塞风险：栓塞剂可能误入肝外血管，导致非靶向器官（如胃、十二指肠等）的缺血性损伤。

（7）肝衰竭风险：特别是对于合并肝硬化或严重肝功能不全的患者，TACE 后可能诱发肝衰竭，需要密切监测和预防。

六、术后随访

（1）影像学检查：术后 1～3 个月内进行 CT 扫描或 MRI，以评估肿瘤的坏死程度和栓塞效果，判断治疗是否成功。

（2）肿瘤标志物监测：如甲胎蛋白（AFP）等肿瘤标志物的变化也可作为评估 TACE 疗效的重要指标。

（3）定期随访：对于无法完全切除的肿瘤或复发风险较高的患者，需要定期进行影像学和实验室检查，以监测肿瘤的变化，决定是否需要再次进行 TACE 或其他治疗。

七、优点

（1）局部高效杀伤肿瘤：通过将化疗药物直接注入肝动脉，能够在肿瘤组织内形成高浓度的药物分布，增强杀伤效果。

（2）减少全身不良反应：TACE 避免了全身性化疗的毒性，减少了对全身正常组织，尤其是免疫系统和骨髓的影响。

（3）改善患者预后：TACE 可有效控制无法手术切除的肝癌的进展，减少肿瘤的血供，从而延长患者的生存期，提高生活质量。

第七节　肝癌合并门静脉高压的介入护理

肝癌合并门静脉高压的患者由于肿瘤的侵袭和肝功能的损伤，导致门静脉系统压力升高，可能引发一系列并发症，如食管胃底静脉曲张破裂出血、顽固性腹水、脾大伴脾功能亢进等。介入治疗是控制门静脉高压的重要手段之一，主要包括经颈静脉肝内门体分流术（TIPS）和经动脉化疗栓塞术（TACE）。介入护理在整个治疗过程中的作用至关重要，确保手术安全及术后恢复效果。

一、主要介入治疗方法

（一）经颈静脉肝内门体分流术（TIPS）

TIPS 是针对肝癌合并门静脉高压患者的常用治疗方法，主要用于缓解门静脉高压及其引发的并发症，如顽固性腹水和静脉曲张破裂出血。

1. 适应证

（1）顽固性腹水：腹水无法通过常规药物（如利尿剂）治疗控制，且严重影响患者的生活质量。

（2）食管胃底静脉曲张破裂出血：门静脉高压导致食管或胃底静脉曲张出血，常规内镜治疗效果不佳或存在复发风险。

（3）肝肾综合征：TIPS 可通过降低门静脉压力改善肾血流，延缓肾功能恶化。

2. 手术原理

TIPS 手术通过在肝内建立一条连接门静脉和肝静脉的通道，绕过受损的肝，直接将门静脉中的血液引流到下腔静脉，降低门静脉压力。

3. 手术过程

（1）手术在局部麻醉下进行，医生通过穿刺颈静脉，插入导管并在影像引导下将导管送至肝内。

（2）使用穿刺针在肝内打通门静脉与肝静脉之间的通道。

（3）放置支架以保持通道的开放，使门静脉的血流直接进入下腔静脉，从而降低门静脉的压力。

4. 术后并发症

（1）肝性脑病：由于部分血液绕过肝，未经过滤的毒素进入系统循环，可能引发肝性脑病，表现为意识模糊、行为异常等。

（2）支架狭窄或闭塞：支架可能因血栓或纤维组织增生导致狭窄或闭塞，影响手术效果，需要定期随访。

（3）心功能负荷增加：部分患者术后可能因血流量变化导致心脏负荷增加，需要密切监测。

（二）经动脉化疗栓塞术（TACE）

TACE 主要用于肝癌的局部治疗，也可以用于合并门静脉高压的肝癌患者，尤其是无法进行根治性手术的中晚期肝癌患者。

1. 适应证

（1）无法手术切除的肝癌：TACE 适用于由于肿瘤位置或大小等原因，不能进行手术切除的肝癌患者。

（2）肝癌术后复发或肝内转移：肝癌术后复发或出现肝内转移时，TACE 作为局部治疗可有效控制肿瘤。

2. 手术原理

（1）局部化疗：通过局部高浓度注入化疗药物直接作用于肿瘤，杀死癌细胞。

（2）肿瘤血供栓塞：栓塞剂封闭肿瘤的血供，导致肿瘤组织缺血性坏死，从而控制肿瘤生长。

3. 手术过程

（1）手术在局部麻醉下进行，通过股动脉穿刺，插入导管并送入肝动脉分支。

（2）在影像引导下，将化疗药物和栓塞剂注入肝动脉，完成肿瘤局部治疗。

（3）术中监控造影剂流动，确保化疗药物和栓塞剂精确到达肿瘤部位。

4. 术后并发症

（1）肝功能损伤：TACE 可能导致正常肝组织的损伤，肝功能较差的患者容易发生肝功能恶化。

（2）发热、乏力、恶心：由于肿瘤坏死引发的炎症反应，患者术后可能会出现发热、疲乏和胃肠道不适。

（3）肝区疼痛：栓塞后肿瘤组织坏死可能引发局部疼痛。

二、术前护理

（一）全面病情评估

（1）评估肝功能：肝功能是决定能否进行介入治疗的关键因素。护理人员应协助医生评估患者的肝功能（Child-Pugh 分级），并记录血清白蛋白、胆红素、凝血酶原时间、氨基转移酶等指标。

（2）评估门静脉高压的严重程度：通过影像学检查（如 B 超、CT 扫描或 MRI）评估门静脉内血栓、肿瘤浸润及静脉曲张的程度，判断是否适合介入治疗。

（3）评估并发症：了解患者是否已有腹水、食管胃底静脉曲张、脾功能亢进或其他并发症，制定个性化护理计划。

（二）术前准备

（1）心理护理：由于患者可能对手术有恐惧或焦虑，护理人员应解释手术目的、流程及可能的风险，减轻患者心理压力，增强信心。

（2）禁食禁水：术前 6～8 小时开始禁食禁水，避免术中麻醉或手术引起的呕吐。

（3）基础治疗：保持基础疾病的治疗，如利尿剂、β 受体阻滞剂等药物的应用，以控制腹水和高血压。检查有无药物禁忌证，必要时调整药物治疗。

（三）血液及凝血功能评估

由于肝功能受损，患者可能出现凝血功能障碍。术前应检测血常规、凝血功能等，并在需要时给予输血、输血小板或维生素 K 等治疗，以预防术中和术后出血。

（四）备血及术前复查

根据患者的出血风险，术前准备好血液及血制品，确保术中及术后可能需要的输血安全。

三、术中护理

（一）生命体征监测

术中需要密切监测患者的心率、血压、血氧饱和度等生命体征，确保手术顺利进行。特别注意血压波动，门静脉高压患者容易因术中出血或体位变化导致血压不稳定。

（二）术中配合

（1）协助医生在术中进行器械的传递和操作，保持无菌操作，减少感染风险。

（2）密切关注患者的麻醉状态，及时汇报患者的任何不适感。

（三）减少并发症风险

（1）对于接受 TIPS 术的患者，术中重点监测门静脉压力的变化，预防术后肝性脑病等并发症。

（2）对于 TACE 术患者，术中需要重点关注栓塞剂和化疗药物的应用，避免过多栓塞剂进入正常肝组织，导致肝功能进一步恶化。

四、术后护理

（一）密切监测生命体征

（1）血压与心率：术后应每 15～30 分钟监测一次生命体征，特别关注血压和心率的变化。门静脉高压患者术后可能出现血压波动、低血压或心律失常，需要及时处理。

（2）血氧饱和度：监测患者的氧合情况，尤其是有肺功能问题的患者，必要时给予吸氧治疗。

（二）术后并发症预防

（1）肝性脑病：TIPS 术后由于部分血流绕过肝，毒素未被充分代谢，可能引发肝性脑病。应监测患者的意识状态、反应能力和行为变化。给予低蛋白饮食及药物来预防脑病发生。

（2）出血监测：术后 24 小时内是出血高风险期，护理人员需要密切观察穿刺点、尿液颜色及其他出血表现，必要时复查凝血功能。

（3）感染预防：手术后患者的免疫力下降，容易发生感染。术后要密切观察体温变化，并保持穿刺部位的无菌处理，防止感染。

（三）肝功能及电解质监测

（1）肝功能监测：定期检查肝功能指标，评估手术对肝功能的影响，防止肝功能进一步恶化。

（2）电解质平衡：由于患者可能术前存在腹水、低钠血症等电解质紊乱问题，术后需要定期监测电解质水平，特别是钠离子、钾离子、氯离子，及时纠正电解质紊乱。

五、健康教育

（一）饮食指导

（1）低盐低脂饮食：门静脉高压患者通常伴有水钠潴留和高脂血症，术后饮食应以低盐低脂为主，防止腹水及高脂血症加重。

（2）低蛋白饮食：对于 TIPS 术后的患者，应给予适度的低蛋白饮食，防止肝性脑病的发生。

（3）补充营养：由于肝功能受损，患者营养状况通常较差，术后应增加优质蛋白的摄入（如鱼类、蛋白质补充剂等），在医生指导下合理补充维生素及矿物质。

（二）避免增加腹内压的行为

由于门静脉高压患者容易引发食管胃底静脉曲张破裂出血，术后应避免剧烈活动、咳嗽、用力排便等增加腹内压的行为。可适当给予软便剂，保持大便通畅。

（三）术后随访

定期随访肝功能、影像学检查，监测门静脉压力、肿瘤大小及栓塞效果。根据患者情况，决定是否需要进一步的介入治疗或调整药物治疗方案。

六、介入治疗的优点与局限

（一）优点

（1）微创手术：TIPS 和 TACE 都是微创操作，创伤小、恢复快，适合体质较弱的肝癌患者。

（2）快速减压：TIPS 术可以有效降低门静脉压力，改善腹水、静脉曲张等并发症。

（3）局部高效化疗：TACE 通过局部灌注高浓度化疗药物，有效杀死肝肿瘤细胞，同时减少全身不良反应。

（二）局限性

（1）肝功能不全的患者风险较高：TIPS 和 TACE 对于肝功能严重受损的患者存在较高的并发症风险，可能诱发肝功能进一步恶化或肝衰竭。

（2）再狭窄风险：TIPS 术后支架可能发生狭窄或闭塞，影响手术效果，需要定期监测。

（3）长期疗效有限：对于晚期肝癌患者，TIPS 和 TACE 主要是缓解症状，延长生存时间，但不能根治肿瘤。

第八节　下肢静脉曲张射频消融术

下肢静脉曲张射频消融术（RFA）是一种微创治疗下肢静脉曲张的手术方法。下肢静脉曲张通常是由于静脉瓣膜功能不全导致血液反流，引发静脉扩张、扭曲和血流淤积。射频消融术通过高频射频能量，利用热效应使静脉壁收缩、闭合，达到消除病变静脉的目的。

一、适应证

（1）下肢浅表静脉曲张：主要是大隐静脉或小隐静脉功能不全导致的静脉曲张，表现为静脉扩张、扭曲，患者可能有下肢沉重感、疼痛、疲劳、瘙痒或皮肤色素沉着等症状。

（2）静脉曲张引起的并发症：如静脉炎、皮肤溃疡等，需要通过手术改善静脉血流回流，促进愈合。

（3）无症状但影响美观：部分患者因静脉曲张引发下肢外观明显变化，希望通过手术改善外观。

二、手术原理

射频消融术是一种有效的治疗手段。其操作过程是将导管精准插入受累静脉内，随后借助射频能量对静脉内壁进行加热处理。在热能作用下，静脉内壁发生收缩，最终实现闭合。此时，血液会经由其他正常健康的静脉回流至心脏。随着时间推移，已闭合的静脉会逐步被人体自然吸收，从而有效消除静脉曲张所引发的一系列症状。

三、手术过程

（一）术前准备

（1）病史评估与检查：术前医生会进行详细的病史评估和静脉超声检查，确认曲张静脉的严重程度、静脉瓣膜功能和静脉血流情况。

（2）麻醉准备：通常采用局部麻醉或轻度镇静麻醉，患者保持清醒但无痛感。

（二）手术步骤

（1）导管插入：于局部麻醉状态下，医生经精准操作，选取曲张静脉（常见于膝盖周边或脚踝部位）进行穿刺。随后，将一根纤细的导管插入其中。此过程需要严格遵循无菌操作原则，以降低感染风险，确保手术的安全性与有效性。

（2）射频消融：在影像设备的精确引导下，导管被准确无误地送至病变静脉处。接着，射频能量经由导管持续传输，进而产生热能，对静脉内壁进行加热处理。这种热能作用促使静脉壁发生收缩，逐渐纤维化，并最终实现闭合。治疗依循从上向下的顺序逐步推进，伴随导管缓慢撤出，沿途的静脉得以逐段被消融。

（3）结束手术：当整个射频消融过程圆满完成后，将导管予以拔出，并对穿刺点实施局部加压包扎处理。该手术通常耗时 30～60 分钟，期间需要密切关注患者的各项生命体征及手术反应，确保手术顺利结束及患者术后的良好恢复。

（三）术后护理

手术完毕后，患者需要及时穿戴弹力袜，其目的在于促进静脉回流，有效降低术后并发症的发生概率。一般而言，患者应持续穿戴弹力袜数日至数周不等。术后患者虽能较快恢复日常活动，但需要注意避免剧烈运动，尤其是下肢的高强度活动，以防影响手术效果及术后恢复进程，确保身体机能的平稳恢复和手术疗效的巩固。

四、术后护理

（一）术后即刻护理

（1）穿戴弹力袜：弹力袜有助于减少术后的淤血和肿胀，促进下肢血液循环，减少术后静脉血栓形成的风险。患者通常需要穿戴 1～2 周，具体时间依病情而定。

（2）活动恢复：患者在术后数小时内可以下床活动，短距离行走有助于促进下肢血流，防止血栓形成。但应避免长时间站立或久坐。

（二）疼痛管理

术后可能会出现轻微的疼痛、紧绷感或局部淤血，但通常症状较轻，可通过口服非甾体类抗炎药（如布洛芬）缓解疼痛和炎症。

（三）伤口护理

穿刺点的护理非常重要，避免感染和出血。穿刺点通常会用小敷料覆盖，保持清洁干燥。应避免穿刺部位受到剧烈摩擦或压力。

（四）复查与随访

术后 1 周和 1 个月需要定期复查，以评估静脉闭合效果。医生通常通过超声检查确认病变静脉是否完全闭合，并评估是否有新的静脉曲张或并发症。

五、术后并发症

(一) 局部淤血或血肿

穿刺操作后，穿刺点周围有一定概率出现轻微淤血或血肿现象。这主要是由于穿刺过程中对局部血管造成了一定程度的损伤，导致血液渗出至周围组织。不过，一般情况下，这种淤血或血肿会随着身体的自我修复机制逐渐被吸收，通常无须特殊处理，但需要密切观察其变化情况。

(二) 神经损伤

在射频消融过程中，由于热能的扩散，邻近的皮肤感觉神经可能遭受热损伤。这会引发局部感觉异常，常见的表现为麻木或刺痛感。不过，人体神经具有一定的自我修复能力，大多数情况下，这种感觉异常会在数周内逐渐恢复正常。在此期间，可适当给予营养神经的药物等辅助治疗，以促进神经的修复。

(三) 静脉炎

术后部分患者可能会出现轻微的静脉炎，其症状主要包括局部红肿、疼痛。静脉炎的发生可能与手术刺激、血管内皮损伤等因素有关。对于这种情况，可通过口服消炎药来减轻炎症反应，同时局部冷敷能够缓解疼痛和红肿症状。在治疗过程中，需要注意观察炎症的消退情况，如有必要，可及时调整治疗方案。

(四) 血栓形成

尽管术后发生深静脉血栓的风险相对较低，但仍不容忽视。手术创伤、术后活动减少等因素都可能增加血栓形成的风险。因此，术后早期活动及穿戴弹力袜对于预防血栓形成至关重要。如果患者出现下肢肿胀、剧痛或呼吸困难等症状，应高度警惕深静脉血栓的可能，需要立即就医进行相关检查和治疗，以避免严重并发症的发生。

六、优势与局限性

(一) 优势

1. 微创、安全

射频消融术采用微创技术实施，其创口微小，对患者身体的创伤程度较低。这不仅有利于患者术后快速恢复，还能有效减少全身并发症的发生风险。该技术在精准治疗病变静脉的同时，最大程度地保护了周围正常组织和器官，提高了手术的安全性和可靠性。

2. 术后恢复快

术后仅数小时患者便可下地活动，能在较短时间内恢复日常生活。这种快速恢复的优势避免了传统手术所需的漫长恢复期，极大地减轻了患者的身心负担，使患者能够更快地回归正常生活和工作状态。

3. 美容效果好

因手术过程中没有较大的切口，术后伤口痕迹极小，几乎不影响皮肤外观。而且术后曲张静脉会逐渐消失，使下肢皮肤外观得到明显改善，满足患者对于美观的需求，尤其适用于对身体外观较为关注的人群。

4. 较少的术后不适

相较于传统的静脉剥脱术，射频消融术在术后引起的疼痛感和其他不适感较为轻微。这使患者在术后能够拥有更好的舒适度，减少了因疼痛等不适症状带来的困扰，有利于患者术后的康复和心理状态的调整。

（二）局限性

（1）适用范围有限：射频消融术主要针对大隐静脉和小隐静脉的主干静脉曲张，对于更复杂的静脉曲张或有其他静脉系统疾病的患者，可能需要结合其他治疗方式。

（2）费用较高：相对于传统的静脉剥脱术，射频消融术的费用相对较高，但其带来的较少的痛苦和更快的恢复时间通常能够弥补这一点。

七、术后生活注意事项

（1）避免剧烈活动：术后应避免剧烈运动或长时间站立，避免给下肢增加额外负担，促进静脉恢复。

（2）保持健康体重：肥胖是下肢静脉曲张的危险因素，术后应控制体重，减轻静脉的压力。

（3）定期随访：即使术后曲张静脉得到了有效治疗，患者仍需要定期进行复查，确保没有新的静脉曲张或其他静脉问题发生。

第九节　下肢深静脉血栓置管溶栓术

下肢深静脉血栓置管溶栓术（CDT）是一种微创介入治疗下肢深静脉血栓（DVT）的技术。该术通过导管直接将溶栓药物注入血栓部位，以迅速溶解血栓，恢复静脉血流，减少血栓引发的并发症。该术适用于严重 DVT 或常规抗凝治疗效果不佳的患者。

一、适应证

（1）急性深静脉血栓（DVT）：特别是伴有显著症状（如剧烈疼痛、肢体肿胀），并且病程通常不超过 14 日。

（2）髂股静脉血栓：位于髂静脉和股静脉的较大血栓，容易引起严重的下肢肿胀、疼痛，甚至威胁到肢体的血液供应。

（3）肺栓塞风险高：有 DVT 且存在血栓脱落并引发肺栓塞的高风险。

（4）抗凝药物效果不佳：对于通过常规抗凝药物（如华法林、肝素等）控制效果不理想的患者，尤其是症状持续或加重者。

（5）预防后遗症：如预防深静脉血栓后综合征（PTS），即慢性肢体肿胀、溃疡等。

二、手术原理

置管溶栓术是一项精准的治疗技术。在影像设备的精确引导下，将导管准确放置于下肢深静脉的血栓所在部位。随后，向该部位直接注入溶栓药物，这些药物包含尿激酶、链激酶及重组组织型纤溶酶原激活剂等。药物作用于血栓，促使血栓逐渐溶解，进而实现静脉血流的恢复。这一过程能够有效减少因血栓引发的静脉损伤，降低肺栓塞、深静脉血栓后综合征等并发症的发生风险，对保障患者下肢静脉系统的正常功能和身体健康具有重要意义，为患者的康复和后续生活质量的提高提供了有力的支持。

三、手术过程

（一）术前准备

（1）影像学检查：术前进行下肢超声检查、CT 静脉造影或 MRI，确定血栓的大小、位置及范围，评估患者静脉系统的状况。

（2）凝血功能检测：检查患者的凝血功能，确保患者在手术过程中能承受溶栓治疗。

（3）抗凝治疗准备：在手术前根据患者情况进行抗凝治疗，通常给予肝素以防止新的血栓形成。

（二）手术步骤

（1）局部麻醉：手术一般在局部麻醉下进行。医生选择股静脉或颈静脉为穿刺点。

（2）导管置入：通过穿刺股静脉或颈静脉，将导丝引入血管系统，在影像（如透视或超声）的引导下，将导管精确放置到血栓的中心部位。

（3）溶栓药物注入：通过导管将溶栓药物持续缓慢地注入血栓内，通常需要数小时至数日的时间，具体取决于血栓的大小和溶解速度。

（4）机械性辅助溶栓（视情况而定）：在某些情况下，医生可能会结合机械性碎栓技术，通过导管上的机械装置直接粉碎血栓，从而加速溶栓过程。

（5）术中监测：通过影像学检查（如造影）监测血栓溶解的进展，确保血流恢复顺畅。必要时进行调整，如增加溶栓药物剂量或延长溶栓时间。

（三）术后护理

（1）导管移除：在血栓完全溶解后，医生会移除导管，穿刺部位进行压迫止血和包扎。

（2）抗凝治疗继续：术后需要继续进行抗凝治疗，如低分子量肝素或口服抗凝药，以预防新的血栓形成。

四、术后护理

（一）监测生命体征

术后密切监测患者的血压、心率、呼吸频率及血氧饱和度，观察是否有溶栓并发症，如出血或变态反应。

（二）凝血功能检测

定期检测血常规、凝血功能，预防和及时处理出血并发症。溶栓期间，需要警惕内脏出血、脑出血等严重并发症。

（三）疼痛与肢体护理

下肢深静脉血栓患者术后可能仍会感到局部疼痛或肿胀。可根据情况给予镇痛药物，适当抬高患肢以缓解肢体肿胀。

（四）抗凝治疗管理

术后继续使用抗凝药物，如低分子量肝素、口服华法林或新型口服抗凝药物（如利伐沙班、达比加群等），根据患者凝血功能调整剂量，通常需要持续数月或更长时间。

（五）穿戴弹力袜

术后需要穿戴弹力袜，帮助改善静脉血流回流，减少下肢肿胀，并预防深静脉血栓后综合征的发生。通常建议患者持续穿戴 6 个月或更长时间。

（六）活动与休息

术后早期活动对于促进下肢静脉血流至关重要，鼓励患者适当进行下床活动，但应避免剧烈运动或长时间站立，以防止血栓再次形成或脱落。

五、术后并发症

（1）出血：溶栓药物的使用可能导致出血，尤其是在胃肠道、泌尿系统或脑部出血。出现头痛、呕血、血尿等症状时应立即就医。

（2）血栓再发：尽管溶栓治疗能有效去除现有血栓，但如果术后抗凝治疗不足，可能会再次形成新的血栓，需要严格进行抗凝管理。

（3）肺栓塞：在溶栓过程中，血栓可能部分脱落，进入肺循环，形成肺栓塞。因此，术中术后应密切监测患者的呼吸状况，如出现呼吸急促、胸痛、咯血等症状，应立即处理。

（4）变态反应：溶栓药物可能引发变态反应，表现为皮疹、呼吸困难、心率异常等，需要在手术过程中密切观察并及时应对。

（5）深静脉血栓后综合征（PTS）：即使血栓成功溶解，部分患者仍可能发展为PTS，表现为下肢肿胀、沉重、皮肤溃疡等长期症状。因此术后管理和随访非常重要。

六、置管溶栓术的优势与局限

（一）优势

（1）高效溶栓：置管溶栓术通过将溶栓药物精准注入血栓所在部位，使药物在局部形成较高浓度。这种高浓度的药物环境能更为迅速地发挥溶栓作用，促使血栓快速溶解，进而高效地恢复静脉的通畅状态，为血液的正常回流提供有力保障。

（2）减少并发症：相较于全身溶栓方式，置管溶栓术的局部溶栓显著减少了药物使用量。由于药物作用范围更为精准，全身出血等风险得以有效降低，显著提高了治疗的安全性和可靠性，减少了因治疗带来的潜在不良影响。

（3）改善长期预后：该技术能够切实有效地溶解血栓，这对于预防深静脉血栓后综合征具有关键意义。通过及时清除血栓，可显著减少慢性静脉功能不全的发生概率，从而改善患者的长期预后，提高患者的生活质量和远期健康水平。

（二）局限

（1）溶栓时间较长：置管溶栓术的溶栓进程相对较为漫长，通常会耗费数小时甚至延续至数日之久。在此期间，必须对患者进行严密的实时监测，以确保溶栓过程的顺利进行，以及及时发现可能出现的各种问题。

（2）出血风险：尽管与全身溶栓相比，置管溶栓术的出血风险有所降低，但仍不可忽视。在治疗过程中，仍需要谨慎地监测出血并发症的发生情况，以便及时采取相应的措施进行处理，保障患者的生命安全和治疗效果。

七、术后生活指导

（1）坚持抗凝治疗：遵医嘱持续使用抗凝药物，不得擅自停药或更改剂量。

（2）适量运动：鼓励患者进行适度活动，如散步等，有助于静脉血流的恢复，但应避免过度劳累和剧烈运动。

（3）饮食管理：保持健康饮食，适当控制体重，避免肥胖给下肢静脉带来额外负担。

（4）戒烟限酒：吸烟和饮酒会增加血栓形成风险，术后应尽量戒烟并限制饮酒。

（5）定期随访：定期进行血常规、凝血功能和超声检查，确保抗凝治疗有效，防止血栓复发。

第九章　介入导管室护理

第一节　冠状动脉造影术

冠状动脉造影术（CAG）是一种诊断性介入检查，用于评估心脏的冠状动脉血管是否存在狭窄或阻塞。冠状动脉造影是通过将造影剂注入冠状动脉，并借助 X 射线造影设备实时显示冠状动脉的内部影像，以判断冠状动脉的病变情况，如粥样硬化、狭窄或阻塞。CAG 是诊断冠状动脉粥样硬化性心脏病（冠心病）的重要工具，也为进一步治疗（如介入性治疗或冠脉搭桥手术）提供了依据。

一、适应证

（1）冠心病怀疑：患者出现典型心绞痛症状或胸痛，但非侵入性检查结果（如心电图、超声心动图或负荷试验）不能明确诊断冠心病。

（2）急性冠状动脉综合征：如急性心肌梗死、严重心绞痛或不稳定型心绞痛，需要通过造影确认冠状动脉病变情况。

（3）评估冠心病病变的严重程度：在已确诊的冠心病患者中，评估冠状动脉狭窄的具体部位和严重程度，以决定是否进行介入治疗或手术。

（4）心脏介入术前评估：在进行冠状动脉支架植入、冠脉搭桥术等心脏手术前，需要通过造影明确病变的范围和位置。

（5）心功能不全：患者出现原因不明的心功能下降，怀疑与冠状动脉疾病有关。

（6）其他特殊情况：如评估先天性冠状动脉异常、冠状动脉瘤等。

二、手术原理

冠状动脉造影术是一种重要的诊断手段。其操作是向冠状动脉内注入造影剂，借助 X 光设备对造影剂在血管中的流动过程进行拍摄，从而生成冠状动脉的影像。经此造影，能够清晰、直观地呈现血管的狭窄程度、是否闭塞及血流的具体情况，为医生提供准确的病变信息，助力其进行精准诊断，是评估冠状动脉健康状况的关键技术。

三、手术过程

（一）术前准备

1. 病史评估

术前阶段，医生会细致入微地了解患者的病史情况。其中关键在于评估患者是否存在造影剂过敏的风险，因为造影剂过敏可能引发严重的不良反应。同时，还需要判断患者是否有肾功能不全等状况，以及排查其他可能的禁忌证。全面的病史评估有助于医生提前制定应对策略，保障手术的安全性。

2. 药物调整

依据患者的具体身体状况，在术前可能需要对抗凝药物的使用进行合理调整。尤其是对于患有冠心病、糖尿病、高血压或肾病等基础疾病的患者，药物调整更为关键。这是因为这些基础病可能影响患者的凝血功能和肾代谢等，恰当的药物调整能降低手术风险，确保手术顺利进行。

3. 禁食禁水

患者一般在术前 6～8 小时需要严格遵守禁食禁水的要求。其目的在于减少术中可能出现的呕吐、误吸等不良反应，保障手术过程中患者的呼吸道安全，为手术创造良好的条件。

4. 静脉通路建立

为了便于术中药物的及时输注及液体的补充，术前通常会建立静脉通路。这一操作确保了在手术过程中，能够迅速给予患者必要的药物治疗和维持体液平衡，保障手术的顺利进行和患者的生命体征稳定。

（二）手术步骤

（1）局部麻醉：手术在局部麻醉下进行，常见的穿刺部位是股动脉或桡动脉，少数情况也可通过肱动脉穿刺。

（2）导管置入：医生通过穿刺血管，将导管引入主动脉，并在影像引导下将导管的末端送至冠状动脉的开口。

（3）造影剂注入：通过导管将造影剂注入冠状动脉，同时利用 X 射线进行实时造影。造影剂使冠状动脉在影像中清晰显示，可以观察血管的形态和血流情况。

（4）影像采集：医生根据不同角度拍摄 X 线影像，以全面评估冠状动脉的病变情况。此过程可能需要改变 X 光机的角度或患者体位。

（5）导管移除与止血：完成造影后，医生将导管移除，并在穿刺部位进行加压止血，避免出血。

（三）术后护理

1. 止血与观察

术后止血工作至关重要。对于经股动脉穿刺的患者，需要持续进行数小时的加压止血，且通常要求平躺静卧 6 小时。这是因为股动脉位置较深且血流量大，此举可有效防止出血或血肿形成，确保穿刺部位的愈合。在止血过程中，医护人员需要密切观察穿刺部位的情况，及时发现并处理可能出现的问题。

2. 饮水排造影剂

术后患者应积极多饮水。造影剂在体内需要通过代谢排出，多喝水可促进身体的新陈代谢，加快造影剂的排出速度，从而减轻造影剂对肾的负担，降低造影剂肾病的发生风险。同时，合理的水分摄入还有助于维持身体的内环境稳定，促进术后身体的恢复。

3. 监测生命体征

术后要密切监测患者的心率、血压和心电图等生命体征。通过持续监测心率，可及时发现心律失常等心脏异常情况；血压的监测能帮助判断是否出现低血压等并发症。心电图则可直观反映心脏的电生理活动，为早期发现心脏病变提供重要依据，以便及时采取相应的治疗措施，保障患者的术后安全。

四、术后护理

（一）穿刺部位护理

（1）保持穿刺部位清洁：术后注意保持穿刺部位干燥清洁，防止感染。

（2）观察穿刺点出血：如果穿刺部位出现血肿或渗血，应及时告知医护人员。

（二）活动与休息

术后应避免剧烈活动，特别是股动脉穿刺的患者，应在医生允许后逐渐下床活动。桡动脉穿刺患者术后恢复较快，数小时后即可正常活动。

（三）肾功能监测

由于造影剂可能对肾造成损害，术后需要监测肾功能，尤其是肾功能较弱的患者，必要时给予护肾药物。

（四）饮水与饮食

建议术后多饮水，帮助排出造影剂，同时恢复正常饮食，但避免摄入过量的盐分和脂肪，以减轻心血管负担。

（五）复查与随访

根据造影结果，医生会制定进一步的治疗方案，如药物治疗、冠脉支架植入或冠状动脉搭桥术。患者需要定期随访，调整治疗方案。

五、并发症

（1）穿刺部位出血或血肿：股动脉或桡动脉穿刺后可能发生局部出血或血肿，特别是术后活动过早时。

（2）变态反应：少数患者可能对造影剂过敏，表现为皮疹、瘙痒、呼吸困难等，需要立即处理。

（3）肾功能损伤：造影剂可能引起造影剂肾病，特别是对原本肾功能较差的患者，应术前、术后加强肾功能保护。

（4）血管并发症：包括血栓形成、动脉夹层或假性动脉瘤等，需要密切监测和处理。

（5）心血管并发症：少数患者可能发生心律失常、心绞痛或心肌梗死，特别是已有严重冠状动脉疾病的患者。

六、冠状动脉造影术的优势与局限

（一）优势

（1）准确性高：冠状动脉造影术是目前诊断冠心病的金标准，能够精确显示冠状动脉的狭窄、闭塞情况，帮助制定精准治疗方案。

（2）微创性：手术通过血管穿刺完成，无须开胸，创伤小，术后恢复快。

（3）为介入治疗提供基础：如果在造影过程中发现严重的冠状动脉狭窄，医生可以立即进行冠状动脉支架植入术等介入治疗，减少等待时间。

（二）局限性

（1）对肾功能有影响：造影剂可能对肾有毒性作用，特别是肾功能不全的患者，需要谨慎评估。

（2）不能直接治疗：冠状动脉造影术是诊断性检查，虽然能够明确诊断，但不能直接治疗冠心病，还需要根据造影结果进行进一步的治疗（如支架植入或药物治疗）。

（3）成本相对较高：冠状动脉造影术需要专业设备和技术，费用较高，不适用于常规筛查。

七、术后生活指导

（一）健康饮食与生活方式调整

冠状动脉粥样硬化性心脏病患者术后的饮食和生活方式调整至关重要。在饮食方面，坚持低盐、低脂、低糖饮食是基本原则。减少高盐摄入可有效控制血压，避免过多脂肪尤其是饱和脂肪和反式脂肪及高胆固醇食物的食用，有助于降低血脂水平，减轻血管壁的脂质沉积。同时，戒烟限酒对于改善心血管功能意义重大。烟草中的有害物质会损伤血管内皮细胞，促进动脉粥样硬化的发展，而过量饮酒也会对心脏和血管产生不良影响。此外，保持适当体重能减轻心脏负担，降低心血管疾病的风险。通过合理的饮食控制和健康的生活习惯养成，可为心血管健康提供良好的基础环境。

（二）定期监测心血管健康

定期复查是术后管理的重要环节。通过定期监测心电图，能够及时发现心脏电生理活动的异常变化，如心律失常等情况。血脂、血压的复查则有助于评估治疗效果和疾病控制情况。若血脂、血压出现波动，可及时调整治疗方案，确保其维持在稳定的正常范围内，从而有效预防冠心病的复发。持续的监测能为医生提供准确的病情信息，以便及时采取干预措施，保障患者的心血管健康。

（三）适当运动

术后适当运动对于患者的康复具有积极作用。在术后早期，应逐渐恢复轻度活动，如散步等有氧运动。有氧运动可以增强心肺功能，促进血液循环，但需要注意避免剧烈运动。随着身体的恢复，可在医生的指导下适当增加运动强度和时间。适当运动不仅有助于身体机能的恢复，还能改善心理状态，提高生活质量。但在运动过程中，患者应密切关注自身身体状况，如有不适，应立即停止运动并寻求医疗帮助。

第二节　经皮冠状动脉内支架置入术

经皮冠状动脉内支架置入术（PCI），又称为冠状动脉支架植入术，是一种用于治疗冠心病的微创介入手术。冠心病通常是由于冠状动脉的粥样硬化斑块导致血管狭窄或阻塞，从而减少心肌的血液供应，引发心绞痛或心肌梗死。PCI 通过将支架植入狭窄或阻塞的冠状动脉内，恢复血流，缓解症状，减少心肌梗死的风险，改善患者的生活质量。

一、适应证

（1）急性冠状动脉综合征：包括急性心肌梗死、不稳定型心绞痛等急症，需要通过紧急介入治疗恢复冠状动脉血流，避免心肌损伤。

（2）稳定性心绞痛：当患者在进行日常活动或轻度运动时出现反复的心绞痛，且药物治疗效果不佳时，PCI 可以作为治疗手段。

（3）冠状动脉狭窄：通过冠状动脉造影检查发现冠状动脉中有明显的狭窄或阻塞，且血流受限的患者。

（4）预防性介入：对于已知冠状动脉有严重狭窄的高危患者，PCI 可以作为预防性手术，避免未来心肌梗死的发生。

二、手术原理

冠状动脉支架作为一种重要的医疗器械，呈现为金属网状结构。其被精准放置于狭窄或阻塞的冠状动脉内部，主要发挥支撑血管的关键作用，阻止血管再次出现塌陷或狭窄的情况。支架一般由不锈钢或合金等材料精心制成，包含裸金属支架和药物洗脱支架这两种类型。其中，药物洗脱支架独具特色，含有抗增殖药物，该药物能够在术后有效地抑制血管内膜的过度增生，从而显著降低血管再狭窄的发生率，为改善冠状动脉的血流状况和患者的心脏功能提供了更为可靠的保障。

三、手术过程

（一）术前准备

（1）病史评估：医生会详细了解患者的病史，评估冠心病的严重程度及是否适合进行 PCI。

（2）检查与评估：包括血常规、凝血功能、肾功能、心电图和冠状动脉造影检查等，以明确血管病变的具体位置和严重程度。

（3）药物准备：术前患者需服用抗血小板药物，以预防术后血栓形成。

（二）手术步骤

（1）局部麻醉与穿刺：通常在局部麻醉下进行，常通过股动脉或桡动脉穿刺进入血管。

（2）导管置入：医生将导丝和导管引入主动脉，并通过造影引导，将导管送至冠状动脉的狭窄或阻塞部位。

（3）球囊扩张：在狭窄的冠状动脉内放置一个球囊导管，并通过高压气体充盈球囊，将狭窄处的斑块压向血管壁，从而恢复血流。此过程称为冠状动脉球囊成形术（PTCA）。

（4）支架植入：当血管扩张后，医生会将支架放置在狭窄处，并通过导管将支架送入适当位置。支架扩张后将血管支撑起来，保持血流通畅。

（5）术后检查：植入支架后，医生会通过再次造影确认支架位置是否准确，血流是否恢复正常。

（三）术后护理

1. 穿刺部位止血

在冠状动脉介入治疗完成后，导管拔出时对穿刺部位的止血操作至关重要。需要立即进行加压止血处理，通过施加适当的压力来促使血管创口闭合。患者通常需要保持平躺 6～8 小时，在此期间减少身体的活动，避免穿刺部位受力。这是为了有效防止出血或血肿的形成，确保穿刺部位能够顺利愈合。若止血不当，可能引发局部出血过多，不仅影响患者的恢复，还可能导致局部组织损伤等并发症，因此严格的止血措施和体位要求必不可少。

2. 继续服用抗血小板药物

术后患者进入康复阶段，为预防支架内血栓形成，需要长期服用双重抗血小板药物，即阿司匹林和氯吡格雷。阿司匹林通过抑制血小板的环氧化酶活性，减少血栓素 A_2 的生成，从而抑制血小板聚集；氯吡格雷则作用于血小板 ADP 受体，抑制 ADP 介导的血小板活化和聚集。两者联合使用可从不同途径增强抗血小板作用，显著降低支架内血栓形成的风险，保障冠状动脉的通畅，维持心脏的正常血液供应，对于患者的远期预后和生活质量改善具有重要意义。

四、术后护理

（一）穿刺部位护理

冠状动脉介入术后，穿刺部位的护理不容忽视。术后要密切观察穿刺部位是否存在出血、血肿或感染的迹象。对于股动脉穿刺的患者，由于该部位血管相对较粗，术后需静卧 6～8 小时，以减少穿刺部位的压力，促进血管创口的愈合，防止出血等并发症的发生。而桡动脉穿刺的患者，因其血管位置表浅且易于压迫止血，通常恢复活动的时间较早。但无论哪种穿刺方式，都需要定期观察穿刺点周围皮肤的颜色、温度、有无渗血等情况，若发现异常应及时处理。

（二）生命体征监测

术后持续密切监测患者的心率、血压和心电图变化至关重要。通过对心率的监测，可及时发现心律失常等异常情况，如心动过速或心动过缓可能提示心脏功能异常或存在其他潜在问题。血压的波动也需要密切关注，过高或过低的血压都可能对心脏和血管造成不良影响，甚至引发心绞痛等并发症。心电图的动态观察能够直观地反映心脏的电生理活动，有助于早期发现心肌缺血、心律失常等情况，为及时采取治疗措施提供依据。

（三）药物治疗管理

药物治疗是术后预防并发症的关键措施。术后应常规继续使用抗血小板药物，其中阿司匹林和氯吡格雷是常用的药物组合。抗血小板药物能够抑制血小板的聚集，防止支架内血栓形成，保障支架的通畅性和心脏的血液供应。用药时间需要根据患者的具体情况确定，如支架类型、患者的基础疾病等。在药物治疗过程中，必须严格在医生的指导下进行，不可自行增减药量或停药，同时要注意观察药物的不良反应，如出血倾向等，及时与医生沟通调整治疗方案。

（四）饮食与生活方式调整

术后的饮食与生活方式调整对于患者的康复和心血管健康的长期维持具有重要意义。建议患者保持低盐、低脂、低糖饮食，减少高盐摄入可控制血压，避免高脂肪和高糖食物有助于调节血脂和血糖水平。同时，应避免摄入高胆固醇食物，如动物内脏、蛋黄等，以减轻动脉粥样硬化的进展。控制体重对于减轻心脏负担至关重要，通过合理的饮食控制和适量的运动来实现。戒烟限酒是必须遵守的原则，烟草中的有害物质会损害血管内皮细胞，加速心血管疾病的发展，而过量饮酒也会对心脏功能产生不良影响。适量的运动，如散步、慢跑等有氧运动，能够增强心肺功能，促进血液循环，但要注意运动强度和时间的控制，避免过度疲劳。

（五）定期随访

定期随访是术后管理的重要环节。术后需定期复查心电图，以了解心脏电生理活动的恢复情况。冠脉造影或其他影像检查（如CT血管造影等），可用于评估支架植入效果，观察支架是否通畅，以及监测冠状动脉是否有新的病变或再狭窄。通过定期随访，医生能够及时发现问题并调整治疗方案，确保患者的心血管健康得到持续的关注和管理，提高患者的生活质量和远期预后。

五、术后并发症

（一）急性支架内血栓形成

在冠状动脉支架置入术后的短期内，存在急性支架内血栓形成的风险。这是一种严重的并发症，可导致冠状动脉再次阻塞，进而引发急性心肌梗死，对患者生命构成威胁。术后应密切监测患者的心电图变化，因为心电图能够及时反映心肌的电生理活动情况。

一旦发现心电图出现 ST 段抬高、T 波改变等心肌缺血或梗死的典型表现，需要立即采取紧急处理措施，如给予抗血小板、抗凝药物治疗，必要时进行紧急冠状动脉造影及介入治疗，以尽快恢复冠状动脉的血流，挽救心肌。

（二）血管并发症

穿刺部位容易出现多种血管并发症。出血、血肿较为常见，可能是由于穿刺过程中血管损伤或术后止血不当所致。假性动脉瘤是动脉壁破裂后形成的与动脉腔相通的血肿，动静脉瘘则是动脉和静脉之间出现的异常通道。这些并发症需要及时处理，对于较小的血肿可采取局部压迫等保守治疗方法，而对于假性动脉瘤或动静脉瘘可能需要进一步的介入治疗或手术修复，以防止其进一步发展并避免感染等不良后果。

（三）心律失常

支架置入后，部分患者可能出现心律不齐的情况。虽然通常为一过性，但仍需要密切监测和处理。心律失常的发生可能与手术操作对心脏的刺激、心肌缺血再灌注损伤等因素有关。常见的心律失常类型包括期前收缩、心动过速等。通过持续的心电监护，及时发现心律失常的类型和严重程度，必要时给予抗心律失常药物治疗或采取其他相应的治疗措施，以维持心脏正常的节律和功能。

（四）造影剂肾病

造影剂在冠状动脉介入手术中广泛应用，但可能引发急性肾功能损伤，尤其是对于肾功能不全的患者风险更高。造影剂进入人体后，会对肾的血流动力学和肾小管功能产生影响，导致肾功能下降。因此，术后需加强对肾功能的监测，密切观察患者的尿量、血清肌酐等指标的变化。对于高危患者，可采取术前充分水化、选择合适的造影剂及尽量减少造影剂用量等措施来预防造影剂肾病的发生。一旦发生，应根据病情采取相应的治疗，如补液、利尿等，以促进肾功能的恢复。

（五）支架再狭窄

尽管药物洗脱支架的应用在一定程度上减少了再狭窄的发生，但仍有部分患者可能在术后数月至一年内出现支架再狭窄。其主要表现为心绞痛症状复发，这可能是由于血管内膜过度增生、支架内血栓形成后再通不完全等原因导致。此时，需要进一步评估患者的病情，可通过冠状动脉造影等检查明确再狭窄的程度和部位。对于轻度再狭窄可采用药物治疗，如调整抗血小板、降脂等药物方案；对于严重的再狭窄，可能需要再次进行介入治疗或冠状动脉旁路移植术。

（六）变态反应

少数患者对造影剂或支架材料过敏，可能出现不同程度的变态反应。皮疹是较为常见的轻度过敏表现，一般可伴有瘙痒。严重的变态反应可出现呼吸困难，这是由于呼吸道黏膜水肿或支气管痉挛导致气道狭窄引起的。全身性变态反应更为危急，可表现为血压下降、意识丧失等休克症状。对于变态反应，术前应详细询问患者的变态反应史，对于有过敏风险的患者可采取预防性措施，如使用抗过敏药物等。一旦发生变态反应，需要立即停止相关操作，给予相应的抗过敏治疗，如肾上腺素、糖皮质激素等，以缓解症状，保障患者的生命安全。

六、冠状动脉支架植入术的优势与局限

(一) 优势

（1）微创、安全性高：手术通过血管内进行，无须开胸，创伤小，恢复快，术后大部分患者可很快恢复正常活动。

（2）即时恢复血流：支架植入能够立即恢复冠状动脉的血流，迅速缓解心绞痛症状，防止心肌梗死的发生。

（3）适合急症治疗：对于急性心肌梗死或严重心绞痛的患者，PCI 能够在短时间内挽救心肌，减少死亡率。

(二) 局限

（1）可能发生再狭窄：尽管药物洗脱支架有效降低了再狭窄的发生率，但仍不能完全避免，因此术后需定期随访。

（2）长期抗血小板治疗：患者术后需长期服用抗血小板药物，以预防支架内血栓形成，可能增加出血风险。

（3）费用较高：相比药物治疗，PCI 手术费用较高，尤其是药物洗脱支架的成本较高。

七、术后生活指导

(一) 坚持药物治疗

在心血管疾病的治疗及术后康复过程中，药物治疗是基石。患者必须严格按照医嘱服用抗血小板药物，尤其是在支架植入术后，双联抗血小板治疗（阿司匹林＋氯吡格雷）具有关键意义。这种治疗方案旨在抑制血小板的聚集功能，防止血栓在支架部位及血管内形成，从而保障血管的通畅性。擅自停药可能引发严重后果，如急性血栓事件，导致心肌梗死等危及生命的情况发生。患者应充分理解药物治疗的必要性和重要性，按时服药，如有任何用药疑问或出现不良反应，应及时与医生沟通，而绝不能自行随意停药或更改药物剂量。

(二) 保持健康生活方式

健康的生活方式对于心血管疾病患者的康复和预防复发至关重要。控制体重是其中的重要一环，通过合理的饮食和适量的运动来实现。在饮食方面，应遵循低盐、低脂、低糖的原则，增加新鲜蔬菜和水果的摄入，为身体提供丰富的维生素、矿物质和膳食纤维，有助于维持心血管健康。同时，减少高胆固醇食物的摄取，如动物内脏、蟹黄等，以降低血脂水平。戒烟限酒更是必不可少，烟草中的有害物质会对血管内皮细胞造成损伤，加速冠状动脉斑块的形成，显著增加支架内再狭窄的风险。而过量饮酒也会对心脏和血管产生不良影响，因此患者应坚决戒烟，限制酒精摄入。

（三）适量运动

术后恢复期间，适量运动对于患者的身体康复具有积极作用。应根据自身的身体状况逐渐增加活动量，选择适当的有氧运动，如散步、慢跑等。有氧运动可以增强心肺功能，促进血液循环，提高身体的代谢水平。然而，运动时需要注意避免过度疲劳，遵循循序渐进的原则，逐渐增加运动的强度和时间。在运动过程中，如果出现胸痛、呼吸困难等不适症状，应立即停止运动，并及时就医。同时，患者可以在医生或专业康复师的指导下制定个性化的运动计划，以确保运动的安全性和有效性。

（四）定期体检

定期体检是监测心血管健康状况的重要手段。术后患者应定期进行心电图检查，以了解心脏的电活动情况，是否存在心律失常等异常。同时，监测血脂、血压、血糖等指标也非常重要，这些指标的异常波动可能提示心血管疾病的进展或复发风险。通过定期检查，医生可以及时调整治疗方案，确保患者的各项指标维持在正常范围内。必要时，还需要进行冠状动脉造影评估支架的情况，如支架内是否有再狭窄、血管是否通畅等。通过定期体检，能够早期发现潜在问题，采取及时有效的干预措施，保障患者的心血管健康，提高生活质量和远期预后。

第三节　经皮冠状动脉内形成术

经皮冠状动脉内成形术，又称经皮冠状动脉球囊成形术（PTCA），是一种微创介入手术，主要用于治疗因冠状动脉粥样硬化引起的冠状动脉狭窄或阻塞。通过将一个小球囊导管送入冠状动脉狭窄部位，并在狭窄区域充盈球囊，将斑块压向血管壁，扩张血管，从而恢复冠状动脉的正常血流。PTCA 通常与冠状动脉支架植入术（PCI）结合进行，但在某些情况下，单独的球囊扩张术也被使用。

一、适应证

（1）冠心病：因冠状动脉粥样硬化导致的狭窄或阻塞，导致患者出现心绞痛、胸痛等症状。

（2）急性冠状动脉综合征：如急性心肌梗死、不稳定型心绞痛，尤其是在紧急情况下，PTCA 可用于快速开通狭窄的血管，恢复血流，减少心肌损伤。

（3）药物治疗无效：患者在接受药物治疗后，症状依然无法控制，尤其是存在严重冠状动脉狭窄的患者，需要通过 PTCA 进行机械性扩张。

（4）术前评估和准备：在计划进行冠脉搭桥术的患者中，PTCA 可用于暂时恢复血流，改善症状。

二、手术原理

PTCA 的治疗原理基于特定的生理机制。其借助球囊导管的作用，于冠状动脉狭窄或阻塞部位，将斑块精准地压向血管壁。通过这种方式，实现血管的扩张，促使血流得以恢复正常。然而，该方法存在一定局限性，因其在扩张血管过程中会使血管内膜受到损伤。这种损伤易引发一系列生理反应，导致术后血管再狭窄的可能性增加。鉴于此，为提高治疗效果并降低再狭窄风险，PTCA 在临床实践中通常与支架植入术联合应用，以实现更优的血管重建和长期通畅效果。

三、手术过程

（一）术前准备

1. 病史评估

在 PTCA 术前，医生会对患者的病史进行全面且细致的了解。这包括询问患者既往的疾病史，如冠心病的发病情况、症状表现和治疗经历等。通过综合分析这些病史信息，医生能够评估冠心病的严重程度，进而判断患者是否适合进行 PTCA 手术。这一评估过程对于制定个性化的治疗方案和确保手术的安全性及有效性至关重要。

2. 检查与评估

术前需进行一系列的检查。冠脉造影是关键检查之一，能清晰地显示冠状动脉狭窄的具体部位和严重程度，为手术方案的制定提供直观依据。血常规、凝血功能检查有助于了解患者的血液状况，评估手术出血风险。心电图可反映心脏的电生理活动情况，判断心肌是否存在缺血等异常。超声心动图则能评估心脏的结构和功能，全面了解心脏的整体状况，确保患者在身体条件适宜的情况下进行手术。

3. 药物准备

为预防血栓形成，术前患者需要服用抗血小板药物。阿司匹林和氯吡格雷是常用的抗血小板药物，它们能够抑制血小板的聚集功能。在手术前提前服用这些药物，可以降低手术过程中血栓形成的风险，保障手术的顺利进行和患者的术后恢复。同时，医生会根据患者的具体情况确定药物的剂量和使用时间，确保药物治疗的安全性和有效性。

（二）手术步骤

（1）局部麻醉：手术通常在局部麻醉下进行，常通过股动脉或桡动脉进入血管系统。

（2）导管置入：医生通过导丝将导管送入主动脉，然后在 X 光透视引导下将导管送入冠状动脉的狭窄或阻塞部位。

（3）球囊扩张：在狭窄部位放置一个充盈球囊，并通过导管内的高压气体将球囊充盈，使其膨胀，将斑块压向血管壁，扩张血管。

（4）支架植入（视情况而定）：如果血管狭窄较严重，医生通常会在扩张后放置一个支架，以防止血管再狭窄和塌陷。

（5）造影确认：术后医生会再次进行冠脉造影，确认血流是否恢复正常，球囊扩张或支架植入是否成功。

（三）术后护理

（1）穿刺部位止血：手术结束后，导管拔出，穿刺点进行加压止血，避免术后出血。

通常股动脉穿刺的患者需要平卧 6 ~ 8 小时，桡动脉穿刺的患者可较早恢复活动。

（2）继续使用抗血小板药物：术后患者需继续服用抗血小板药物，以预防血栓形成。

四、术后护理

（一）穿刺部位护理

术后对穿刺部位的精心护理至关重要。医护人员需密切观察穿刺部位有无出血、血肿等异常情况的发生。保持该部位干燥清洁是预防感染的关键措施，应严格按照无菌操作原则进行护理。患者自身也需要高度配合，避免剧烈活动，这是因为术后穿刺部位尚未完全愈合，剧烈活动可能导致局部压力增加，从而引发穿刺部位出血，影响伤口愈合及恢复进程。一旦发现穿刺部位有异常，应及时告知医护人员进行处理，以确保穿刺部位的顺利愈合和康复。

（二）生命体征监测

术后持续密切监测患者的心率、血压和心电图具有重要意义。心率的变化可反映心脏的节律和功能状态，过快或过慢都可能提示存在心律失常等问题。血压的波动则与心脏负荷及血管状况密切相关，异常的血压变化可能预示着心血管并发症的发生。心电图能够直观地显示心脏的电生理活动，通过观察心电图波形，可及时发现是否有心律失常、心绞痛等并发症的迹象。严密的生命体征监测有助于早期发现潜在问题，为及时采取有效的治疗措施提供依据，保障患者的心脏功能稳定和术后恢复。

（三）药物治疗管理

术后患者通常需要进行双重抗血小板治疗，即服用阿司匹林和氯吡格雷。这两种药物协同作用，能够有效防止血栓形成，降低冠状动脉支架内血栓及其他心血管事件的发生风险。然而，治疗时间的长短需要由医生根据患者的具体病情进行个体化决定。在治疗过程中，患者应严格遵医嘱按时服药，不可自行增减药量或停药。同时，需要注意观察是否有药物不良反应的发生，如出血倾向、胃肠道不适等，如有异常应及时告知医生进行调整处理，以确保药物治疗的安全性和有效性。

（四）饮食与生活方式管理

术后良好的饮食与生活方式对于患者的康复和预防疾病复发至关重要。建议患者保持低盐、低脂、低糖饮食，减少高胆固醇食物的摄入，这有助于控制血压、血脂和血糖水平，减轻心血管系统的负担。合理控制体重可降低心脏负荷，提高身体的代谢功能。戒烟限酒是必须遵循的原则，烟草中的有害物质和酒精会对心血管系统造成直接损害，增加心血管疾病的风险。此外，适当的运动有助于增强心肺功能，促进血液循环，但应注意运动强度和方式的选择，避免过度劳累和剧烈运动，可在医生的指导下进行适量的有氧运动，如散步、慢跑等，逐步改善身体状况。

（五）定期随访

术后定期复查是监测患者康复情况和疾病进展的重要手段。定期复查心电图和血液检查能够及时了解心脏的电生理活动和血液指标的变化，评估药物治疗的效果及是否存在潜在的并发症风险。必要时再次进行冠脉造影，可直观地观察血管是否有再狭窄或新的病变发生。通过定期随访，医生能够根据患者的具体情况及时调整治疗方案，给予进一步的治疗建议和指导，以确保患者的病情得到有效控制，提高生活质量，降低心血管事件的再次发生风险。患者应积极配合定期随访，如实向医生反馈自身的症状和身体状况变化，共同参与疾病的管理和康复过程。

五、术后并发症

（1）再狭窄：术后数月内，血管可能再次出现狭窄，这是由于血管内膜的愈合和增殖所致。为防止再狭窄，通常会使用药物洗脱支架或进行长期抗血小板治疗。

（2）急性血栓形成：术后短时间内，可能因血小板在扩张处聚集形成血栓，导致冠状动脉再次阻塞，引发急性心肌梗死。

（3）心律失常：手术过程中或术后，部分患者可能出现心律失常，需密切监测并及时处理。

（4）穿刺部位并发症：如出血、血肿、动静脉瘘或假性动脉瘤，需密切观察并及时处理。

（5）造影剂肾病：造影剂可能引发急性肾功能损伤，尤其是肾功能不全的患者，术后需加强肾功能监测。

（6）冠状动脉夹层或穿孔：球囊扩张过程中可能造成血管内膜损伤，严重时可能导致冠状动脉夹层或血管穿孔，需及时手术修复。

六、优势与局限

（一）优势

（1）微创性强：手术通过血管内进行，无须开胸，创伤小，恢复快，术后大多数患者可迅速恢复正常生活。

（2）即时恢复血流：PTCA 能够迅速扩张狭窄的冠状动脉，恢复血流，缓解心绞痛症状，降低心肌梗死的发生率。

（3）急症应用：PTCA 是治疗急性心肌梗死的标准急诊治疗方法，能够快速挽救心肌，减少死亡率。

（二）局限

（1）再狭窄的风险：尽管支架植入能够减少再狭窄的风险，但再狭窄的发生率仍存在，尤其是未使用药物洗脱支架的患者。

（2）长期抗血小板治疗：术后需长期使用抗血小板药物以预防血栓形成，但也增加了出血的风险。

（3）费用较高：PTCA 及支架植入的费用较高，尤其是药物洗脱支架。

七、术后生活指导

（一）坚持药物治疗

药物治疗是保障康复和预防并发症的关键环节。患者务必严格遵循医生的嘱咐，按时按量服用抗血小板药物。这些药物对于抑制血小板聚集、防止血栓形成具有重要作用。随意停药可能导致血栓在血管内重新形成，危及生命。患者应充分认识到药物治疗的持续性和重要性，不可因症状缓解或其他原因擅自中断用药。

（二）保持健康的生活方式

术后患者的生活方式调整对心血管健康至关重要。在饮食方面，应坚持低盐、低脂、低糖的原则，减少高盐、高脂肪和高糖食物的摄入，以控制血压、血脂和血糖水平。同时，合理控制体重，避免肥胖对心血管系统造成额外负担。此外，戒烟限酒是必不可少的，吸烟和过量饮酒会严重损害心血管功能。适量运动有助于增强心肺功能，促进血液循环，但应在医生的指导下进行适度的有氧运动，如散步、慢跑等，逐步改善心血管健康状况。

（三）定期复查

定期复查是监测术后恢复情况和及时发现潜在问题的重要手段。术后患者需定期进行心电图检查，以了解心脏的电生理活动是否正常。同时，进行血脂、血糖检查，监测血液指标的变化，及时调整治疗方案。必要时，还需要进行冠脉造影，直观地观察冠状动脉的通畅情况，确保血管保持良好的血流通畅状态。通过定期复查，医生能够及时发现可能出现的血管再狭窄或其他并发症，采取相应的治疗措施，保障患者的长期健康。

第四节 肝恶性肿瘤栓塞术

肝恶性肿瘤栓塞术，通常称为经动脉化疗栓塞术（TACE），是一种用于治疗肝恶性肿瘤（如肝细胞癌或肝转移癌）的微创介入治疗方法。TACE结合了化疗和栓塞技术，通过将化疗药物和栓塞剂直接注入肿瘤供血的肝动脉中，使化疗药物高效地作用于肿瘤，同时阻断肿瘤的血供，导致肿瘤缺血性坏死。

一、适应证

（1）原发性肝癌：特别是不能手术切除的中晚期肝细胞癌患者，TACE是治疗肝细胞癌的常用介入治疗方法。

（2）肝转移癌：原发肿瘤（如结直肠癌、乳腺癌等）发生肝转移时，TACE可以用于局部控制肿瘤。

（3）肝癌术后复发：对于肝癌手术后出现局部复发或新发病灶的患者，TACE可用于控制复发性病变。

（4）术前降期治疗：对于肿瘤较大、不能立即手术的患者，TACE 可用于缩小肿瘤，进而提高手术切除的机会。

（5）顽固性腹水：部分合并门静脉高压的肝癌患者，由于肝动脉供血肿瘤的增大压迫门静脉，导致顽固性腹水，TACE 可以缓解这些症状。

二、手术原理

肝恶性肿瘤的血供主要依赖于肝动脉，而正常肝组织的血供大部分来源于门静脉。TACE 通过将化疗药物和栓塞剂直接注入肝动脉，利用以下机制作用于肿瘤。

（1）局部高浓度化疗：化疗药物通过肝动脉直接注入肿瘤区，能够在局部形成高浓度的药物作用，增强对肿瘤细胞的杀伤作用。

（2）血供阻断：栓塞剂通过堵塞肿瘤的血供，使肿瘤处于缺氧、缺血的状态，从而抑制肿瘤生长，并促进肿瘤坏死。

三、手术过程

（一）术前准备

（1）病史评估与检查：术前进行肝功能、凝血功能、肾功能等一系列检查，评估患者是否适合进行 TACE。还需通过影像学检查（如 CT 扫描、MRI）明确肿瘤的大小、位置和肝血流状况。

（2）麻醉准备：手术通常在局部麻醉下进行，部分患者可能需要轻度镇静麻醉。

（二）手术步骤

（1）导管置入：医生通过股动脉穿刺，在影像引导下将导管通过腹主动脉引入肝动脉，并将导管送至供养肿瘤的肝动脉分支。

（2）造影检查：通过注入造影剂，医生可以清楚地看到肝动脉的血供情况，并准确定位肿瘤的供血动脉。

（3）化疗药物注入：医生将化疗药物（如阿霉素、顺铂、氟尿嘧啶等）注入供养肿瘤的肝动脉，使药物集中在肿瘤组织内。

（4）栓塞剂注入：紧接着，医生会注入栓塞剂（如碘化油、明胶海绵、聚乙烯醇颗粒等）阻断肿瘤的血供，进一步抑制肿瘤生长。

（5）术后监测：医生通过造影检查确认栓塞效果，确保肿瘤的供血已被有效阻断。

（三）术后护理

（1）穿刺点护理：术后需要压迫止血，防止穿刺部位出血或血肿形成。通常患者需要静卧数小时，特别是股动脉穿刺的患者，需要严格限制下肢活动。

（2）术后抗感染：术后需要进行抗生素预防感染治疗，并监测生命体征，观察有无并发症。

四、术后护理

(一) 监测生命体征

术后患者的生命体征监测是保障其安全恢复的关键环节。血压、心率、血氧饱和度等指标需要密切关注，尤其是术后早期阶段。持续监测血压可及时察觉出血风险，若血压出现异常下降，可能提示有内出血情况；心率的变化能反映心脏功能及机体应激状态，过快或过慢都可能预示潜在问题；血氧饱和度则关乎肺部气体交换及全身氧供状况。通过严密监测这些生命体征，能够尽早发现术后并发症如出血、栓塞不全等，以便及时采取相应的治疗措施，确保患者平稳度过术后恢复期。

(二) 疼痛管理

栓塞后的肿瘤因缺血性坏死，常导致患者出现肝区疼痛。对此，医生会依据患者疼痛的具体程度，合理给予止痛药物。同时，还需要关注胃肠道反应，因为疼痛及治疗过程可能引发恶心、呕吐等不适。此时，会相应地给予止吐药物进行对症处理。有效的疼痛管理不仅能提高患者的舒适度，还有助于减轻机体应激反应，促进患者的恢复。

(三) 肝功能监测

TACE 治疗虽针对肿瘤，但不可避免地会对正常肝组织产生一定影响。因此，术后定期监测肝功能至关重要。谷丙转氨酶（ALT）、谷草转氨酶（AST）反映肝细胞的损伤情况，胆红素则体现肝的代谢功能。通过监测这些指标，能够及时发现肝功能异常，如转氨酶升高可能提示肝细胞受损，胆红素异常可能意味着胆汁排泄障碍。一旦发现异常，可及时调整治疗方案，如给予保肝药物、优化后续治疗计划等，以保护肝功能，促进其恢复。

(四) 液体和电解质管理

栓塞术后，患者身体的内环境可能发生变化，容易出现脱水、电解质紊乱等情况。为维持机体正常代谢和生理功能，需要适时给予补液治疗。根据患者的具体情况，合理补充水分和电解质，如钠、钾、钙等，以保持电解质平衡。这有助于维持心血管功能稳定、促进肾排泄等，保障身体各器官系统的正常运转，为患者的康复创造良好的内环境条件。

(五) 抗凝和抗生素治疗

为预防术后血栓形成和感染等并发症，患者需要使用抗凝药物和抗生素。抗凝药物可抑制血液凝固，降低血栓形成的风险，防止因血管内血栓导致的严重后果，如肺栓塞等。同时，抗生素的应用旨在预防感染，特别是在手术创伤及肿瘤组织坏死的情况下，感染的风险增加。合理使用抗生素能有效预防感染的发生，减轻炎症反应，促进伤口愈合和身体恢复。但在使用过程中，需要严格遵循医嘱，注意药物的剂量、疗程及不良反应，确保治疗的安全有效。

（六）恢复与活动

患者在术后 24 小时内应尽量卧床休息，避免剧烈活动。这是因为术后初期身体需要时间适应手术创伤及治疗后的变化，过度活动可能导致穿刺部位出血、影响栓塞效果等。随着身体逐渐恢复，可逐步增加活动量，恢复日常活动。适当的活动有助于促进血液循环、增强肌肉力量和提高身体的整体机能，但应注意避免劳累和过度用力。医护人员会根据患者的具体情况给予个性化的活动指导，帮助患者在安全的前提下，尽快恢复身体功能，提高生活质量。

五、术后并发症

（1）肝功能损伤：由于肝动脉供血被部分阻断，TACE 可能导致肝功能损伤，特别是原本肝功能较差的患者。术后需要密切监测肝功能。

（2）肝区疼痛和发热：栓塞后肿瘤组织缺血性坏死，患者术后常会出现肝区疼痛和低热，这是肿瘤坏死引起的炎症反应，通常可以自行缓解。

（3）腹水和肾功能损伤：部分患者术后可能出现腹水加重或肾功能损伤，尤其是既往有肝硬化或肾功能不全的患者，需要特别注意液体管理和肾功能保护。

（4）恶心、呕吐等胃肠道反应：由于化疗药物的作用，部分患者可能出现恶心、呕吐等症状。

（5）感染和出血：术后有感染和穿刺部位出血的风险，需要严格无菌操作，并监测术后穿刺点情况。

（6）肝内胆管损伤：TACE 过程中，少数患者可能发生肝内胆管损伤，导致胆管炎或胆汁漏等并发症。

六、TACE 的优点与局限

（一）优点

（1）局部高效化疗：TACE 能够将化疗药物直接注入肿瘤区域，局部药物浓度高，杀灭肿瘤效果好，同时减少了全身化疗的毒性反应。

（2）减少肿瘤血供：通过栓塞肿瘤的供血动脉，TACE 能够有效地使肿瘤缺血性坏死，延缓肿瘤生长。

（3）微创、安全性高：TACE 是通过血管内操作完成的，创伤小，患者术后恢复快。

（二）局限

（1）对肝功能要求高：TACE 对肝功能的要求较高，肝功能严重不全（Child-Pugh C 级）的患者可能无法承受该手术。

（2）肿瘤控制局限：TACE 主要作用于肝内局部病灶，无法控制肝外转移的肿瘤。

（3）需要多次治疗：部分患者可能需要多次进行 TACE，以达到理想的治疗效果。

七、术后生活指导

(一) 饮食管理

术后患者的饮食调控至关重要。应遵循低盐、低脂、低糖的饮食原则，减少油腻食物的摄入。这样的饮食结构有助于减轻肝代谢负担，促进肝细胞的修复与再生，从而加快肝功能的恢复进程。合理的饮食安排可为身体提供必要的营养支持，同时避免因不良饮食对肝造成进一步损害。

(二) 合理运动

术后适量的活动对患者身体恢复有益。如散步等低强度运动，既能促进血液循环，增强机体代谢能力，又不会给身体带来过度负担。需要注意避免剧烈活动和劳累，防止影响术后恢复。适度的运动有助于提高身体的免疫力和整体机能状态。

(三) 保持情绪稳定

术后肿瘤患者往往面临较大的心理压力，而保持乐观、积极的心态对康复具有重要意义。良好的情绪状态可调节神经内分泌系统，增强机体的抗病能力，促进身体的恢复。家属和医护人员应给予患者心理支持和关怀，帮助其树立战胜疾病的信心。

(四) 定期随访

术后定期进行肝功能检查和影像学评估不可或缺。通过肝功能检查可了解肝的功能状态，评估治疗对肝的影响；影像学评估则能准确监测肿瘤的大小、形态变化及栓塞效果。根据检查结果，必要时可进行再次 TACE 治疗，以巩固治疗效果，及时调整治疗方案，提高患者的生存率和生活质量。

参考文献

[1] 阮玲清 . 临床常见疾病护理常规思维导图 [M]. 沈阳：辽宁科学技术出版社，2023.

[2] 毛红云，李红波 . 临床常见疾病的护理常规与健康教育 [M]. 武汉：华中科技大学出版社，2017.

[3] 齐风玲，王秀峰，周娜 . 临床疾病护理监护 [M]. 长春：吉林科学技术出版社，2022.

[4] 汤睿 . 现代疾病护理与案例解读 [M]. 赤峰：内蒙古科学技术出版社，2023.

[5] 袁玲玲 . 现代临床疾病护理思维 [M]. 长春：吉林科学技术出版社，2023.

[6] 李佳 . 护理基础与疾病护理要点 [M]. 北京：中国纺织出版社，2022.

[7] 胡涛，张璐，张丽娜 . 各科常见疾病护理技术 [M]. 长春：吉林科学技术出版社，2021.

[8] 杨伶俐，徐莎，吴慧琴 . 现代临床专科疾病护理 [M]. 长春：吉林科学技术出版社，2021.

[9] 周宇 . 现代疾病护理对策与案例分析 [M]. 南昌：江西科学技术出版社，2022.

[10] 曾洁群，韦兰，肖雪，等 . 临床疾病护理精要与案例精选 [M]. 天津：天津科学技术出版社，2022.

[11] 苏爱萍 . 精编临床疾病护理精要 [M]. 长春：吉林科学技术出版社，2020.

[12] 陈洪芳 . 现代常见疾病护理基础与临床实践 [M]. 长春：吉林科学技术出版社，2020.

[13] 屈莹 . 护理学理论与慢性阻塞性肺疾病护理研究 [M]. 武汉：湖北科学技术出版社，2022.

[14] 余蓉，辜德英，赵会玲 . 耳鼻咽喉头颈外科疾病护理难点与对策 [M]. 成都：四川大学出版社，2021.

[15] 徐雪敏，杨银霞，梁秀玲 . 临床实用脑血管疾病与护理 [M]. 昆明：云南科技出版社，2018.